JN028144

よくわかる
専門基礎講座
公衆衛生

2024年版

第15版

東海大学名誉教授 松木 秀明 編

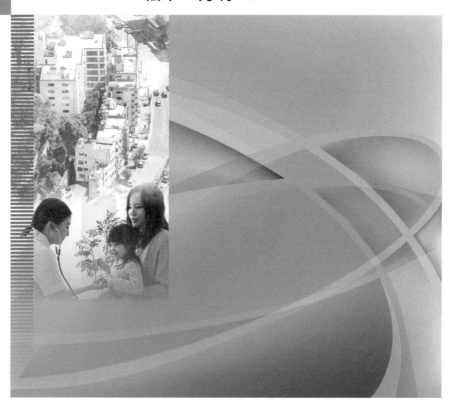

金原出版株式会社

● 執筆者一覧 ‥‥‥‥‥‥‥‥‥‥‥‥‥‥‥‥‥‥‥‥‥‥‥‥‥‥‥‥

松木　秀明（東海大学名誉教授）
　編集，第1章〜第5章・第7章〜第9章・第14章執筆

松木　勇樹（駒沢女子大学看護学部看護学科講師）
　第6章執筆

横山　公通（元　神奈川県立保健福祉大学栄養学科教授）
　第10章・第11章執筆

雨谷　敬史（静岡県立大学食品栄養科学部環境生命科学科教授）
　第12章執筆

船水　浩行（東海大学教授）
　第13章執筆

川上　智史（桐生大学医療保健学部栄養学科准教授）
　第15章執筆

木ノ上高章（東海大学医学部基盤診療学系衛生学公衆衛生学准教授）
　第16章執筆

序

　本書の基盤は 1983 年に発行された「標準看護学講座 8　社会保障制度と生活者の健康　公衆衛生学」であり，第 6 版まで出版された。2008 年からは新シリーズとして「よくわかる専門基礎講座　公衆衛生」と名を改め，今回の改訂は第 15 版となる。

　2019 年末に，中国の武漢で発生した新型コロナウイルス感染症（COVID-19）は世界中に拡散し，患者数は 7.6 億人を超え，死者数も 690 万人を超えており，まさに感染症の歴史においても未曽有の危機を迎えている。また，新型コロナウイルス感染症は直接的影響のみならず，うつ病・不安障害患者の増加，コロナ患者・検査件数増加による医療のひっ迫など，大きな間接的影響ももたらしている。公衆衛生学の目的は，人間集団の健康を守ることであり，その中心に予防医学がある。現在ほど，公衆衛生学の重要性が問われる時期はないと考えられる。

　また，わが国が直面する大きな課題に「2025 年問題」がある。「2025 年問題」は社会保障財政がひっ迫する財政的な課題のみならず，予防，医療，介護における人的および物的なサービス提供の課題がより重要になる。すなわち，疾病予防から医療介護提供に至るまでの，超高齢社会を支える新しい公衆衛生システムの構築こそが 2025 年問題の中心的なテーマである。周知のようにわが国の老年人口割合は 29.0 ％を超え，超高齢社会に突入している。このような超高齢社会の到来により，人口構造が大きく変化し，公衆衛生学あるいは公衆衛生上の課題はそれに対応して改革せざるを得ない。認知症対策，がん対策，フレイルとサルコペニア対策，生活習慣病対策などは従来とは異なったアプローチが必要になり，積極的に貢献していくことが重要となってくる。看護師・保健師には医療チームの重要な担い手として，治療医学にとどまることなく，広範な公衆衛生・地域保健活動の知識と実践力が必要とされる。

　本書は，「第 6 章　学校保健」を松木勇樹先生，「第 10 章　食品衛生」および「第 11 章　国民栄養」を横山公通先生，「第 12 章　環境保健」を雨谷敬史先生，「第 13 章　社会保障と社会福祉」を船水浩行先生，「第 15 章　産業保健」を川上智史先生，「第 16 章　国際保健」を木ノ上高章先生に，それぞれの専門の立場からご執筆いただいた。

　また，自己学習のために，各章末には演習課題（正解は巻末），巻末には看護師国家試験の既出問題から公衆衛生に関する問題を抜粋し掲載したので，ご利用いただきたい。

　21 世紀の医療を担う看護師・保健師などの医療専門職あるいは社会人として活躍される方々が，本書によって「公衆衛生学」を学び，社会的貢献をされる一助となることを願うものである。

　なお本書の出版にあたり，金原出版の福村直樹社長，編集部の藤嶋也寸彦氏のご尽力，ご配慮に感謝を申し上げる。

　2024 年 1 月

編　　者

目　次

第1章

健康の概念と公衆衛生学

❶ 健康の概念

ⓐ 健康の定義

公衆衛生学・地域保健学の目的は，国民あるいは地域の人口集団の健康維持・健康増進である。

健康の定義は，時代により，また視点によりさまざまなものが提案されてきたが，最もよく知られているものは，1946年の世界保健機関（World Health Organization；WHO）憲章前文に掲げられたものであろう。

すなわち，「Health is a state of complete physical, mental and social well-being and not merely the absence of disease or infirmity」（健康とは，肉体的，精神的および社会的に完全によい状態にあることであり，単に疾病または虚弱でないということではない）とし，また「The enjoyment of the highest attainable standard of health is one of the fundamental rights of every human being without distinction of race, religion, political belief, economic or social condition（およぶ限り最高の健康水準を享受することは，人種，宗教，政治的信条，経済的あるいは社会的状態にかかわらず，すべての人間の基本的権利である），さらに「Governments have a responsibility for the health of their peoples which can be fulfilled only by the provision of adequate health and social measures」（政府は国民の健康に関して責任を有しており，そのために十分な社会的な手段を実施しなければならない）としている。

WHO（世界保健機関）とは
・1948年設立
・194加盟国
・6地方事務局
・本部スイス・ジュネーブ

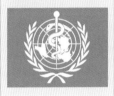

▶▶ 1 WHO憲章とわが国の憲法

このWHO憲章で重要なことは，健康を単に「病気でない」状態と消極的にとらえるのではなく，「完全によい状態」という積極的なとらえ方をしていること，また健康を身体・精神・社会的健康の側面から定義していることである。特に社会的健康とは，雇用やその他の社会的関係のうえで，社会に参加し，社会に貢献できることを意味している。さらに健康は，世界のすべての人びとに与えられ

る基本的権利であり，国の責任において健康の条件が整備されるべきことを示したものであることも重要である。

1946（昭和21）年に発布された日本国憲法でも，第25条に，「すべて国民は，健康で文化的な最低限度の生活を営む権利を有する。国はすべての生活部面について，社会福祉，社会保障及び公衆衛生の向上及び増進に努めなければならない」と定められ，国民の健康の権利と，国の責務を明らかにしている。

▶ 2 深化する「健康」のあり方

WHO は「2000年までに，すべての人類に健康を（Health for all by the year 2000；HFA 2000）」をスローガンとして積極的な活動を展開してきた。その一つが，1978年アルマ・アタ（当時ソ連）で開催された会議でのプライマリ・ヘルス・ケア（Primary Health Care；PHC）の提言である。これは，それまでの保健医療・公衆衛生活動は専門家を中心とする提供者側の主導権が強かったことを反省し，受け手側である住民の主体的な参加による活動を中心とするよう求める主旨であった。すなわち，自助と自決の精神を原則とし，地域社会または国が開発の程度に応じて，負担可能な範囲内で，個人または家族の自発的な参加により，実用的で，科学的に適正，かつ社会的に受け入れられる手順と技術に基づいた保健医療活動を行っていくことが強調された。

さらに1988年にはヘルスプロモーション（Health Promotion；HP）の宣言がオタワで提出された（オタワ憲章）。この憲章は「自己の健康をコントロールし，改善することができるようにする」ことを明らかにした。21世紀の日本が到達すべき目標をかかげた「健康日本21」の背景にもなっている。

▶ 3 健康の社会的決定要因

人びとの健康・疾病は，社会的，経済的，政治的，文化的，心理社会的，日常生活上などの諸条件によって影響され，規定される。これらの諸条件を健康の社会的決定要因（social determinants of health；SDH）という。

WHO は，世界の国や地域の間で格差のある健康の社会的決定要因を専門委員会で検討し2011年に報告書をまとめ，格差の縮小を図ることによって健康増進が可能であり，健康の公平性を実現することは倫理的義務であると宣言した。

健康の社会的決定要因としてこれまで検討されてきた項目は，衣食住などの日常生活，飲料水，廃棄物処理，電力や熱源の供給，疾病・失業などの公的保険，乳幼児保育施設，公的初等教育制度，中等高等教育の奨学金制度，性差別・格差の撤廃，貧困・老年者の救済福祉制度，交通手段，歩行・ジョギング・サイクリングその他の運動諸施設，居住地区自治会などの各種地区組織などである。

健康の社会的決定要因の主なものを以下に記述する。

①所得と社会的地位

　　所得と社会階層の向上は，健康に良い。所得が高いと，安全な住宅に暮らし，優良な食品を購入することができる。健康な人たちとは，裕福で，富の分布が公平な社会に住む人たちである。世界的に見ると，社会的地位が低いと疾病が蔓延し，平均寿命は短くなる。

②社会支援ネットワーク（ソーシャルネットワーク）

　　家族，友人，地域社会からの支援は，健康に関連している。そのような社会支援ネットワークは，ストレスや課題の解決，逆境の扱い，達成感の維持，生活環境の管理において，とても重要である。

③教育と識字能力

　　教育の水準に応じて，健康状況は改善する。教育は，社会経済的地位と密接に関わっている。また小児への効果的な教育と成人の生涯学習は，個人や国家の健康と繁栄に寄与する。

④雇用・労働環境

　　失業，過小雇用，緊張の多い，危険な労働は，健康障害と関連がある。労働環境を管理できる人びと，仕事の需要に関連した緊張の少ない人びとは，より健康であり，緊張が多く危険な仕事の人びとよりも，長生きする。

⑤社会環境

　　社会支援の重要性は地域社会にも広がる。市民の活力は地域社会，地域，州，国家の社会ネットワークの強化につながる。これは，人びとの資源の共有や連携の形成といった機関，組織，非公式の仕事にも関連する。

⑥物理的環境

　　物理的環境は，重要な健康の決定要因である。空気，水，食品，土壌中の汚染物質は，がん，先天性の障害，呼吸器疾病，胃腸の不快感など，さまざまな健康への悪影響をもたらす。

⑦個人の保健行動とストレスへの対応（ストレス・コーピングスキル）

　　個人の保健行動とコーピングスキルは，疾病の予防，自己対処の推進，課題への対処そして自立の形成，課題の解決，健康の選択といった行動をもたらす。

⑧健康的な小児期の発達

　　幼少期の経験が脳の発達，就学準備，そして後の人生における健康にもたらす影響についての検証から，小児期の発達が強力な健康の決定要因であるという合意が形成されてきている。

⑨生物的素質と遺伝的素質

　人体の基本的な生物学的素質と器官の構成は，健康の決定要因の基礎である。遺伝的素質は，さまざまな反応をする遺伝的素因をもたらし，健康に影響を与える。

⑩医療

　医療，とりわけ健康の維持と増進，疾病の予防，健康と機能の回復を意図した医療は，集団の健康に寄与する。

⑪性別

　性はさまざまな社会的に決められた役割，人格特徴，態度，振る舞い，価値観などに影響を与える。性的規範は医療制度の慣例や優先順位に影響する。多くの疾病は，性的社会状況・役割に関連している。

⑫文化

　文化的な違いは，文化的価値観により決定される社会経済的環境が原因となって，健康への影響を大きくする。

ⓑ 健康と疾病の関連

　フランスの生理学者クロード・ベルナール（Claude Bernard）は，著書「実験医学序説」において人体の内部環境と外部環境の概念を追究し，「人体の外部環境は変化するが，人体の内部環境は一定の生命状態を維持する」ことを生理学的に明らかにした。その後アメリカの生理学者キャノン（Walter B. Cannon）は内部環境の定常性を集大成し，ホメオスタシス（homeostasis：生体の恒常性）として発展させている。すなわち，生体はホメオスタシスの作用により，外部環境が変化しても内部環境は一定の状態（定常状態）に保たれる。この状態が定常範囲にあるときは健康な状態であり，この状態がある限度を超えるとホメオスタシスが働かなくなり，疾病に陥る。

　健康障害の概念を，ハッチ（Hatch TF.）は図 1-1 に示すように，損傷の程度と能力の損失のレベルで表わしている。

　有害因子への曝露量が少ない間は，正常の適応が働いて恒常性が維持され健康であるが，有害因子への曝露量が増強するにつれて，代償機構が働き有意な障害が起きないようにして正常機能が維持される段階（この段階を半健康または疾病準備状態と呼ぶ）に移る。さらに曝露量が増加すると，代償機構が限界にきて破綻し，機能障害がみられるようになる。この段階で有害因子を除去すると修復されるが，これ以上進んだ状況では疾病状態となって能力の永久的損失

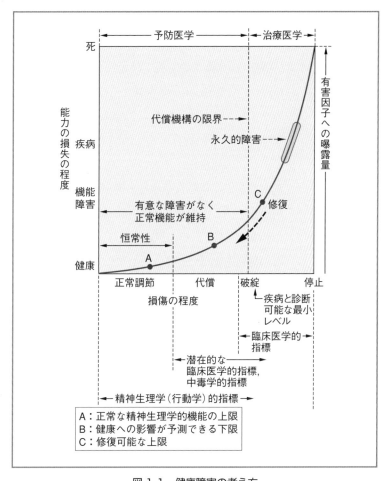

図 1-1　健康障害の考え方
Hatch TF：Bull World Health Organ 47（2）：151-159, 1972 から引用改変

を残し，さらに進行すると代償機構や修復は完全に行われなくなり，その結果
死亡する。

　いずれにしても健康と疾病の間の変化は連続的であり，その境目は不明瞭で
ある。この関係を健康疾病スペクトルと呼んでいる。

❷　公衆衛生の定義

　広い意味での公衆衛生は，人びとの健康を守り育て，疾病を予防し，医療の充
実を図り，患者や障害者の社会復帰を促進するとともに，環境を保全し，社会の
活力を高める総合的な機能を指す。また，狭い意味では人びとの健康を保持・増
進し，疾病を予防し，保健・医療・福祉に関する社会資源の整備と有効な活用を

図り，身体的にも，精神的にも，社会的にも個人と社会の能力を十分に発揮させる機能を指す。

　現在，公衆衛生の定義で最も広く認められているのは，ウインスロー（Charles Edward A. Winslow）の定義である。

　ウインスローは「公衆衛生とは，環境衛生の改善，伝染病の予防，個人衛生の原則についての教育，疾病の早期診断と治療を行うことのできる医療と看護サービスの組織化，および地域社会のすべての人に健康を保持できる適切な生活水準を保障する社会制度の発展のために，共同社会の組織的な努力を通じて疾病を予防し，寿命を延長し肉体的・精神的健康と能率の増進を図る科学であり，技術である。その恩恵により，すべての市民が健康と長寿という生まれながらの権利を実現できる」としている。

　すなわち現代の視点からすれば，ウインスローのいう地域社会の努力とはまさに，国や地方公共団体による「公」的活動と，住民の協力による「私」的活動とが組織的に結合された地域保健計画に基づく活動であって，広義の公衆衛生にほかならない。また，急速な経済成長を遂げたわが国にとっては，国際社会における公衆衛生の発展に貢献するためのWHOを中心とした国際交流，援助計画などの行政も大きな課題であろう。ウインスローの公衆衛生の概念図を図1-2に示す。

❸　予防の概念

　ウインスローの定義から，公衆衛生の目的は「健康の保持・増進，寿命の延長，疾病の予防」と導くことができる。疾病の予防の学問的大系は予防医学（preventive medicine）で扱われ，疾病の進行段階である，感受性期，発症前期，臨床的疾病期によって，それぞれ一次予防，二次予防，三次予防に分類されている（表1-1）。

ⓐ　一次予防　primary prevention

　一次予防は，健康増進と特異的予防に特徴がある。

▶▶　**1　健康増進**

積極的な健康状態を保持，増進することは一般的な疾病予防の最も基本的な段階である。そのために，良好な生活環境，適切な栄養摂取，快適な衣服，休養，娯楽，運動・休息施設などを確保することが重要である。またこの段階で

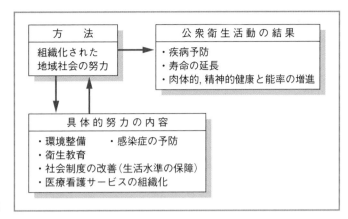

図1-2 ウインスローの公衆衛生の概念図

表1-1 一次予防・二次予防・三次予防の概念

	一次予防	二次予防	三次予防
	健康な段階で行う予防	疾病の早期発見・早期治療	疾病の悪化防止と社会復帰
対策	①健康増進 ・健康教室・衛生教育 　（生活習慣病教室，高血圧教室，生活指導・行動の変容） ・食生活改善 　（栄養所要量・減塩指導） ・健康相談・性教育 　（遺伝相談・結婚相談） ・体力増進 ②特殊予防 ・予防接種の活用 ・環境衛生の改善 ・職業病の予防	①早期発見 ・スクリーニング ・サーベイランス ・検診 　（がん検診，定期検診，人間ドック，じん肺検診など） ②早期治療 ・適切な治療 ・合併症の予防	①機能喪失防止 ・リハビリテーション 　（理学療法・作業療法） ・腎疾患患者の人工透析 ②アフターケア ・疾病・障害の再発・転移の防止 ③社会復帰の促進 ・職場の適正配置 ・雇用促進

は，健康教育の役割が極めて大きい。

　健康教育は単に保健・衛生の指導だけではなく，性教育，結婚相談，退職準備者の生活相談なども含まれる。近年著しく増加している生活習慣病の予防には，日頃の生活習慣の改善が極めて重要となる。

 2　特異的予防

　個別の疾病の病因対策であるが，この予防に適用されるのは，病気の原因が明らかな健康障害に限られる。たとえば，感染症に対する予防接種や消毒，事故の防止対策，職業病や公害による健康障害を防ぐための環境対策などがある。

ⓑ 二次予防　secondary prevention

▶▶ 1 早期発見

病気になっても，症状がまだ表われない初期にその病気を発見することは，病気の治癒，病気の進展の軽減，合併症や機能障害の防止，放置された場合のより重篤な障害への進展や当該疾病による死亡を防ぐことになり，実際の予防対策上の比重は大きい。結核・循環器疾患・がんなどの集団検診，特定健康診査によるメタボリックシンドローム対象者の発見などがこれに当たる。多くの慢性疾患の場合，病気に罹ることを完全に阻止することはむずかしいので，疾病予防対策の重点は二次予防の段階に置かれている。

▶▶ 2 早期治療

早期治療は，個人の重篤化を防ぐだけでなく，感染症の場合は，患者自身の治癒と同時に，他人への感染の予防にもなる。

ⓒ 三次予防　tertiary prevention

発症した病気の悪化を防止し，機能障害を残さないように臨床的な対策を行うこと，および社会復帰を図るためのリハビリテーションの２つの段階がある。

▶▶ 1 悪化防止・機能障害防止

三次予防は，永久的な欠損や後遺症がまだ固定されていない状態にある場合に，機能や能力の障害を最小限にするための対策である。その手段としては損傷した四肢の運動能力を回復させ，硬直などを防ぐための早期理学療法などがある。

▶▶ 2 リハビリテーション

患者を社会生活に復帰させるために，できるだけ早期に理学療法や作業療法などによるリハビリテーションを開始することが重要である。

▶▶ 3 アフターケア

疾病・障害の再発防止，がんの転移防止など。

▶▶ 4 社会復帰の促進

病気休暇後の職場の適正配置，雇用の促進，精神科デイケア・作業療法など。

❹　プライマリ・ヘルス・ケア

　1975 年，WHO 執行理事会は開発途上国の多くの人びとが保健サービスの恩恵を受けていないとして，効率よい包括的保健サービスを拡充する必要があることを強調し，すべての国民のために，予防から治療，健康増進，リハビリテーションにまで至る包括的保健サービス体系を充実かつ優先させ，地域レベルの「プライマリ・ヘルス・ケア」に重点をおくべきであるとした。WHO はここで初めて，プライマリ・ヘルス・ケア（Primary Health Care；PHC）という言葉を使用している。

　1977 年第 30 回 WHO 総会で，事務局長の Mahler は「2000 年までにすべての人びとに健康を」（Health for all by the year 2000；HFA 2000）と演説したが，これは 1948 年の WHO 憲章による「最高の水準の健康を享受することは人類，宗教，信条，経済，社会的条件にかかわらず，すべての人間にとって，基本的人権の一つである」に共通する概念である。その総会で「2000 年までに，すべての国のすべての人が，社会的にも経済的にも活動できる生活と健康を保持するようにしなければならない」とする決議を採択し，翌 1978 年，アルマ・アタでのプライマリ・ヘルス・ケアに関する国際会議で，この決議をその後 20 年の各国政府と WHO の共同目標として宣言したものが，アルマ・アタ宣言である。

　アルマ・アタ宣言は，プライマリ・ヘルス・ケアにとって基本的で不可欠の次の 8 項を採択し，直ちに各国での計画と実行を促したものと要約できる。

①健康問題とそれに対処するための教育

②食糧の供給と適切な栄養摂取

③安全な水の供給とその衛生対策

④家族計画を含む母子保健対策

⑤主要感染症の予防接種の実施

⑥疾病の予防と地域の特殊な疾病への対策

⑦日常的な病気や傷害に対する適切な治療

⑧最小限必要とされる薬剤を使っての疾病の治療

　プライマリ・ヘルス・ケアの概念の特徴は，従来の専門家による公衆衛生を拡大し，住民自身が自ら参加して公衆衛生を実践することを促した点にある。

アルマ・アタ宣言
1978 年 9 月 6 日から 12 日まで，旧ソ連のカザフ共和国アルマ・アタにおいてプライマリ・ヘルス・ケア国際会議が WHO と UNICEF との共催で開催され，最終日の 9 月 12 日「アルマ・アタ宣言」が採択された。「プライマリ・ヘルス・ケア国際会議は，1978 年 9 月 12 日アルマ・アタに会し，世界中のすべての人びとの健康を保持し，増進するため，すべての政府，保健・開発従事者，ならびに全世界の地域住民による迅速な行動が必要であることを指摘し，ここに次のように宣言する」に始まる全文 10 章から成る宣言文である。

⑤ ヘルスプロモーション

　1986年，カナダのオタワで第1回ヘルスプロモーション国際会議が開催され，国際的に健康を維持していくために，「オタワ憲章」が採択された。その内容によると，ヘルスプロモーションとは，「人びとが自らの健康をコントロールし，改善することができるようにするプロセスである」と定義されている。これに引き続いてこの憲章では「健康は，生きる目的ではなく，毎日の生活の資源である」と記載され，さらに，健康のための前提条件として「平和，住居，教育，食物，収入，安定した生態系，生存のための諸資源，社会的正義と公正」の重要性が指摘されている。ヘルスプロモーション活動の方法としてWHOが勧めるものを示すと下記のとおりである。

①健康的な公共政策づくり：すべての部門，すべてのレベルの政策のなかに健康という視点を追加する。

②健康を支援する環境づくり：地球環境の保全は地球規模の責任である。労働と余暇は，人びとにとって健康の一つの資源となるべきである。

③地域活動の強化：現実に地域にいる人的・物的資源が重要である。

④個人技術の開発：人びとが生活を通じて学び，生涯のすべての段階において自ら備えをし，慢性疾患や障害に対処していけることが重要である。

⑤保健医療サービスの方向転換：個人，コミュニティ・グループ，保健の専門家，保健・医療機関と政府，これらすべてが責任を分かちもっている。

　プライマリ・ヘルス・ケアが主として発展途上国の人びとの健康を視野に入れて作成された概念であるのに対し，オタワ憲章は先進国向けの宣言であり，両方が揃うことにより世界の人びとの健康が得られる。

　グリーン（Lawrence W. Green）は，「ヘルスプロモーションとは，健康へつながる生活行動や生活条件を実現するために教育的支援と環境的支援を組み合わせること」と定義している。ここでの教育的支援とは，いわゆる健康教育のことで「自発的に健康によい行動がとれるように企画されたさまざまな学習機会」の意味である。環境的支援とは「健康に関する行動に相互にさまざまな影響を与える政治的，経済的，組織的，政策的，法的支援をはじめとする社会的支援」を指している。ヘルスプロモーションの考え方は，健康を広い意味での社会的枠組みのなかでとらえること，すなわち人びとの健康を向上させるには個人への働きかけだけでなく，社会的環境を含むさまざまな環境への働きかけが重要で

Promotion とは？
・足りないものを補う
・そのために人を巻き込む
・いいもの（と思っているもの）を売り込む
・やりたい雰囲気をつくり上げる
よってヘルスプロモーションとは直訳すれば「健康を増進すること」だが，個人的な「健康づくり」の枠を超えた広い概念である。

あることを強調している。さらに，疾病予防のように単に悪い状態になるのを防ぐという消極的姿勢ではなく，人びとが自発的に健康を向上させる力をもつという積極的な姿勢も，ヘルスプロモーションの特徴である。

⑥ ポピュレーションアプローチとハイリスクアプローチ

　　集団に対する健康増進や疾病予防対策としてポピュレーションアプローチとハイリスクアプローチがあり，これらを組み合わせて集団の健康を守るという考え方がある。「健康日本21」（第7章「成人保健」を参照）では，広範囲に影響のあるポピュレーションアプローチと，対象も方法も明確にしやすいハイリスクアプローチを適切に組み合わせて対策を進めることを推奨している。

　　健康障害を起こす危険因子をもつ集団のうち，集団全体に働きかけてリスクを下げる方法をポピュレーションアプローチ，より高い危険度（リスク）を有する者に対して疾病予防を働きかける方法をハイリスクアプローチと呼んでいる（図1-3）。表1-2に示すように，ポピュレーションアプローチは，受動喫煙の防止対策のような一次予防と考えられ，集団全体に効果が及ぶが，個人のモチベーションが上らないという欠点がある。また，ハイリスクアプローチは二

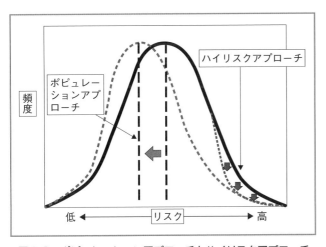

図1-3　ポピュレーションアプローチとハイリスクアプローチ

表1-2　ポピュレーションアプローチとハイリスクアプローチ

	ポピュレーションアプローチ	ハイリスクアプローチ
対象者	低リスク群，境界域を含む集団全体	高リスク群
役割	一次予防	二次予防
長所	○集団全体に効果が及ぶ ○集団全体としての発症者の減少効果が大きい ○集団から高リスク者を選ぶ手間が省ける	○方法論が明確で，対象が把握しやすい ○個人への効果が高い ○対象を絞るため，費用対効果に優れている
短所	○直接・間接的なコストが高く，費用対効果が低い ○個人への効果が低い ○個人のモチベーションが上がらない	○成果は一時的，地域的，臨時的，限定的である ○集団全体の健康増進への貢献が小さい ○スクリーニングの費用が大きい
例	受動喫煙防止	高血圧患者の減塩

次予防と考えられ，患者への直接指導ができるため個人への効果は大きいが，集団全体への貢献は低いと考えられる。

⑦　健康増進法

わが国の健康増進については，健康日本 21 を推進するとともに，健康づくりや疾病予防に重点を置いた施策を講じていくための法的基盤として，平成 14 年に健康増進法が制定された。この法律によって，栄養改善だけでなく生活習慣の改善も含めた国民の健康増進と保健の向上を図っている。その主旨は以下のとおりである。

ⓐ 基本方針等

厚生労働大臣は国民の健康増進の総合的な推進を図るための基本方針を定め，都道府県は基本方針を勘案して都道府県健康増進計画を定める。また，市町村はそれらを勘案して市町村健康増進計画を定めるように努める。

ⓑ 国民健康・栄養調査

国民の健康増進の総合的な推進を図るための基礎資料として，国民の身体の状況，栄養摂取量および生活習慣の状況を明らかにするため，国民健康・栄養調査を行う。その内容として，①身体状況調査票（身長，体重，腹囲，血圧，血液検査，問診），②栄養摂取状況調査票（世帯状況，食事状況，食物摂取状況，1日の身体活動量［歩数］），③生活習慣調査票（食生活，身体活動，休養［睡眠］，飲酒，喫煙，歯の健康等）から成る。

ⓒ 保健指導等

市町村は住民の健康の増進を図るため，住民からの生活習慣の改善に関する相談や必要な栄養指導などの保健指導を行うほか，市町村による健康増進事業として，歯周疾患検診や骨粗鬆症検診，肝炎ウイルス検診，がん検診の実施などに努める。また，都道府県は特に専門的な知識・技術を必要とする専門的な栄養指導等の保健指導などを行う。

ⓓ 特定給食施設

特定給食施設を設置した者は，その施設の所在地の都道府県知事に届け出な

ければならない。道府県知事は，設置者に対する指導・助言や勧告・命令，施設への立ち入り検査を行うことができる。

e 受動喫煙防止

　国および地方公共団体は望まない受動喫煙が生じないよう，受動喫煙を防止するための措置を総合的かつ効果的に推進するよう努めなければならない。

● 文献 ●
1) 岸　玲子監修：NEW 予防医学・公衆衛生学，南江堂，2018
2) 小山　洋監修，辻　一郎，上島通浩編集：シンプル衛生公衆衛生学 2022，南江堂，2023
3) 厚生労働統計協会編：国民衛生の動向，2023/2024

演習課題

　以下の文において（　　　　）内に適当な語句または数字を入れよ。

1. WHO 憲章前文に掲げられた健康の定義には，（　）的，（　）的および（　）的に良い状態で，単に疾病または虚弱でないということではない。

2. 日本国憲法では，第 25 条に，「すべて国民は，（　　　　　　　）な最低限度の生活を営む権利を有する。」と記載されている。

3. （　　　　　　　）とは保健活動を住民の生活の場に接近させ，住民の参画のもとに住民の健康上のニーズに対応しようとするものである。

4. 1978 年の（　　　　　　）宣言ではプライマリ・ヘルス・ケアの目標達成のための国内行動と国際協力を各国に呼びかけている。

5. 現在，公衆衛生の定義として用いられているウインスローの定義では，公衆衛生の目的は（　　　　　），（　　　　　　），（　　　　　　　）である。

6. アメリカの生理学者キャノンは，外部環境が変化しても，内部環境は定常状態を保つという（　　　　　　）の概念を提唱している。この状態がある限度を超えると疾病におちいるとされている。

7. 母子保健における母親学級，母子健康手帳の交付，産前産後の休暇などは（　）次予防に含まれる。

8. 胃がん・肺がんなどのがん検診は（　）次予防である。

9. 予防接種は（　）次予防である。

10. 脳卒中患者のリハビリテーションは（　）次予防である。

11. 1 型糖尿病患者のインスリン療法は（　）次予防である。

第2章

人口統計と保健統計

　人口統計は，各国・各地域の健康状態を明らかにするために必要なものであり，保健統計は疾病・傷病の状態を把握するためのものである。人口統計は人口静態統計と人口動態統計に分類される。人口静態統計はある一時点の人口統計であり，人口動態統計は一定期間（通常は1年）の人口の変動の統計値である。

① 人口静態統計

　人は世界のどこかで誕生し，また死亡しているため，人口は刻々と変化している。変化する人口を特定の瞬間でとらえた状態を，人口静態という。

　わが国では，1920（大正9）年の第1回調査から，西暦の末尾が0と5の年，すなわち5年ごとの10月1日午前0時現在を期して全国規模で人口調査が行われており，これを国勢調査（センサス：census）と呼んでいる。したがって国勢調査は人口静態調査である。国勢調査は統計法に基づいて行われており，調査の主管は総務省統計局である。実際の調査は総務大臣が任命した国勢調査員が，9月下旬から10月上旬までの間に各世帯を訪問して，調査票を配布・回収することになっている。2020（令和2）年10月には第21回国勢調査が行われた。

　国勢調査は10年ごとの大規模調査と中間年の5年ごとの簡易調査がある。調査が行われない年の人口は，人口の増減を補正した推計値が用いられている。

　国や地域の人口静態統計からは，人口数，人口密度，性・年齢別人口構成など，集団の社会生物学的側面を知ることができる。また人口数は，出生率・死亡率などの人口動態や受療率・罹患率などの保健統計の諸率を算出する際の分母として用いられ，国や県，地域の健康状態を評価するために用いられる。

ⓐ 世界人口の動向

　国連の推計によれば，紀元元年頃の世界の人口は2億5,000万人，1650年頃には5億5,000万人程度であったとみられている。世界の人口が急増しはじめたのは1650年頃からであり，産業革命期を経てますます増加のテンポが速まった。ただし，第二次世界大戦までの世界の人口増加は年率1%を超えることはな

表2-1　人口1億人以上の国（2022年）

順位	国名・地域名	総人口 （×百万人）
1	イ　ン　ド	1428.6
2	中　国	1425.7
3	アメリカ合衆国	340.0
4	インドネシア	277.5
5	パ　キ　ス　タ　ン	240.5
6	ナ　イ　ジ　ェ　リ　ア	223.8
7	ブ　ラ　ジ　ル	216.4
8	バ　ン　グ　ラ　デ　シ　ュ	173.0
9	ロ　シ　ア　連　邦	144.4
10	メ　キ　シ　コ	128.5
11	エ　チ　オ　ピ　ア	126.5
12	日　本	123.3
13	フ　ィ　リ　ピ　ン	117.3
14	エ　ジ　プ　ト	112.7
15	コンゴ民主共和国	102.3

国連人口基金：世界人口白書2023

かった。また，大戦までの人口増加は先進工業国を中心に，社会経済の発展と歩調を合わせて生じたものであり，今日のような深刻な問題を提起することはなかった。

　人口爆発と呼ばれるような激しい人口増加が始まったのは第二次世界大戦後で，1950年の世界人口は約25億人（1998年推計）であったが，1970年に37億人，1990年に53億人，1995年には57億人，2000年に約61億人となり，2015年には70億人を超えている。将来，2050年には世界人口は97億人に達するとされており，今後，先進地域では人口減少が始まるのに対し，発展途上国では人口増加が続くと予測されている。

　2022年の世界人口の分布をみると，人口の多い国はインドと中国で，両国ともに14億人以上と突出しており，それぞれ世界人口の17％を超えている。日本は約1億2,300万人と世界で第12番目，世界人口の1.6％を占める。なお人口1億人以上の国は世界で15ヵ国である（表2-1）。

ⓑ 日本人口の動向

　1　全国の人口

　わが国では，1920（大正9）年以来，国勢調査（センサス）が行われており，最新の国勢調査は第21回調査が2020（令和2）年10月1日に行われた。

　この国勢調査の主な調査項目は，

　①人口：性，年齢，出産児数，現在児数など

　②人類：人種，国籍など

　③社会：職業，従業上の地位，所属産業など

　④経済：世帯上の地位，配偶関係，居住期間，教育状態など

である。これらの調査結果は人口構造，人口密度，人口地理的分布，完全生命表などの作成に利用されている。

　わが国の総人口は，2022（令和4）年10月1日現在，1億2,494万7千人（男6,075万8千人，女6,418万9千人）となった。現在までの人口増減の動向をみると，1年間の増減率は，戦中・戦後に大きく上下したのち低下し，1960（昭和35）年には0.84％となった。その後上昇し，1971〜1974（昭和46〜49）年には戦後の第二次ベビーブーム期に生まれた女子が出生力の高い年齢に達したことにより1.4％に増加した。しかし1973（昭和48）年をピークとして出生率が低下すると，人口増減率も再び低下し，2005（平成17）年は戦後初めての人口減少となった。その後は横ばいで推移したが，2011（平成23）年以降は減少傾向が続いている（表2-2）。

表 2-2　わが国の人口の年次推移

		総人口[1] （千人）	人口増減率[2] （％）	人口密度[3] （1 km²当たり）	人口性比 （女100対男）
昭和25年	（'50）	83,200	1.75	226	96.3
30	（'55）	89,276	1.17	242	96.6
35	（'60）	93,419	0.84	253	96.5
40	（'65）	98,275	1.13	266	96.4
45	（'70）	103,720	1.15	280	96.4
50	（'75）	111,940	1.24	301	96.9
55	（'80）	117,060	0.78	314	96.9
60	（'85）	121,049	0.62	325	96.7
平成 2	（'90）	123,611	0.33	332	96.5
7	（'95）	125,570	0.24	337	96.2
12	（'00）	126,926	0.20	340	95.8
17	（'05）	127,768	△0.01	343	95.3
22	（'10）	128,057	0.02	343	94.8
27	（'15）	127,095	△0.11	341	94.8
令和 2	（'20）	126,146	△0.32	338	94.7
4	（'22）*	124,947	△0.44	…	94.7

資料　総務省統計局「国勢調査報告」　直近（*）は「人口推計（2022年（令和4年）10月1日現在）」
[1]各年10月1日現在人口（昭和45年までは沖縄県を含まない）
[2]人口増減率は，前年10月から当年9月までの増減数を前年人口で除したもの。
[3]人口密度は国勢調査（総務省統計局）による。
厚生労働統計協会編：国民衛生の動向，2023/2024

2　年齢別人口（人口構造）

　年齢階級別人口を性別に棒グラフで図示したものを人口ピラミッドという。人口ピラミッドは，各時代の社会情勢の影響による出生や死亡状況を反映している。

　2022（令和4）年のわが国の人口ピラミッドは，図2-1のように73〜75歳と48〜51歳を中心とした2つの膨らみと，その後の人口減少により，つぼ型となっている。

　人口ピラミッドはその型によって以下のように分類されている（図2-2）。

①ピラミッド型または富士山型ともいい，将来人口の増加型（出生率が大）を示し，戦前のわが国や現在の発展途上地域の人口増加を示している。

②ベル型またはつりがね型ともいい，この型が続けば将来の人口は静止（出生率が小）することを意味する。

③つぼ型は，その集団の出生率の減少を示すもので，将来は人口が減少することを意味する。

④星型または都市型といい，生産年齢人口（15〜64歳）の中でも20歳代の青少年層の都市への流入を示している。

⑤ひょうたん型または農村型といい，生産年齢人口の流出を示している。

　現在の日本の人口ピラミッドは第二次世界大戦後の第一次ベビーブーム，第二次ベビーブーム，その後の出生率の減少により，つぼ型を示している。

 3　人口増減の要因

　人口の増減は出生と死亡の数的関係を示すものであり，出生と死亡は年齢構成，結婚年齢，未婚率のほか種々の社会的要因に左右される。

○人口増加の促進要因

　生活の安定により出生率は上昇する。また医療技術の進歩により人口は増加する。ことに予防医学の進歩は，感染症による死亡を激減させた。すなわち人口増加の促進要因は，出生率の上昇と死亡率の低下である。

○人口増加の抑制要因

①干ばつ，飢餓，内乱などによる食糧の不足。

②感染症の大流行。かつてはコレラ，ペスト，インフルエンザなどの伝染病の世界的流行により多数の人びとが死亡した。

③戦争による青少年人口の減少。

④受胎調節，人工妊娠中絶，不妊手術などの人口抑制政策の積極的な推進または強制的な実施など。

⑤わが国では「ひのえうま」の年の出生を嫌う習慣があり，妊娠調節による年

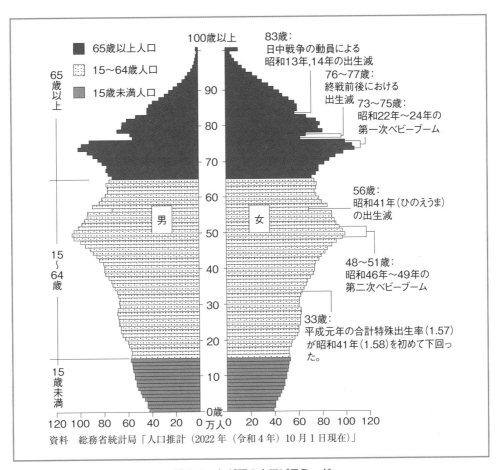

図 2-1　わが国の人口ピラミッド
厚生労働統計協会編：国民衛生の動向，2023/2024

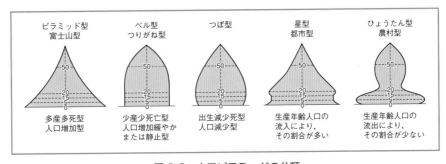

図 2-2　人口ピラミッドの分類

間の出生数の低下がみられる。

▶▶　**4　年齢3区分による人口**

　総人口は，年少人口（0〜14歳），生産年齢人口（15〜64歳），老年人口（65歳以上）に3区分し，それぞれの割合，およびおのおのの人口との相互関係か

ら算出される指数が保健・福祉の分野で用いられる。

$$年少人口指数＝\frac{年少人口}{生産年齢人口}\times100$$

$$従属人口指数＝\frac{（年少人口＋老年人口）}{生産年齢人口}\times100$$

$$老年人口指数＝\frac{老年人口}{生産年齢人口}\times100$$

$$老年化指数＝\frac{老年人口}{年少人口}\times100$$

2022（令和 4）年までの総人口を年齢 3 区分別に示したのが表 2-3 である。年少人口の割合は，1960（昭和 35）年の 30.0％が，1980（昭和 55）年に 23.5％，2022（令和 4）年に 11.6％と年々減少傾向を示している。年少人口指数も，1950（昭和 25）年には 59.3 であったものが，2022（令和 4）年には 19.5 まで減少している。

また生産年齢人口割合は 1960（昭和 35）年の 64.2％が，1980（昭和 55）年に 67.4％，2022（令和 4）年に 59.4％を示し，近年は減少している。年少人口

表 2-3 わが国の年齢 3 区分別人口・構成割合および諸指標の年次比較

各年 10 月 1 日現在

	年齢 3 区分別人口（千人）[1]				年齢 3 区分別人口構成割合（％）[1]				指 数[2]			
	総 数	年少人口（0～14歳）	生産年齢人口（15～64歳）	老年人口（65歳以上）	総 数	年少人口（0～14歳）	生産年齢人口（15～64歳）	老年人口（65歳以上）	年少人口指数	老年人口指数	従属人口指数	老年化指数
昭 25 ('50)	83,200	29,428	49,658	4,109	100.0	35.4	59.7	4.9	59.3	8.3	67.5	14.0
35 ('60)	93,419	28,067	60,002	5,350	100.0	30.0	64.2	5.7	46.8	8.9	55.7	19.1
45 ('70)	103,720	24,823	71,566	7,331	100.0	23.9	69.0	7.1	34.7	10.2	44.9	29.5
55 ('80)	117,060	27,507	78,835	10,647	100.0	23.5	67.4	9.1	34.9	13.5	48.4	38.7
平 2 ('90)	123,611	22,486	85,904	14,895	100.0	18.2	69.7	12.1	26.2	17.3	43.5	66.2
12 ('00)	126,926	18,472	86,220	22,005	100.0	14.6	68.1	17.4	21.4	25.5	46.9	119.1
22 ('10)	128,057	16,803	81,032	29,246	100.0	13.2	63.8	23.0	20.7	36.1	56.8	174.0
27 ('15)	127,095	15,887	76,289	33,465	100.0	12.6	60.7	26.6	20.8	43.9	64.7	210.6
令 2 ('20)	126,146	15,032	75,088	36,027	100.0	11.9	59.5	28.6	20.0	48.0	68.0	239.7
4 ('22)＊	124,947	14,503	74,208	36,236	100.0	11.6	59.4	29.0	19.5	48.8	68.4	249.9

資料 総務省統計局「各年国勢調査報告」 直近（＊）は「人口統計（2022 年（令和 4 年）10 月 1 日現在」
[1] 平成 22 年までの国勢調査値には総数に年齢不詳を含む。年齢 3 区分別人口には年齢不詳の案分はなく，構成割合は年齢不詳を除いた人口を分母として算出している。平成 27 年，令和 2 年は年齢不詳補完値による。

[2] 年少人口指数＝$\frac{年少人口}{生産年齢人口}\times100$ 　　老年人口指数＝$\frac{老年人口}{生産年齢人口}\times100$

従属人口指数＝$\frac{年少人口＋老年人口}{生産年齢人口}\times100$ 　　老年化指数＝$\frac{老年人口}{年少人口}\times100$

厚生労働統計協会編：国民衛生の動向，2023/2024

と生産年齢人口で低下が続いている。

老年人口が総人口に占める割合（老年人口割合）を高齢化率と呼んでいる。高齢化率が7％を超えると高齢化社会，14％を超えると高齢社会，21％を超えると超高齢社会と呼んでいる。わが国では，昭和35年の老年人口割合5.7％が，昭和55年に9.1％，2022（令和4）には29.0％と年々増加しており，超高齢社会となっている。また高齢化社会から高齢社会に達するのに要した年数を倍加年数と呼んでおり，日本では昭和45年（7.1％）から平成6年の24年で，高齢化の進んでいる欧米諸国に比べ非常に短く，急速に高齢化が進んできた。

老年人口指数は1950（昭和25）年には8.3であったものが，2022（令和4）年には48.9まで増加しており，生産年齢人口の約2.1人で1人の65歳以上の老人を扶養していることを示している。

さらに，老年化指数は2022（令和4）年には249.9を示し，65歳以上の老人が0～14歳の年少人口の約2.5倍であることを示している。

▶▶ 5　労働力人口

15歳以上の人口は，労働力人口と非労働力人口に分類され，労働力人口とは「就業者」と「完全失業者」に分類される。

また労働力人口比率と完全失業率は以下の式で表わされる。

$$労働力人口比率＝\frac{労働力人口}{15歳以上人口}×100$$

$$完全失業率＝\frac{完全失業者}{労働力人口}×100$$

労働力人口（15歳人口のうち，就業者と完全失業者の合計）は，2022（令和4）年平均で6,902万人と前年度からは5万人減少となった。

労働力人口比率は，2022（令和4）年平均で62.5％となり，前年よりやや上昇した。また，完全失業率は2022（令和4）年は前年に比べ16万人減の179万人，2.4％でやや減少した。

▶▶ 6　将来推計人口

国立社会保障・人口問題研究所が2023（令和5）年に推計したわが国の将来人口によると，人口推計の出発点である2020（令和2）年には総人口は1億2,615万人であったが，総人口はすでに減少期に入っており，5年ごとにみると2060（令和42）年には9,615万人と1億人を割り込み，2070（令和52）年には8,700万人と現在の7割程度となると推計されている。また，老年人口割合は2070（令和52）年には38.7％に達し，依然として高齢化は進むと見込まれている。

今後は年少人口の減少，老年人口の増加により，生産年齢人口が扶養する従属人口指数は急激に高まると予想されている。

▶▶ **7　世帯数**

国民生活基礎調査によると 2022（令和 3）年の世帯総数は約 5,191 万 4 千世帯で，1 世帯当たりの平均世帯人数は約 2.37 人である。

家族の中に 65 歳以上の高齢者のいる世帯数は 2022（令和 3）年では約 2,580 万 9 千世帯となり，全世帯数に占める割合も 49.7％と，全世帯の半数近くに 65 歳以上の高齢者がいることになる。

さらに老人の「夫婦のみの世帯」は 1992（平成 4）年の 270 万 6 千世帯から 2022（令和 3）年には 825 万 1 千世帯に，老人の「単独世帯（ひとり暮らし）」は 1992（平成 4）年の 186 万 5 千世帯から 2022（令和 3）年には 742 万 7 千世帯となっている（表 2-4）。

❷ 人口動態統計

国や地域の人口は，出生と転入によって増加し，死亡と転出によって減少する。また婚姻と離婚は出生に関係する。人口静態がある時点での統計値を示すのに対し，人口動態統計は 1 年間に発生した以下の指標をいう。

①出生，②死亡，③婚姻，④離婚（戸籍法による），⑤死産（厚生労働省令：死産の届出規定による）

これらの出来事の発生がそれぞれの届出用紙によって市区町村に届けられ，保健所，都道府県（政令市）を経由して厚生労働省で集計される。なお，人口動態統計の主管は厚生労働省大臣官房統計情報部である。

ⓐ 出　生

わが国の出生率は，第二次世界大戦直後の結婚の増加による第一次ベビーブーム 1947〜1949（昭和 22〜24）年で出生数が 260 万人台に跳ね上がった。しかし表 2-5 に示すように，1950（昭和 25）年からは出生数が急激に下降し，1960（昭和 35）年は約 160 万人である。

その後は「ひのえうま（昭和 41 年）」を除けば増加傾向を示し，特に 1971〜1974（昭和 46〜49）年は第一次ベビーブーム期に生まれた層の結婚，出産により出生数は 200 万人台を超え，第二次ベビーブームを形成した。

その後は減少傾向で推移し，2005（平成 17）年には 106 万 2,530 人にまで落

表2-4　世帯構造別にみた65歳以上の者のいる世帯数の推移

| | 全世帯数 | 65 歳 以 上 の 者 の い る 世 帯 | | | | | | | |
		総　数	全世帯に占める割合(%)	単独世帯	夫婦のみの世帯	親と未婚の子のみの世帯	三世代世帯	その他の世帯	(再掲)65歳以上の者のみの世帯
	推　　　計　　　数　　　（千世帯）								
平成 7 年 (1995)	40,770	12,695	31.1	2,199	3,075	1,636	4,232	1,553	4,370
10 ('98)	44,496	14,822	33.3	2,724	3,956	2,025	4,401	1,715	5,597
13 ('01)	45,664	16,367	35.8	3,179	4,545	2,563	4,179	1,902	6,636
16 ('04)	46,323	17,864	38.6	3,730	5,252	2,931	3,919	2,031	7,855
19 ('07)	48,023	19,263	40.1	4,326	5,732	3,418	3,528	2,260	8,986
22 ('10)	48,638	20,705	42.6	5,018	6,190	3,837	3,348	2,313	10,188
25 ('13)	50,112	22,420	44.7	5,730	6,974	4,442	2,953	2,321	11,594
28 ('16)	49,945	24,165	48.4	6,559	7,526	5,007	2,668	2,405	13,252
令和元 ('19)	51,785	25,584	49.4	7,369	8,270	5,118	2,404	2,423	14,856
3 ('21)	51,914	25,809	49.7	7,427	8,251	5,284	2,401	2,446	15,044
	構　　　成　　　割　　　合　　　（%）								
平成 7 年 (1995)	・	100.0	・	17.3	24.2	12.9	33.3	12.2	34.4
10 ('98)	・	100.0	・	18.4	26.7	13.7	29.7	11.6	37.8
13 ('01)	・	100.0	・	19.4	27.8	15.7	25.5	11.6	40.5
16 ('04)	・	100.0	・	20.9	29.4	16.4	21.9	11.4	44.0
19 ('07)	・	100.0	・	22.5	29.8	17.7	18.3	11.7	46.6
22 ('10)	・	100.0	・	24.2	29.9	18.5	16.2	11.2	49.2
25 ('13)	・	100.0	・	25.6	31.1	19.8	13.2	10.4	51.7
28 ('16)	・	100.0	・	27.1	31.1	20.7	11.0	10.0	54.8
令和元 ('19)	・	100.0	・	28.8	32.3	20.0	9.4	9.5	58.1
3 ('21)	・	100.0	・	28.8	32.0	20.5	9.3	9.5	58.3

資料　厚生労働省「国民生活基礎調査」（大規模調査。ただし，令和3年は簡易調査である）
※平成7年の数値は，兵庫県を除いたものである。平成28年の数字は，熊本県を除いたものである。
※「親と未婚の子のみの世帯」とは，「夫婦と未婚の子のみの世帯」および「ひとり親と子のみの世帯」をいう。
厚生労働統計協会編：国民衛生の動向，2023/2024

ち込んだが，2006（平成18）年には景気回復などにより婚姻数が増加し，出生数も109万2,674人と前年よりやや増加した。2010（平成22）年頃より再び減少を続け，2015（平成27）年は100万5,677人と前年より2,138人増加したが，2016（平成28）年には再び減少し，2022（令和4）年には77万747人と，過去最低を更新した。

▶▶ 1　出生率

出生率は人口千人当たりの出生数を示す指標であり，分子はある地域に常住する者のなかからの出生数である。出生率の式は表2-6①を参照。

わが国の出生率は分子に年間出生数，分母に10月1日時点の日本人人口を用

表2-5 出生数・出生率・再生産率の推移

	出 生 数	出生率[1] （人口千対）	合計特殊 出生率[2]	総再生 産 率	純再生 産 率
昭和25年（'50）	2,337,507	28.1	3.65	1.77	1.50
35　（'60）	1,606,041	17.2	2.00	0.97	0.92
45　（'70）	1,934,239	18.8	2.13	1.03	1.00
55　（'80）	1,576,889	13.6	1.75	0.85	0.83
平成　2　（'90）	1,221,585	10.0	1.54	0.75	0.74
12　（'00）	1,190,547	9.5	1.36	0.66	0.65
22　（'10）	1,071,304	8.5	1.39	0.67	0.67
27　（'15）	1,005,677	8.0	1.45	0.71	0.70
令和　2　（'20）	840,835	6.8	1.33	0.65	0.64
3　（'21）	811,604	6.6	1.30	0.64	0.63
＊4　（'22）	770,747	6.3	1.26	…	…

資料　厚生労働省「人口動態統計」（＊は概数である），国立社会保障・人口問題研究所「人口統計資料集」
[1]昭和25～41年は総人口を，42年以降は日本人人口を分母に用いている。
[2]15～49歳の各歳別日本人女性人口を分母に用いている。
厚生労働統計協会編：国民衛生の動向，2023/2024

表2-6 出生・死亡関係の数式

①出生率

$$出生率 = \frac{出生数}{人口} \times 1,000$$

②合計特殊出生率

$$合計特殊出生率 = \sum_{15}^{49} \frac{母の年齢別出生数（男児＋女児）}{年齢別女子人口}$$

（Σ記号は，ここでは15歳から49歳までの合計を意味する）

③総再生産率

$$総再生産率 = \sum_{15}^{49} \frac{母の年齢別女児出生数}{年齢別女子人口}$$

④純再生産率

$$純再生産率 = \sum_{15}^{49} \frac{母の年齢別女児出生数}{同年齢の女子人口} \times \frac{女の生命表の同年齢の定常人口}{10万人}$$

（定常人口は，「毎年10万人が定常的に生まれる集団において，ある年齢に属する人口が何人になるか」を計算した生命表をもとにしているため，10万人で割る）

⑤死亡率（粗死亡率）

$$死亡率（粗死亡率） = \frac{死亡数}{人口} \times 1,000$$

⑥年齢階級別死亡率

$$年齢階級別死亡率 = \frac{ある年齢階級の死亡数}{ある年齢階級の人口} \times 1,000（死因別は \times 100,000）$$

いて算出される。出生率は母親の年齢や生まれてくる女子の数によって大きく影響されるため，将来の予測には次項で述べる合計特殊出生率，総再生産率，純再生産率が用いられる。

▶▶ 2　人口の再生産率

子どもを産むことが可能な年齢を再生産年齢といい，算出には「15～49歳」が用いられている。再生産率とは1人の母（15～49歳の再生産年齢にある女子）が，次代の母となるべき女児を何人産むかという考え方によるものであり，ある年の年齢階級別出生率が今後も続くと仮定して算出する。将来の人口増減の予測に用いられる。

この再生産率には表2-5に示すように3指標が用いられている。なお式は表2-6②③④を参照。

合計特殊出生率（粗再生産率）とは，その年における女子の年齢別出生率を合計した値で，1人の女子が一生のあいだに平均何人の子ども（男児＋女児）を産むかを示す指標である。この値が2.1以下の状態が継続すると，いずれ人口の減少が始まるとされている。日本では1974（昭和49）年に2.05となり，その後も減少傾向を示し，2021（令和3）年は1.30，2022（令和4）年は約1.26を示している。

総再生産率とは，合計特殊出生率のうち女児だけについての年齢別出生率を合計したもので，この値が1以下であれば将来人口は減少することを示す。日本では1974（昭和49）年に1以下となり，その後も減少傾向を示し，2021（令和3）年は0.64と減少している。

純再生産率とは，総再生産率に加えて，生まれた女児がその母親の年齢に達する確率（生命表によって計算する）を考慮に入れたものであり，次世代の再生産年齢の女子人口を表わす指標である。この値が1より大であれば将来人口は増加し，1を下回ると人口は次第に減少し，1に等しければやがて静止人口となる。日本では，純再生産率も1974（昭和49）年に1以下となり，その後も減少傾向を示し，2021（令和3）年には0.63と近年はほぼ横ばい状態である。

▶▶ 3　出生率の推移

わが国の出生数と合計特殊出生率の年次推移をみると（図2-3），1947～1949（昭和22～24）年は，第二次世界大戦直後の第一次ベビーブーム期で，出生数は260万人を超え，合計特殊出生率も高く4を超えていた。昭和20年代後半は，合計特殊出生率が低下し，出生数も減少した。昭和30年代の出生数は，ほぼ160万人台で横ばいであったが，1960（昭和35）年には合計特殊出生率が2.00と

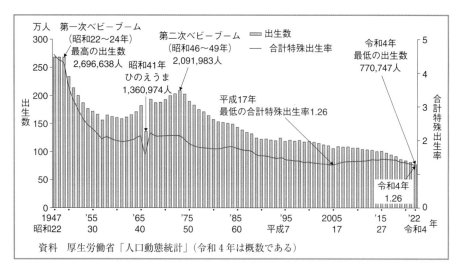

図 2-3　出生数と合計特殊出生率の推移
厚生労働統計協会編：国民衛生の動向，2023/2024

なった。

　その後，昭和 40 年代に入ると 1966（昭和 41）年の「ひのえうま」前後の特殊な動きを除き，第一次ベビーブーム期に生まれた人達が出産適齢期に入り，増加傾向となった。特に 1971〜1974（昭和 46〜49）年には年間 200 万人を超え，第二次ベビーブームとなった。その後，出生数は年々減少し，1975（昭和 50）年の合計特殊出生率は 2 を下回った。その後は低下傾向が続いており（合計特殊出生率の推移は表 2-5 を参照），2022（令和 4）年には 77 万 747 人に減少している。

　母の年齢階級別出生率の推移をみると，近年の合計特殊出生率の低下傾向は，主に 20 歳代の出生率の低下によるものであるが，近年は 30 歳代の出生率が上昇している（図 2-4）。

ⓑ 死　亡

▶▶　1　死亡率（粗死亡率），年齢調整死亡率

　死亡率は人口千人に対する死亡者の割合を示し，粗死亡率ともいわれる。死亡率（粗死亡率）は表 2-6⑤を参照。

　なお人口動態統計では通常，10 月 1 日の日本人人口が用いられる。死亡率（粗死亡率）は，図 2-5 に示すように 1979（昭和 54）年頃までは減少を示したが，その後は総数や男女別にみていずれもゆるやかな上昇傾向を示している。

　2022（令和 4）年の死亡数は 156 万 8,961 人で，人口千人に対する粗死亡率

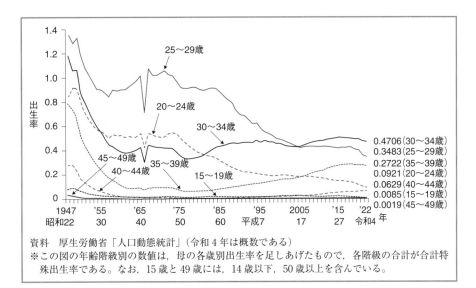

図2-4　母の年齢階級別出生率の推移
厚生労働統計協会編：国民衛生の動向，2023/2024

表2-7　粗死亡率・年齢調整死亡率（人口千対）の推移

	粗死亡率[1]			年齢調整死亡率[2]	
	総数	男	女	男	女
昭和25年（'50）	10.9	11.4	10.3	42.2	32.8
35（'60）	7.6	8.2	6.9	37.5	27.8
45（'70）	6.9	7.7	6.2	32.3	23.7
55（'80）	6.2	6.8	5.6	25.7	17.9
平成2（'90）	6.7	7.4	6.0	21.3	13.4
12（'00）	7.7	8.6	6.8	17.6	9.8
22（'10）	9.5	10.3	8.7	15.6	8.3
令和2（'20）	11.1	11.8	10.5	13.3	7.2
3（'21）	11.7	12.4	11.1	13.6	7.4
*4（'22）	12.9	13.5	12.3	…	…

資料　厚生労働省「人口動態統計」（＊は概数である）
[1] 年齢調整死亡率と併記したので粗死亡率と表したが，単に死亡率といっているものである。
[2] 年齢調整死亡率の基準人口は「平成27年モデル人口」であり，年齢5歳階級別死亡率により算出した。
厚生労働統計協会編：国民衛生の動向，2023/2024

　「（1年間の死亡数÷総人口）×1000」は12.9であり，前年の11.7より上昇，人口の高齢化の影響により緩やかな上昇傾向にある（表2-7）。

　また，年齢階級別死亡率は表2-6の⑥式のように定義される。一般に年齢階級は5歳階級で示されることが多い。

　粗死亡率は人口の年齢構成に大きく影響される。そのため，人口の年齢構成が著しく異なる場合（都道府県別など）や時系列で死亡率を比較するには，年齢調整死亡率を用いるとその差異が明確になる。

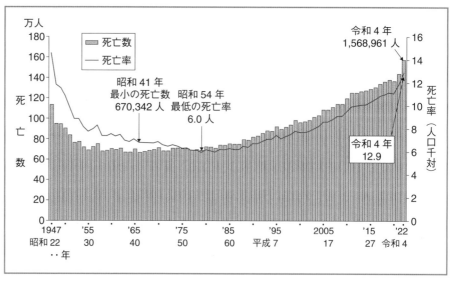

図 2-5　死亡数と死亡率（人口千対）の推移
資料　厚生労働省「人口動態統計」（令和 4 年は概数である）
厚生労働統計協会編：国民衛生の動向，2023/2024

　　この年齢調整死亡率は基準人口（平成 27 年モデル人口：令和 2 年から使用）
を用いて年齢構成の歪みを補正するものである。表 2-7 のとおり，年齢調整死
亡率の値は年々低下し，年齢構成の影響を取り除いた死亡の状況は男女ともに
改善されている（年齢調整死亡率の算出の仕方は第 4 章「疫学」を参照）。

▶▶ 2　国際疾病分類

　　人口動態統計や病院のカルテ管理などに用いられる分類に国際疾病分類
（International Classification of Diseases；ICD）がある。ICD は国際統計協会
（1885 年設立）によって，1900 年に制定されたもので，約 10 年ごとに分類修正
が行われて，WHO によって公表され，医学の進歩に対応してきた。

　　わが国では 1995（平成 7）年から，1990 年の第 10 回修正分類（ICD-10）が
用いられているが，2006（平成 18）年から改正版の「ICD-10（2003 年）準拠」
が適用されている。

　　「ICD-10（2003 年）準拠」は疾病・死因のみならず，損傷などの外因，保健
サービスの利用など診療全般を網羅する計 22 章で構成されており，保健医療統
計，臨床統計，診療録管理などに対応できるようになっている（表 2-8）。

　　なお，WHO では，2019 年 5 月総会で第 11 回の改訂版（ICD-11）が承認さ
れ，2022 年 1 月に ICD-11 を正式に発効した。これを受けて，厚生労働省は日
本国内への適用作業を進め，1～2 年で ICD-11 を施行するという予定を案とし
て公表している。

表 2-8　国際疾病分類（ICD-10）の分類体系

章	疾病大分類	コード
I	感染症および寄生虫症	A00-B99
II	新生物	C00-D48
III	血液および造血器の疾患ならびに免疫機構の障害	D50-D89
IV	内分泌，栄養および代謝疾患	E00-E90
V	精神および行動の障害	F00-F99
VI	神経系の疾患	G00-G99
VII	眼および付属器の疾患	H00-H59
VIII	耳および乳頭突起の疾患	H60-H95
IX	循環器系の疾患	I00-I99
X	呼吸器系の疾患	J00-J99
XI	消化器系の疾患	K00-K93
XII	皮膚および皮下組織の疾患	L00-L99
XIII	筋骨格系および結合組織の疾患	M00-M99
XIV	尿路性器系の疾患	N00-N99
XV	妊娠，分娩および産じょく	O00-O99
XVI	周産期に発生した病態	P00-P96
XVII	先天奇形，変形および染色体異常	Q00-Q99
XVIII	症状，徴候および異常臨床所見・異常検査所見で他に分類されないもの	R00-R99
XIX	損傷，中毒およびその他の外因の影響	S00-T98
XX	傷病および死亡の外因	V01-Y98
XXI	健康状態に影響をおよぼす要因および保健サービスの利用	Z00-Z99

　わが国では，統計法に基づく統計基準として「疾病，傷害及び死因の統計分類」を告示し，公的統計（人口動態統計等）において適用している。また，医学的分類として医療機関における診療録の管理等においても広く活用されている。

3　主要死因

　主要死因別にみた死亡率を図 2-6 に示す。わが国の死因構造の中心が昭和 20 年代後半の結核の減少により，感染症から生活習慣病に大きく変化したことが明らかである。また，2022（令和 4）年の死因順位でみた死因別死亡数と死亡率を表 2-9 に示す。

①悪性新生物，心疾患，脳血管疾患

　わが国の 2022（令和 4）年の総死亡概数 156 万 8,961 人の死因をみると，第 1 位の悪性新生物が 38 万 5,787 人，（死亡率：316.1），第 2 位の心疾患が 23 万 2,879 人（190.8），第 3 位の老衰が 17 万 9,524 人（147.1），第 4 位の脳血管疾患が 10 万 7,473 人（88.1）となった。この 4 疾患を四大死因といい，全死亡の約 57.7％を占めている（詳細は第 7 章「成人保健」を参照）。

②肺　炎

　2022（令和 4）年の肺炎による死亡数は 7 万 4,002 人で死亡数の 4.7％を占め，

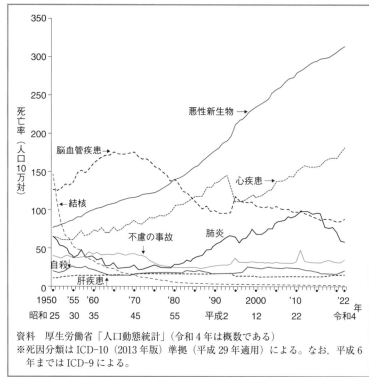

図 2-6　主要死因別にみた死亡率（人口 10 万対）の推移
厚生労働統計協会編：国民衛生の動向，2023/2024

表 2-9　性別でみた死因順位別死亡数・死亡率（人口 10 万対）

死　　　　　因	令和 4 年（2022）*									3（'21）		
	総　　数			男			女			総　　数		
	順位	死亡数	死亡率	順位	死亡数	死亡率	順位	死亡数	死亡率	順位	死亡数	死亡率
全　死　因		1,568,961	1,285.7		799,333	1,347.6		769,628	1,227.1		1,439,856	1,172.7
悪性新生物〈腫瘍〉	(1)	385,787	316.1	(1)	223,285	376.4	(1)	162,502	259.1	(1)	381,505	310.7
心　　疾　　患	(2)	232,879	190.8	(2)	112,948	190.4	(3)	119,931	191.2	(2)	214,710	174.9
老　　　　　衰	(3)	179,524	147.1	(4)	49,963	84.2	(2)	129,561	206.6	(3)	152,027	123.8
脳　血　管　疾　患	(4)	107,473	88.1	(3)	53,181	89.7	(4)	54,292	86.6	(4)	104,595	85.2
肺　　　　　炎	(5)	74,002	60.6	(5)	42,847	72.2	(5)	31,155	49.7	(5)	73,194	59.6
誤　嚥　性　肺　炎	(6)	56,068	45.9	(6)	33,459	56.4	(6)	22,609	36.0	(6)	49,488	40.3
不　慮　の　事　故	(7)	43,357	35.5	(7)	24,615	41.5	(7)	18,742	29.9	(7)	38,355	31.2
腎　　不　　全	(8)	30,740	25.2	(8)	16,187	27.3	(10)	14,553	23.2	(8)	28,688	23.4
アルツハイマー病	(9)	24,860	20.4	(16)	8,692	14.7	(8)	16,168	25.8	(9)	22,960	18.7
血管性及び詳細不明の認知症	(10)	24,360	20.0	(14)	9,089	15.3	(9)	15,271	24.3	(10)	22,343	18.2

資料　厚生労働省「人口動態統計」（＊は概数である）
※死因分類は，ICD-10（2013 年版）準拠（平成 29 年適用）による．
※男の 9 位は「間質性肺疾患」で死亡数は 14,815，死亡率は 25.0．10 位は「自殺」で死亡数は 14,352，死亡率は 24.2 である．
※「結核」は死亡数が 1,664，死亡率は 1.4 である．
※「熱中症」は死亡数が 1,471，死亡率は 1.2 である．
※「新型コロナウイルス感染症」は死亡数が 47,635，死亡率は 39.0 である．
厚生労働統計協会編：国民衛生の動向，2023/2024

死亡順位は第5位である。肺炎は，明治から昭和の初期には死因の第1位を占め，人口10万対の死亡率は100～400を示していた。しかし昭和30年代に入って急激に減少し，昭和40年代は25前後となった。1980（昭和55）年頃より増加傾向に転じたが，2017（平成29）年に減少し，2022（令和4）年は60.6となった。

　なお，肺炎の死亡率を時系列でみる場合，ICD-10の適用と死亡診断書の改正，さらにICD-10の準拠版（2013年）の適用による増減があるため注意しなければならない。

③不慮の事故

　2022（令和4）年の不慮の事故による死亡数は約4万3,357人で，全死亡の2.8％を占めている。死亡率（人口10万対）は昭和62年の23.2を最低に，その後は上昇傾向にあったが，1996（平成8）年以降は横ばい状態であり，2011（平成23）年に東日本大震災の影響で47.1を示したが，2022（令和4）年度は35.5であった。

　不慮の事故の種類別割合では，2021（令和3）年度でみると転倒・転落・墜落が26.6％と最も多く，次いで，窒息，溺死及び溺水，交通事故などが多い。年齢階級別にその順位をみたのが表2-10である。年齢階級別にみると乳児期，青年期が高く，その後30歳代後半から高齢になるにつれて上昇し，85歳以上では死亡率は270.6と高率になる。

　なお，交通事故による死亡統計は警察庁（交通事故統計）と厚生労働省（人口動態統計）から得られる。前者の規定は「道路上において車輌等および列車の交通によって発生した事故で，24時間以内に死亡したもの」であり，後者は「発生場所の如何を問わず自動車等（原付を含む）が関与した交通事故により1年以内に死亡したもの（後遺症により死亡したものを除く）」とされている。

④自　殺

　2022（令和4）年の自殺による死亡数は2万1,238で，全死亡の約1.4％を占めている。

　性，年齢階級別にみると，2021（令和3）年では大きな山はなくなったものの，20～59歳でやや高くなっている。自殺の動機については，健康問題によるものが最も多く，次いで家庭問題，経済・生活問題が多い（表2-11）。

◉　死　産

　人口動態統計で用いる死産とは，妊娠満12週（第4カ月）以後の死児（出生

表 2-10　年齢階級別にみた不慮の事故による死亡の状況

令和 3（'21）年

	総数[1]	0歳	1〜4	5〜9	10〜14	15〜19	20〜24	25〜29	30〜34	35〜39
総数	38,355	61	50	45	52	162	239	201	193	279
死亡率[2]	31.2	7.5	1.4	0.9	1	2.9	4.1	3.4	3.1	3.9
総死亡数に占める割合（%）	2.7	4.4	10.3	13.6	11.8	13.5	10.9	8.7	6.7	6.5
死亡数										
交通事故	3,536	1	12	19	18	106	136	87	63	91
転倒・転落・墜落	10,202	−	9	2	4	5	27	19	17	35
溺死および溺水	7,184	3	13	15	16	26	22	25	27	26
窒息	7,989	56	11	5	8	5	12	11	20	27
煙，火および火災	930	−	0		−	−	5	6	10	8
中毒	522	−	1	−	−	9	20	26	31	44
その他	7,992	1	4	3	6	11	17	27	25	48

	40〜44	45〜49	50〜54	55〜59	60〜64	65〜69	70〜74	75〜79	80〜84	85歳以上
総数	348	536	743	874	1,148	1,820	3,516	4,457	6,330	17,267
死亡率[2]	4.4	5.6	8.2	11.4	15.7	23.3	36.5	66.7	114.3	270.6
総死亡数に占める割合（%）	4.9	3.9	3.5	3.1	2.9	2.6	2.6	2.8	2.8	2.4
死亡数										
交通事故	100	153	185	204	208	252	424	436	502	536
転倒・転落・墜落	36	86	121	127	205	281	524	869	1,490	6,345
溺死および溺水	44	71	95	120	211	431	869	1,238	1,550	2,370
窒息	44	67	107	153	216	321	707	928	1,279	4,011
煙，火および火災	13	10	35	51	51	67	126	116	145	273
中毒	47	47	51	36	22	33	33	27	36	58
その他	64	102	149	183	235	435	833	843	1,328	3,674

資料　厚生労働省「人口動態統計」
[1] 年齢不詳を含む。
[2] 0歳の死亡率は出生10万対，他の年齢階級は人口10万対である。
厚生労働統計協会編：国民衛生の動向，2023/2024

後に心拍，随意筋運動，呼吸のいずれも認められないもの）の出産であり，自然死産と人工死産に分類している。

　人工死産とは，胎児の母体内生存が確実なときに人工的処置を加えたことにより死産に至った場合をいい，それ以外はすべて自然死産となる。なお人工的処置を加えた場合でも，胎児を出生させることを目的とした場合と母体内胎児の生死不明か，または死亡している場合には自然死産とされる（詳細は第5章「母子保健」を参照）。

d　婚　姻

　婚姻件数は 1955（昭和 30）年頃の約 70 万件から増加傾向を示し，1970〜1974

表 2-11　原因・動機別にみた自殺者数・構成割合

		自殺者数（人）		構成割合（%）	
		令和 4 年 (2022)	平成 3 ('21)	令和 4 年 (2022)	平成 3 ('21)
総　数		21,881	21,007	100.0	100.0
原因・動機特定者		19,164	15,093	87.6 (100.0)	71.8 (100.0)
原因・動機特定者	家庭問題	4,775	3,200	(24.9)	(21.2)
	健康問題	12,774	9,860	(66.7)	(65.3)
	経済・生活問題	4,697	3,376	(24.5)	(22.4)
	勤務問題	2,968	1,935	(15.5)	(12.8)
	男女問題	828	797	(4.3)	(5.3)
	学校問題	579	370	(3.0)	(2.5)
	その他	1,734	1,302	(9.0)	(8.6)
原因・動機不特定者		2,717	5,914	12.4	28.2

資料　警察庁「令和 4 年中における自殺の状況」
※令和 3 年までは，遺書等の生前の言動を裏づける資料がある場合に限り，自殺者一人につき 3 つまで計上可能としていたが，4 年からは，家族等の証言から考え得る場合も含め，自殺者一人につき 4 つまで計上可能とした。また，原因・動機特定者数と原因・動機数の和が一致するとは限らない。
厚生労働統計協会編：国民衛生の動向，2023/2024

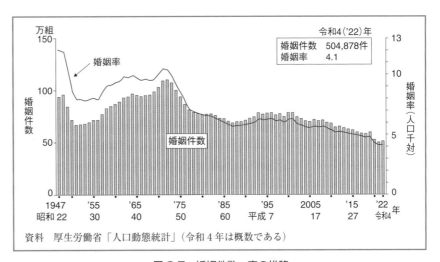

資料　厚生労働省「人口動態統計」（令和 4 年は概数である）

図 2-7　婚姻件数・率の推移
厚生労働統計協会編：国民衛生の動向，2023/2024

（昭和 45〜49）年まで 100 万件を維持した。その後は 1975（昭和 50）年の約 94 万件から毎年減少傾向にあったが，1987（昭和 62）年の約 70 万件から少しずつ増加し，近年は横ばいから減少傾向である。

　2022（令和 4）年には約 50 万 4,878 件で，前年より 3,740 件増加した。婚姻率（婚姻件数÷人口×1,000）は人口千対 4.1 で前年と同率であった（図 2-7）。

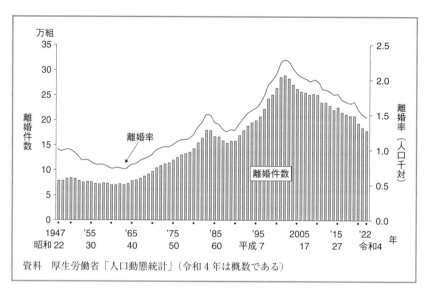

図 2-8　離婚件数・率の推移
厚生労働統計協会編：国民衛生の動向, 2023/2024

　近年の結婚年齢は，夫妻ともに年々高くなる傾向にあり，2022（令和 4）年の平均初婚年齢は，夫が 31.1 歳，妻 29.7 歳で 2000（平成 12）年に比べて夫は 2.3 歳，妻は 2.7 歳高くなっている。

ⓔ 離　婚

　離婚件数は 1965（昭和 40）年の約 7 万 7,000 件から顕著な増加傾向を示し，1983（昭和 58）年の約 17 万 9,000 件をピークに減少をみた。しかし 1991（平成 3）年から再び増加傾向を示し，2003（平成 15）年には史上最高の約 28 万 4,000 件，人口千対 2.25 となった。2022（令和 4）年には約 17 万 9,096 件と前年より 5,288 組減少した．人口千人に対する離婚率は 1.47 である（図 2-8）。

　わが国の制度では離婚には法律上の許可は不要で，夫妻の協議による届出を行うことによって成立する。このため家庭裁判所の調停を申請することなく，夫妻の協議によって届出が行われる離婚が極めて多く，約 9 割を占める。

❸ 生命表と平均寿命・平均余命・健康寿命

ⓐ 生命表の計算

　生命表（life table）とは，男女各 10 万人が同時に出生し，現在の健康状態（死

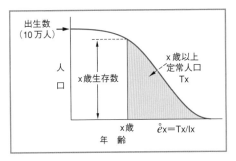

図2-9　生命表算出の概念図

亡状態）が将来も変わらないと仮定したとき，「同一年に出生した児集団が死亡し，その数が減少していく過程で，各年齢であと平均して何年生きられるか，人口構造がどのようになるか」を生命関数（生存数，死亡数，死亡率，定常人口，平均余命など）によって，表わしたものをいう（図2-9）。

生命関数の意味は次のとおりである。

①生存数（lx）：x歳ちょうどに達するまで生き残る人数の期待値

②死亡数（ndx）：x歳ちょうどの生存数（lx）のうち，x+n歳に達するまでに死亡する人数の期待値

③死亡率（nqx）：x歳ちょうどの者がx+n歳に達しないで死亡する確率

④定常人口（nLx）：x歳以上でx+n歳未満の人口

⑤x歳以上の定常人口（Tx）：x歳以上の生存延べ年数

⑥平均余命（ẻx）：x歳ちょうどの者のその後の生存年数の期待値。x歳以上の定常人口（Tx）をx歳の生存数（lx）で除して求める。ẻx＝Tx/lx

平均寿命とは，「0歳の児があと何年生存できるか」を示すものである。すなわち0歳の平均余命のことであり，平均余命とはx歳の者がその後生存する年数の期待値である。

ⓑ 平均寿命の年次推移

わが国の平均寿命は，1935〜1936（昭和10〜11）年では男46.92歳，女49.63歳であったが，戦後急激な延びを示した。2021（令和3）年の簡易生命表における平均寿命は男81.47歳，女87.57歳で，前年と比較して男は0.09年，女は0.14年下回っている。

わが国の平均寿命の年次推移を表2-12に示す。わが国の平均寿命が著しく延長した理由として，①乳児死亡率の低下，②昭和20年代の青年期の結核の克服，③高齢者における脳血管疾患死亡の低下などが挙げられる。また，2021（令和3）年で前年を下回った理由として，老衰や新型コロナウイルス感染症（COVID-19）などの死亡率の変化が平均寿命を縮める方向に働いている。

ⓒ 特定死因を除去した場合の平均余命の延び

ある死因が克服された場合，その死因によって死亡していた者は，その死亡

表 2-12 平均寿命の推移

(単位：年)

		男	女			男	女
昭和 22 年*	('47)	50.06	53.96	昭和 59	('84)	74.54	80.18
23	('48)	55.60	59.40	60*	('85)	74.78	80.48
24	('49)	56.20	59.80	61	('86)	75.23	80.93
25	('50)	58.00	61.50	62	('87)	75.61	81.39
25～27*	('50～'52)	59.57	62.97	63	('88)	75.54	81.30
26	('51)	60.80	64.90	平成元	('89)	75.91	81.77
27	('52)	61.90	65.50	2*	('90)	75.92	81.90
28	('53)	61.90	65.70	3	('91)	76.11	82.11
29	('54)	63.41	67.69	4	('92)	76.09	82.22
30*	('55)	63.60	67.75	5	('93)	76.25	82.51
31	('56)	63.59	67.54	6	('94)	76.57	82.98
32	('57)	63.24	67.60	7*	('95)	76.38	82.85
33	('58)	64.98	69.61	8	('96)	77.01	83.59
34	('59)	65.21	69.88	9	('97)	77.19	83.82
35*	('60)	65.32	70.19	10	('98)	77.16	84.01
36	('61)	66.03	70.79	11	('99)	77.10	83.99
37	('62)	66.23	71.16	12*	('00)	77.72	84.60
38	('63)	67.21	72.34	13	('01)	78.07	84.93
39	('64)	67.67	72.87	14	('02)	78.32	85.23
40*	('65)	67.74	72.92	15	('03)	78.36	85.33
41	('66)	68.35	73.61	16	('04)	78.64	85.59
42	('67)	68.91	74.15	17*	('05)	78.56	85.52
43	('68)	69.05	74.30	18	('06)	79.00	85.81
44	('69)	69.18	74.67	19	('07)	79.19	85.99
45*	('70)	69.31	74.66	20	('08)	79.29	86.05
46	('71)	70.17	75.58	21	('09)	79.59	86.44
47	('72)	70.50	75.94	22*	('10)	79.55	86.30
48	('73)	70.70	76.02	23	('11)	79.44	85.90
49	('74)	71.16	76.31	24	('12)	79.94	86.41
50*	('75)	71.73	76.89	25	('13)	80.21	86.61
51	('76)	72.15	77.35	26	('14)	80.50	86.83
52	('77)	72.69	77.95	27*	('15)	80.75	86.99
53	('78)	72.97	78.33	28	('16)	80.98	87.14
54	('79)	73.46	78.89	29	('17)	81.09	87.26
55*	('80)	73.35	78.76	30	('18)	81.25	87.32
56	('81)	73.79	79.13	令和元	('19)	81.41	87.45
57	('82)	74.22	79.66	2*	('20)	81.56	87.71
58	('83)	74.20	79.78	3	('21)	81.47	87.57

資料 厚生労働省「簡易生命表」，＊は「完全生命表」
※昭和 20 年，昭和 21 年は基礎資料が不備につき，本表から除いてある。
※昭和 46 年以前は沖縄県を除く値である。
厚生労働統計協会編：国民衛生の動向，2023/2024

年齢以後に他の死因で死亡することになる。この結果，死亡時期が繰り越され，余命が延びる。その延びはその死因のために失われた余命とみることができ，これによって各死因の平均余命への影響の大きさを測ることができる。

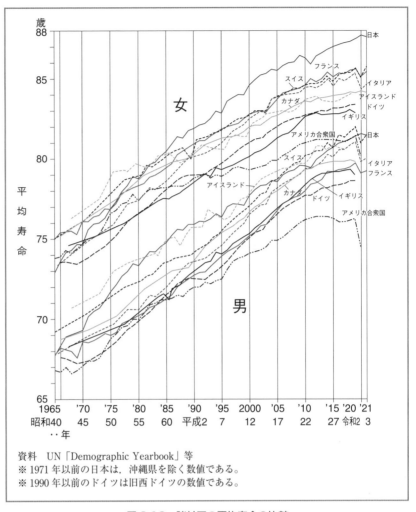

図 2-10　諸外国の平均寿命の比較
厚生労働統計協会編：国民衛生の動向, 2023/2024

　2021（令和3）年で，0歳では悪性新生物（男3.43年，女2.81年）で，心疾患（男1.42年，女1.23年），脳血管疾患（男0.69年，女0.62年），肺炎（男0.43年，女0.29年）と続く。

ⓓ 平均寿命の国際比較

　日本は男女ともに世界トップクラスの長寿国となっている。平均寿命の推移を主要な国々と比較すると図2-10のようになる。

ⓔ 健康寿命と HLE

　わが国の平均寿命は世界トップである。しかし，最近は単なる寿命の長さだ

けではなく，その質（QOL など）が問題とされている。そこで WHO は 2000 年 6 月，健康寿命（0 歳の児がその後何年，健康で生存できるかを示す概念）を公表している。すなわち「健康という側面からみた寿命，国民が平均的にどのくらいの期間，病気や他人の介助などがなく，生存できるか（自立期間）という指標」である。

自立期間の算出の際には，人間が独立して生活するために必要な日常の基本的動作群（日常生活動作＝activities of daily living；ADL）が，可能かどうかが考慮される。具体的に ADL の要素には，

①起居・移動動作：寝返り，起き上がり，立ち上がり，車椅子での移動，杖や歩行器を使用しての歩行，独立歩行など

②身の回り動作：食事，排泄，整容（身だしなみを整える），更衣（衣服の着脱），入浴など，がある。

2000（平成 12）年の厚生省保健医療局長通知「21 世紀における国民健康づくり運動（健康日本 21）の推進について」においても，「…すべての国民が健やかで心豊かに生活できる活力ある社会とするためには，…壮年期死亡の減少及び痴呆若しくは寝たきりにならない状態で生活できる期間（以下「健康寿命」という）の延伸等を図っていくことが極めて重要である」と述べられている。すなわち「健康寿命」とは平均寿命から，「認知症」や「寝たきり」の時期を差し引いたものと考えられる。

一方，欧米では「healthy life expectancy；HLE」という考え方がある。これは「健康的な生活をあと何年過ごすことができるか」の推計値で，病気やけがにより日常生活に支障をきたす期間を算出して，寿命から引いた値をいう。

WHO が 2000 年 6 月に 1999 年の 0 歳児についての HLE を発表し，日本では「健康寿命」として初めて報道された。2018（平成 30）年の厚生労働省の発表では，日本人の健康寿命は 2019（令和元）年時点で男性 72.68 歳，女性 75.38 歳であった。

④ 健康指標

ⓐ WHO による地域の健康指標

1957（昭和 32）年 WHO の専門家委員会は世界各国の健康水準の比較や公衆衛生活動の指針とするために

(1) 総合健康指標（包括的健康指標）として，

①粗死亡率

②1歳の平均余命

③PMI（proportional mortality indicator）

(2) 特殊健康指標として，

①乳児死亡率（第5章「母子保健」を参照）

②伝染病死亡率

③保健サービスおよび保健活動の諸指標（病床数や医療従事者数など）

(3) 新指標として，

①水道利用人口

②終末処理施設利用人口

③精神保健，栄養，住居衛生に関する諸指標　を提示している。

　PMIまたはPMR（proportional mortality ratio）とは，死亡率の国際比較に利用される指標であり，50歳以上の死亡数の全死亡総数に対する割合のことで，次のような利点がある。

(a) 入手の極めて容易な年齢別死亡統計だけで算出できる。

(b) 算出に人口の性，年齢構成を用いない（年齢構成のわからない場合も利用できる）。

(c) 発展途上国間の衛生状態の比較に便利である。

PMI（%）＝（50歳以上の死者数÷全死者数）×100

　PMIはその国の老年人口が多いか否かによって異なるが，若死にする者が多いか，相当の年配になってから死亡する者が多いかを知ることができる。

　一般に死亡年齢の高齢化，人口の高齢化によってPMI値は大きくなる。このことは，若年者の死亡数が少なく健康水準の高いことを示す。なお，近年のWHO統計年鑑では50歳以上の死亡割合としてのPMIは記載されておらず，代わりに65歳以上死亡割合として掲載されている（表2-13）。

ⓑ 社会指標としての健康指標

　1979（昭和54）年，国民生活審議会が公表した社会指標としての健康指標は，①健康で長生きすることとしての直接的健康指標，②健康増進のための社会的条件としての間接的健康指標である。

　直接的健康指標は，死亡率，生命表，受療率，有病率，罹患率であり，これら

表2-13　65歳以上死亡数の死亡総数に対する割合の国際比較

	65歳以上死亡数の死亡総数に対する割合（％）
日本（2021）	91.3
カナダ（'20）	80.3
アメリカ合衆国（'19）	74.2
フランス（'20）	85.3
ドイツ（'20）	86.0
イタリア（'20）	90.0
オランダ（'20）	86.6
スウェーデン（'20）	89.3
イギリス（'20）	84.7
オーストラリア（'20）	82.1
ニュージーランド（'21）	81.0

資料　厚生労働省「人口動態統計」
UN「Demographic Yearbook」
厚生労働統計協会編：国民衛生の動向，2023/2024

　を示す保健統計は人口動態統計，疾病統計，体力・運動能力統計などである。また間接的健康指標は人口対医療施設数，人口対保健要員数，1人当たりの医療費，上・下水道普及率，食中毒発生率などであり，これらに関する保健統計は医療資源統計，保健医療経済統計，保健活動統計，医薬品・医療用具生産統計，環境衛生施設統計，食中毒統計などである。

❺ 傷病統計

　傷病統計は疾病・傷病に関する統計である。わが国において，全国規模で行われている傷病統計には患者調査，国民健康保険疾病分類統計，国民生活基礎調査，食中毒統計，感染症発生動向調査，医療施設調査・病院報告などがあるが，ここでは「国民生活基礎調査」と「患者調査」について述べる（表2-14）。

ⓐ 国民生活基礎調査

　国民の保健，医療，年金，福祉，所得など，国民生活の基礎的な事項について，世帯を対象として，層化無作為抽出法で行われる調査であり，1986（昭和61）年を初年として3年ごとに大規模な調査，中間の各年は小規模な調査を実施している。調査の目的は，厚生行政の企画，立案のための基礎資料を得ることである。

　調査方法は調査用紙を調査世帯に配布し，本人の状況を記入してもらう方式で，調査される者の自己診断も含まれる。保健面については，有訴者の状況（有

表2-14　国民生活基礎調査と患者調査

	対象の選定	調査時期	調査内容	調査方法	特記事項
国民生活基礎調査	国勢調査の調査区からの層化無作為抽出法	毎年 大規模調査は3年に1度	世帯側から ①有訴者率 ②通院者率 ③治療方法 ④治療支払方法 など	・世帯員がカレンダーに記入し，これを調査員が訪問 ・調査票は，世帯票，健康票，所得票，貯蓄票，介護票の5種類	・地域特性を考慮した層化抽出標本 ・対象者は70～80万人 ・傷病名は不正確なこともある ・調査主幹は厚生労働省
患者調査	医療機関からの層化無作為抽出法	3年に1回1日間 10月の指定日に行う	医療施設側から ①受療率 ②推計患者数 ③平均在院日数 ④診療間隔 など	・医療施設管理者による他計集計 ・外来・入院は1日 ・退院は，9月（1カ月）の退院患者	・都道府県別の施設利用の全患者，主要疾病名，年齢階級別患者数，2次医療圏レベルの流出・流入など ・傷病名は正確

訴者率），通院者の状況（通院者率），日常生活に影響のある者の状況，健康状態，健康意識などが把握できる。

　2022（令和4）年は，第13回目の大規模調査の実施年であった。対象者は全国の世帯および世帯員から，世帯票および健康票については，2020（令和2）年国勢調査区から層化無作為抽出した5,530地区内のすべての世帯（約30万世帯）および世帯員（約67万人）を，介護票については，前記の5,530地区内から層化無作為抽出した2,500地区内の介護保険法の要介護者および要支援者（約7千人）を，所得票および貯蓄票については，前記の5,530地区に設定された単位区から層化無作為に抽出した2,000単位区内のすべての世帯（約3万世帯）および世帯員（約7万人）を調査対象とした。

　調査時期は世帯票・健康票・介護票については2022（令和4）年6月2日，所得票・貯蓄票については2022（令和4）年7月14日に行われた。

　調査事項は，以下のとおりである。

○世帯票：単独世帯の状況，5月中の家計支出総額，世帯主との続柄，性，出生年月，配偶者の有無，医療保険の加入状況，公的年金・恩給の受給状況，公的年金の加入状況，就業状況など。

○健康票：自覚症状の状況，通院の状況，健康意識，こころの状態，がん検診の受診状況など。

○介護票：要介護度の状況，介護が必要となった原因，介護サービスの利用状況，主に介護する者の介護時間など。

○所得票：前年1年間の所得の種類別金額・課税等の状況，生活意識の状況など。

○貯蓄票：貯蓄現在高，借入金残高など。

ⓑ 患者調査

医療施設（病院と診療所）を利用する患者について，傷病の実態を明らかにし，医療行政の基礎資料を得ることを目的として行われる調査で，3年ごとに実施されている。10月のある調査日に，層化無作為的に抽出された医療施設を受診した患者（初診および再来患者），およびある1カ月間の退院患者についての調査である。

調査項目は性別，出生年月日，患者の住所，入院・外来の種別，受療の状況などであり，医療施設の管理者が記入する方式をとっている。この調査からは以下の項目が算出される。

①推計患者数

②推計退院患者数

③退院患者平均在院日数

④受療率：推計患者数を人口10万対で表わした数

受療率（人口10万対）＝推計患者数÷推計人口×100,000

⑤総患者数（傷病別推計）

患者調査は医療施設に調査票の記入を依頼するため，疾病名などについては，ある程度正確な傷病分類ができるという長所がある。しかし，その調査日に受診していない再来患者が集計から漏れるなどの短所もある。

⑥ 代表的統計調査・資料

ⓐ 人口静態調査：国勢調査

国勢調査は，国内の人口・世帯の実態を把握し，各種行政施策その他の基礎資料を得ることを目的として5年ごとに実施される。調査対象は，調査時において，日本国内に常住している者全員である。日本の総人口や家族構成などの世帯の実態は国税調査によって把握される。

ⓑ 人口推計

国勢調査によって明らかになった人口を基に推計されるものである。毎月1日現在の人口（全国，総人口および日本人人口）を算出している。

ⓒ 人口動態統計

　　出生や死亡などの人口の動態の状況を把握し，人口および厚生労働行政施策の基礎資料を得ることを目的として実施されている。調査は「戸籍法」および「死産の届出に関する規程」により届け出られた出生，死亡，婚姻，離婚および死産の全数を対象とした全数調査である。

ⓓ 生命表

　　ある期間における死亡状況（年齢別死亡率）が今後変化しないと仮定したときに，各年齢の者が1年以内に死亡する確率や平均してあと何年生きられるかという期待値などを死亡率や平均余命などの指標（生命関数）によって表わしたものである。特に0歳の平均余命である平均寿命は，保健福祉水準を総合的に示す指標として広く活用されている。国勢調査に基づく「完全生命表」と，人口推計に基づく「簡易生命表」の2種類が作成・公表されている。

ⓔ 国民生活基礎調査

　　保健-医療・福祉・年金-所得など，国民生活の基礎的事項を調査し，国政労働行政の企画および運営に必要な基礎資料を得ることを目的として3年に1度実施される。

ⓕ 患者調査

　　病院および診療所（以下，医療施設）を利用する患者について，その傷病の状況などの実態を明らかにし，医療行政の基礎資料を得るために3年に1度実施される。

ⓖ 受療行動調査

　　全国の医療施設を利用する患者について，受療の状況や受けた医療に対する満足度などを調査することにより，患者の医療に対する認識や行動を明らかにし，今後の医療行政の基礎資料を得るために実施される。調査は，全国の一般病院を利用する患者（外来-入院）を対象とし，患者調査の調査対象となる病院から無作為に抽出して行う。調査は3年ごとに患者調査と同一の日に行われる。

ⓗ 医療施設調査

　病院および診療所（以下，医療施設）の分布および整備の実態を明らかにするとともに医療施設の診療機能を把握し，医療行政の基礎資料を得るために実施される。静態調査と動態調査があり，静態調査は 3 年ごとの 10 月 1 日時点で開設しているすべての医療施設が対象である。動態調査は毎月，医療施設の開設・廃止などの申請・届出について集計・公表される。病院や診療所の数，医療従事者の数などはこの調査結果から得られる。

ⓘ 国民健康・栄養調査

　国民の身体の状況，栄養素等摂取量，生活習慣の状況を明らかにし，国民の健康の増進の総合的な推進を図るための基礎資料を得ることを目的として，「健康増進法」に基づき実施される。調査は毎年 11 月に実施されており，対象は無作為に抽出した世帯および世帯員である。調査は身体状況調査票（身長，体重，腹囲，血圧測定，血液検査など），栄養摂取状況調査票（食品摂取量，栄養素等摂取量，食事状況），生活習慣調査票（食生活，身体活動-運動，休養〔睡眠〕，飲酒，喫煙，歯の健康など）からなる。

ⓙ 食中毒統計調査

　食中毒患者および食中毒による死者の発生状況を的確に把握し，発生状況を解明するため，系統的な調査を行い，特に食品衛生対策のための基礎資料を得ることを目的として実施される。調査の対象となるのは，食中毒と食中毒患者もしくはその疑いがある者または食中毒による死者である。

ⓚ 全国がん登録

　2016（平成 28）年 1 月から開始された，全国でがんと診断されたすべての患者のデータを国でまとめて集計-分析・管理する制度である。がんと診断されると医療機関，都道府県を通じて「全国がん登録データベース」に登録される。登録されたデータの分析によって得られた最新の統計情報は，国立がん研究センターから公表されている。

ⓛ 病因報告

　病院報告は，全国の病院，療養病床を有する診療所における患者の利用状況

を把握し，医療行政の基礎資料を得ることを目的に実施される。調査の対象は全国の病院，療養病床を有する診療所すべてであり，在院患者数−新入院患者数・退院患者数・外来患者数などについて毎月調査されている。

ⓜ 衛生行政報告

　各都道府県，指定都市および中核市における衛生行政の実態を把握し，衛生行政運営の基礎資料を得ることを目的としている。調査対象は都道府県，指定都市および中核市であり，調査事項は精神保健福祉関係，栄養関係，衛生検査関係，生活衛生関係，食品衛生関係，乳肉衛生関係，医療関係，薬事関係，母体保護関係，特定医療（指定難病）・特定疾患関係，狂犬病予防関係である。

ⓝ 国民医療費

　年度内の医療機関等における保険診療の対象となり得る傷病の治療に要した費用を推計したものであり，国民に必要な医療を確保していくための基礎資料として，医療保険制度・医療経済における重要な指標となっている。この費用には，医科診療や歯科診療にかかる診療費，薬局調剤医療費，入院時食事・生活医療費，訪問看護医療費，療養費などが含まれる。

ⓞ 学校保健統計

　学校における幼児，児童および生徒の発育・健康の状態を明らかにすることを目的として実施される。調査内容は，発育状態（身長，体重）と健康状態（栄養状態，脊柱・胸郭・四肢の状態など）である。調査は学校および児童を抽出して行われる。

● 文献 ●
1) 厚生労働統計協会編：国民衛生の動向，2021/2022，2022/2023，2023/2024
2) 厚生労働統計協会編：国民の福祉と介護の動向，2023/2024
3) 厚生労働省編：令和5年版 厚生労働白書，2023
　 https://www.mhlw.go.jp/stf/wp/hakusyo/kousei/22/index.html（最終アクセス日：2023年12月1日）
4) 厚生労働省編：令和4年版 厚生労働白書，2022
　 https://www.mhlw.go.jp/stf/wp/hakusyo/kousei/21/index.html（最終アクセス日：2023年12月1日）

演習課題

　　以下の文において（　　　　）内に適当な語句または数字を入れよ。

1. 国勢調査は人口（　　　）統計であり，（　）年に一度，実施される。

2. わが国の令和 4 年の総人口は約（　　　　）人である。

3. 人口動態統計の要素は（　　　），（　　　），（　　　），（　　　），（　　　）
　　で，届け出の書類が市区町村長に渡され，それに基づいて作成された人口動
　　態調査票が管轄の保健所を経て都道府県知事，さらに厚生労働大臣に提出さ
　　れる。この調査票を集計したものが人口動態統計である。

4. 人口を 3 区分した場合，0〜14 歳を（　　　　）人口，15〜64 歳を（　　　）
　　人口，65 歳以上を（　　　）人口という。

5. 老年人口指数は（　　　　　　÷　　　　　　）×100 で示される。

6. 老年化指数は（　　　　　　÷　　　　　　）×100 で示される。

7. 出生率とは，通常人口（　　　　）人当たりの 1 年間の出生数をいう。

8. 出生率は令和 4 年で（　　　　）であり，年々（　　　　）傾向にある。

9. 現在のわが国の人口の再生産率からみると，将来の日本人口は（　　　　）す
　　ることが予測される。

10. 合計特殊出生率は 15〜49 歳の女性の（　　　　）と年齢別女子人口から計
　　算される。

11. 同じ年の合計特殊出生率と総再生産率を比較した場合，（　　　　）のほう
　　が常に大きい。

12. 死亡率は，（　　　　　　÷　　　　　　）×（　　　　　）で示される。

13. 観察集団の人口規模が大きい場合の死亡率を比較する際，年齢構成の違いを
　　調整した死亡率を（　　　）死亡率という。その場合，基準人口は
　　（　　　）年のモデル人口を用いる。

14. わが国の死因・疾病統計は，WHO が統計の国際比較・年次比較を目的として
　　定め，加盟国に使用を勧告している（　　　　）に基づくもので，現在使用
　　されているのは第（　　）回修正表である。

15. 令和 4 年のわが国の死因順位の第 1 位から第 5 位は順に（　　　　），
　　（　　　　），（　　　），（　　　），（　　　）である。

16. 自殺の原因は，高齢者ほど（　　　　）が多い。

17. 不慮の事故の原因で最も多いのは（　　　　）である。

18. 死産とは妊娠満（　　　）週以後の，死児の出産をいう。

19. 平均余命とは x 歳以上の（　　　　）人口を，x 歳の（　　　　）数で除して
　　得られる。

20. 平均寿命とは（　　）歳の平均余命をいう。

21. 令和 3 年の平均寿命は男（　　）歳，女（　　）歳である。

22. 最近は単なる寿命の長さだけではなく，その質（QOL など）が問題とされている。そこで自立期間という考え方から（　　　）寿命が提唱されている。

23. 国民生活基礎調査は（　　）年に1度，世帯側から有訴者率，通院率などを調査する。

24. 患者調査は（　　）年に1度，医療施設を対象として行われ，受療率，平均在院日数等が調べられる。

第3章

衛生行政と地域保健

❶ 衛生行政の発展と特色

　日本の衛生行政制度は，1872（明治5）年，文部省に医務課が設置されたことに始まる。1874（明治7）年には，衛生行政組織，医事，薬事，公衆衛生のみならず，医学教育についても定めた総合法典である医制が公布された。明治時代の衛生行政の最大の課題は伝染病対策であり，地方における衛生行政が警察行政に組み入れられる一方，各種の環境衛生に関する法規も整備されていった。

　急性伝染病に対する施策が成果を上げた後，結核，性感染症などの慢性伝染病や，精神障害に対して種々の法規の制定と施策が実施された。また，地域に密着した保健指導の必要性も次第に強調されてきた。このような情勢や健民健兵の思想から，1937（昭和12）年に（旧）保健所法が制定され，1938（昭和13）年に厚生省が設置されるなど，行政組織の体制強化が図られた。

　戦後，日本国憲法が制定され，国民の生存権の確立とその生活の進歩向上が国家義務とされたことに伴い，公衆衛生は大きな展開をみせた。1947（昭和22）年，新しい保健所法が制定され，保健所が健康相談，保健指導のほか，医事，薬事，食品衛生，環境衛生などに関する行政機能を併せもち，公衆衛生の第一線機関として飛躍的に拡充強化されるなど，国，都道府県を通じて，衛生行政組織と制度の改革強化が図られた。

　その後，人口の急速な高齢化，疾病構造の変化など保健・医療・福祉をとりまく環境の変化に対応するべく，1994（平成6）年には保健所法が地域保健法と名称を変え，その中で保健所機能の強化・充実が図られるとともに，地域保健における国・都道府県・市町村の責務，市町村保健センターの法定化，人材確保の支援計画など地域保健対策推進のための新たな体系がつくられた。さらに2000（平成12）年度から介護保険制度が施行された。

　2001（平成13）年には，省庁再編により従来の厚生省と労働省が厚生労働省に，また文部省が文部科学省に，環境庁が環境省に統合された。また，2003（平成15）年には，健康増進法が施行された。

　　さらに，2006（平成18）年に医療制度を改革するための医療法などの改正が行われ，4疾病（がん，脳卒中，急性心筋梗塞，糖尿病）5事業（救急医療，災害時における医療，へき地の医療，周産期医療，小児医療［小児救急医療を含む］）の医療連携体制を構築することが制度化されたため，保健所に，医療機関の連携・機能分担のコーディネート，医療安全の確保に向けた積極的な関与を行うなどの役割が期待されている。2012（平成24）年3月，医療法施行規則は改正され，精神疾患が医療計画に記載すべき疾患に追加され，地域医療の必須要素は5疾病5事業となり，2013（平成25）年度以降の医療計画に反映させることとなった。

　　2014（平成26）年の医療法改正では，病床機能報告制度と地域医療構想の策定，認定医療法人制度の創設が行われ，2015（平成27）年の医療法改正では，地域医療連携推進法人制度の創設，医療法人の経営の透明性の確保およびガバナンスの強化が図られることとなった。

　　2014（平成26）年には，地域における医療および介護の総合的な確保を推進するために，医療介護総合確保推進法が公布された。

② 地域保健法と健康増進法

ⓐ 地域保健法

　　1994（平成6）年に地域保健法が成立し，国と地方公共団体の責務が規定されるとともに，同年，地域保健対策の推進に関する基本的な指針（以下，基本指針）が厚生労働大臣により定められた。

　　基本指針は，地域保健対策の円滑な実施と総合的な推進を図るため，以下の6つの事項について，市町村や都道府県，国が取り組むべき方向を示している。

①地域保健対策の推進の基本的方向
②保健所および市町村保健センターの整備および運営に関する基本的事項
③地域保健対策に係る人材の確保および資質の向上ならびに人材確保支援計画の策定に関する基本的事項
④地域保健に関する調査および研究に関する基本的事項
⑤社会福祉等の関連施策との連携に関する基本的事項
⑥その他，地域保健対策の推進に関する重要事項

　　基本指針はその後，阪神・淡路大震災や介護保険制度の施行に伴う平成12年

の改正，健康増進法の施行などに伴う 15 年の改正，多様化・高度化する住民ニーズへの対応や東日本大震災に伴う 24 年の改正のように，社会状況の変化や災害時の健康管理に対応するため，過去 3 度の改正が行われてきた。

2019 年 11 月に中国，武漢市で発生した新型コロナウイルス感染症のわが国での感染拡大への対応では保健所が重要な役割を担ってきたが，感染拡大地域では必ずしも十分な体制が確保できず，緊急事態に即時に対応できる体制整備の重要性などが認識された。これを踏まえ，2022（令和 4）年 2 月には，①広域的な感染症のまん延に備えた体制構築，②地域における健康危機管理の拠点としての機能強化，③専門技術職員の確保や研修事項の追加，④国立試験研究機関，地方衛生研究所等における調査研究，の 4 点を内容とする基本指針の改正が行われた。

さらに，2022（令和 4）年の感染症法等の改正を踏まえ，2023（令和 5）年 3 月に基本指針の改正が行われた。この改正による主な追加事項の概要は以下のとおりである。

①健康危機に備えた計画的な体制整備の推進：保健所を設置する地方公共団体は，健康危機管理の対応について定めた手引書を作成するとともに，保健所や地方衛生研究所等は，平時のうちから感染症のまん延等に備えた準備を計画的に進めるため，健康危機対処計画を策定すること。

②感染症のまん延への備え：感染症のまん延に備えるための基本的な考え方を整理し，国，広域自治体としての都道府県，保健所設置自治体の役割を明確化すること。

③保健所の健康危機管理体制の強化：保健所は平時から健康危機に備えた準備を計画的に推進すること。また保健所に保健所長を補佐する統括保健師等の総合的なマネジメントを担う保健師を配置すること。

④地方衛生研究所等の健康危機管理体制の強化：地域保健法の改正により，保健所業務の支援（災害時健康危機管理支援チーム［disaster health emergency assistant team：DHEAT]）や，専門的な調査研究や試験検査のための体制（地方衛生研究所等）の整備が規定されたことから，健康危機管理においても科学的・技術的に中核となる地方衛生研究所等の体制整備や役割を明確化すること。

⑤健康危機に備えた人材の確保と資質の向上：国は災害時健康危機管理支援チーム（DHEAT）の調整支援や研修を推進し，都道府県や保健所設置自治体は DHEAT の応援派遣やその受入れについて必要な体制の整備等を行う

こと。

ⓑ 健康増進法

健康日本 21 を推進するとともに，健康づくりや疾病予防に重点をおいた施策を講じていくために，法的基盤整備が必要であるとの認識が高まった。そこで，栄養改善も含めた国民の健康増進を図り，国民保健の向上を目的とした健康増進法が，2002（平成 14）年 8 月に制定，翌年 5 月から施行されている。

健康増進法は，以前の栄養改善法の内容も引き継ぎながら，生活習慣病を防ぐための栄養改善という視点だけでなく，運動や飲酒，喫煙などの生活習慣の改善を通じた健康増進の概念を取り入れている。

その内容としては，

①国民の健康増進の総合的な推進を図るための基本的な方針を定めること

②健康診査の実施等に関する指針を定めること

③国民健康・栄養調査の実施に関すること

④保健指導等の実施に関すること

⑤受動喫煙の防止に関すること

などとなっている。

③ 衛生行政の組織と活動

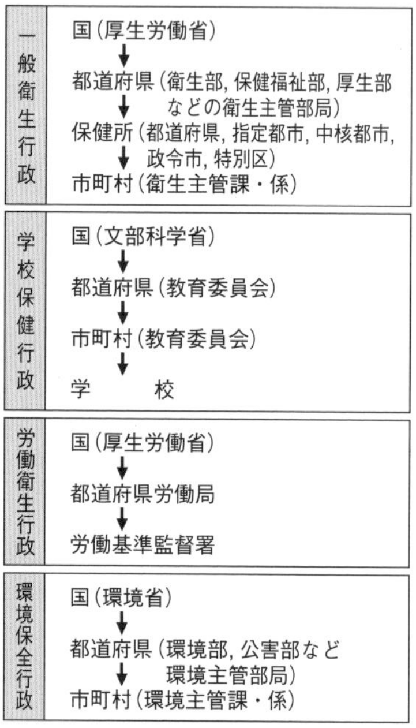

衛生行政は憲法第 25 条の規定に基づき，国民の健康の保持増進を図るため，国や地方公共団体が行う公の活動である。その活動は一般衛生行政，学校保健行政，労働衛生行政，環境保全行政の 4 分野に大別される（図 3-1）。しかし，これらは便宜的な分類であり，日常生活においては家庭・学校・職場・地域およびそれらを含む環境はそれぞれ密接に関連しており，これら 4 つの行政分野もその活動は常に連携して行わなければならない。

ⓐ 一般衛生行政

家庭や地域社会の生活を対象とする衛生行政で，その体系は基本的には

図 3-1　衛生行政の体系

> 国（厚生労働省）→　都道府県（衛生部，保健福祉部，厚生部などの衛生主管部局）→　保健所　→　市町村（衛生主管課・係）

である。保健所は，地域保健法により都道府県，東京23特別区，指定都市，中核都市，その他政令で定める市または特別区が設置することになっている。

▶▶　1　国（厚生労働省）

　厚生労働省は，衛生行政の中心機関である。本省と，外局である中央労働委員会からなり，付属機関および地方支部局が付置されている。

　厚生労働本省の内部部局のうち，医政局，健康局，医薬・生活衛生局，社会・援護局，老健局が衛生行政と関係が深い。以下に各部局の内容を示す（図3-2）。

○医政局：医療施設や医療従事者の体系的な整備，保健医療政策の企画立案

○健康局：健康に関する疾病対策，生活衛生に関する整備，健康政策の企画立案

○医薬・生活衛生局：医薬品，麻薬，血液事業・食品保健に関する事項

○社会・援護局：地域福祉・障害者福祉に関する事項

○老健局：介護保険・老人保健に関する事項

　このほかに雇用環境・均等局，子ども家庭局（母子保健・福祉），年金局，保険局などがある。

　施設等機関としては，国立感染症研究所，国立保健医療科学院，国立医薬品食品衛生研究所などの研究・教育機関があり，そのほかに国立病

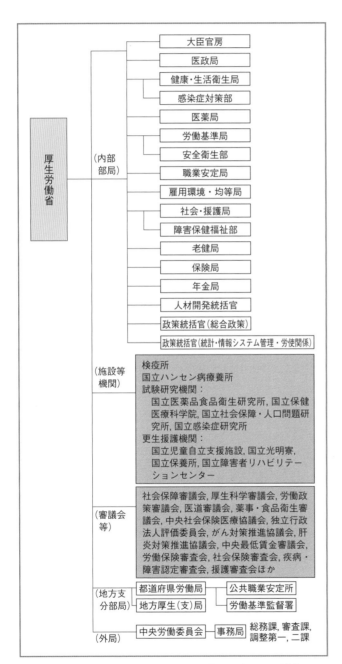

図3-2　厚生労働省の組織体系（令和5年9月現在）

院・国立診療所，検疫所，地方厚生局，都道府県労働局，公共職業安定所，労働基準監督署などがある。

▶▶ 2 都道府県・政令都市・特別区の衛生行政活動

都道府県の衛生行政組織の部名はまちまちであるが，衛生部，環境保健部，厚生部などの名称が用いられている。政令都市および特別区においても府県の衛生部に準じて一般衛生行政が行われている。さらに，都道府県における衛生行政関連機関としては，保健所のほかに試験研究機関の中核としての衛生研究所，精神保健・福祉センターなどが設置されている。

▶▶ 3 保健所

保健所は疾病の予防，健康増進，環境衛生など公衆衛生・衛生行政活動の中心的機関である。しかし，近年の急激な高齢化，出生率の低下，疾病構造の変化など保健・医療・福祉をとりまく環境は大きく変化し，地域住民のニーズも多様化してきた。

これらに対応するために地域に即した新しい機能を備えた保健所の検討が進められ，保健所法は1994（平成6）年に「地域保健法」と名称を変え，同年に公布された「地域保健対策強化のための関係法律の整備に関する法律」および「地域保健対策の推進に関する基本的な指針」により，地域保健対策は大きく見直された。

保健所は2023（令和5）年4月1日現在，集約化が進み，都道府県立352カ所，政令市（87市）立93カ所および東京都23特別区立23カ所に設置され，全国で468カ所となっている（表3-1）。

地域保健法および各関係法規により，保健所の業務は以下の事項について指導およびこれに必要な事業を行うこととされている。

①地域保健に関する思想の普及および向上に関する事項

②人口動態統計その他，地域保健にかかわる統計に関する事項

③栄養の改善および食品衛生に関する事項

④住宅，水道，下水道，廃棄物の処理，清掃その他の環境の衛生に関する事項

⑤医事および薬事に関する事項

⑥保健師に関する事項

⑦公共医療事業の向上および増進に関する事項

⑧母性および乳幼児ならびに老人の保健に関する事項

⑨歯科保健に関する事項

⑩精神保健に関する事項

表3-1　都道府県別二次医療圏・保健所・市町村保健センター数

	二次医療圏	保健所	市町村保健センター		二次医療圏	保健所	市町村保健センター
総　数	335	468	2,419	三　重	4	9	48
				滋　賀	7	7	29
北海道	21	30	158				
青　森	6	8	30	京　都	6	8	53
岩　手	9	10	51	大　阪	8	18	77
宮　城	4	6	70	兵　庫	8	17	64
秋　田	8	9	30	奈　良	5	4	41
				和歌山	7	8	38
山　形	4	5	30				
福　島	6	9	69	鳥　取	3	3	25
茨　城	9	10	65	島　根	7	8	33
栃　木	6	6	38	岡　山	5	7	64
群　馬	10	12	52	広　島	7	7	54
				山　口	8	9	44
埼　玉	10	17	84				
千　葉	9	16	69	徳　島	3	6	15
東　京	13	31	109	香　川	3	5	33
神奈川	9	10	32	愛　媛	6	7	47
新　潟	7	13	83	高　知	4	6	36
				福　岡	13	18	53
富　山	4	5	23				
石　川	4	5	21	佐　賀	5	5	34
福　井	4	7	23	長　崎	8	10	36
山　梨	4	5	31	熊　本	10	11	53
長　野	10	12	104	大　分	6	7	38
				宮　崎	7	9	31
岐　阜	5	8	83				
静　岡	8	9	57	鹿児島	9	14	68
愛　知	11	16	69	沖　縄	5	6	24

資料　二次医療圏数は厚生労働省医政局地域医療計画課，保健所数・市町村保健センター数は厚生労働省健康・生活衛生局地域保健室調べ
※二次医療圏数は，令和3年10月1日現在
※保健所数は，令和5年4月1日現在
※市町村保健センター数は，令和5年4月1日現在
※政令市と特別区の保健所は，当該都道府県に加えた。
厚生労働統計協会編：国民衛生の動向，2023/2024

⑪治療方法が確立していない疾病，その他特殊な疾病により長期に療養を必要とする者の保健に関する事項

⑫エイズ，結核，性病，伝染病その他の疾病の予防に関する事項

⑬衛生上の試験および検査に関する事項

⑭その他，地域住民の健康の保持および増進に関する事項

さらに必要に応じ，次の事業を行うことができるとされている。

　　①地域保健に関する情報を収集し，整理し，活用する。

　　②地域保健に関する調査および研究を行う。

　　③歯科疾患その他，厚生労働大臣の指定する疾病の治療を行う。

　　④試験および検査を行い，医師等に試験および検査に関する施設を利用させる。

　　⑤市町村相互間の連絡調整を行い，市町村の求めに応じ，技術的助言等の援
　　　助を行う。

具体的な事業等は，以下のとおりである。

○対人保健分野（保健所が直接提供するものと市町村などに対する技術的援助
　に係るものを含む）

　母子保健対策，健康保持増進対策（健康相談・保健指導・健康教育など），感
染症対策，結核対策，エイズ（HIV）対策，性行為感染症（STI）対策，難病対
策，精神保健福祉対策，高齢者保健対策，障害者対策など。

○対物保健分野

　食品衛生に係る営業許可および監視・指導，生活衛生に係る営業許可および
監視・指導，医療廃棄物（感染性）の処理に係る許可など。

○医療監視・指導分野

　医療機関（主に診療所），歯科技工所，施術所，衛生試験所などへの監視・指
導など。ただし，病院，医療法人に関する医療監視・指導事務の主体は都道府県
知事である。

○調査研究分野

　地域（管内）の健康，環境，安全に関する疫学調査（感染症のサーベイランス
など），健康状況把握〜分析（住民の健康意識や行動など），疾病動向などの追跡
調査（人口動態，健康診査，がん検診結果等の傾向分析など）など。

○企画調整等の分野

　医師会，歯科医師会，薬剤師会，保健医療福祉機関，住民組織，その他団体と
の連絡・調整業務，地域保健医療計画等の策定〜推進〜評価〜見直し，献血の推
進，災害時の拠点づくりなど。

○その他，近年の社会環境の変化により求められている機能

　(1) 感染症リスク管理対策（健康危機管理対策の一環として）

　新型コロナウイルス感染症，新型（A/H5Nl など）インフルエンザ，SARS（重
症急性呼吸器症候群），腸管出血性大腸菌（O-157 など），食中毒（サルモネラ，
腸炎ビブリオ，ノロウイルスなど）などへの対応。

　(2) 生涯を通じた健康づくりの推進

学校保健，産業保健（地域職域連携推進事業等）などとの連携協力を密にした活動の推進。

(3) 児童虐待への対応

児童相談所（センター），福祉事務所，医療機関，民生・児童委員などとの連携を密にした活動。

(4) 介護保険制度との関わり（介護保険法）

2006（平成18）年4月の改正で制度に介護予防の考え方が取り入れられた。特に，保健所設置市の保健所，市町村保健センターの中には，介護予防事業を直営実施もしくは実施等に関与しているところもある。また，保健師の地区活動では保健医療福祉機関やケアマネージャーと連携協力を密にした取り組みが求められている。

(5) 標準的な健診・保健指導プログラムへの関わり（高齢者医療確保法）

2008（平成20）年4月より，高齢者の医療の確保に関する法律（高齢者医療確保法）が施行され，医療保険者（国民健康保険・被用者保険）は40～74歳の加入者を対象として，毎年度，計画的に内臓脂肪型肥満に着目した特定健康診査およびその結果に基づいた特定保健指導を実施することとなった。特に，国民健康保険を所管する保健所設置市の保健所，市町村保健センターの中には，高齢者医療確保法などに基づいた特定健康診査・特定保健指導を直営実施もしくは実施，評価などに関与しているところもある。

(6) 幅広い生活環境衛生への対応

レジオネラ，クリプトスポリジウムなどの水質を汚染する病原微生物，シックハウス症候群(シックビルディング症候群)，化学物質過敏症，ハウスダスト，石綿（アスベスト）などに関する知識の普及・啓発，相談，生活衛生対策。

(7) 食品衛生対策の強化

食品安全基本法の制定に基づいた食品衛生対策の強化。

(8) 廃棄物対策

医療廃棄物（感染性）の不法投棄問題への対応。

(9) 教育研修機能

保健所は，地域の健康づくり活動に携わっている者の育成・支援などを行っている。また，保健医療福祉学生（医師，看護職，栄養士，歯科衛生士など）の公衆衛生学の実習機関としても機能している。

さらに，2002（平成14）年の医師法改正による新医師臨床研修制度において，2004（平成16）年4月より卒後24カ月（2年間）の臨床研修プログラムが必修

となった。地域保健・医療の科目（必須）では，保健所，保健センター，福祉事務所などの研修協力施設から研修施設を選択し，保健衛生行政や福祉行政などの役割を理解，実践することを求めていた（研修期間は合計 1 カ月以上）。2009（平成 21）年度より研修プログラムが改正され，保健所などでの実習は臨床研修指定病院の希望を受けて実施できる選択制となった。

▶▶　**4　市町村の活動**

市町村の衛生行政組織は人口 100 万以上の大都市には衛生局と清掃局があり，人口 10 万以上の中都市には衛生部局がある。人口 10 万未満の市または町の場合には衛生課があり，衛生と清掃を担当しているものが多い。村の場合には衛生係あるいは住民係が衛生業務を担当している例が多い。

従来，市町村の業務は事務的事項が主であったが，地域保健法は都道府県と市町村の役割を見直し，生活者の立場を重視した地域保健の新たな体系を構築しようとするものである。

そのようななかで市町村レベルでの対人保健サービスを充実させるために，市町村保健センターが地域住民に密着した健康相談・健康教育・健康診断などの対人保健サービスを行う「総合拠点」として，生涯を通じた健康づくりや福祉と一体となった住民に身近で利用頻度の高いサービスを行う役割を期待されている。地域保健法により市町村保健センターは国庫補助規定も含めて法定化され整備の推進をしている。2023（令和 5）年 4 月現在，全国で 2,419 カ所設置されている。

▶▶　**5　地方衛生研究所**

地方衛生研究所は，地域保健対策を効果的に推進し，公衆衛生の向上と増進を図るため，都道府県，指定都市などにおける科学的かつ技術的中核として位置づけられており，全国に 85 カ所設置されている。

地域保健法に基づき，1994（平成 6）年に策定された基本指針では，地方衛生研究所は，地域における科学的かつ技術的に中核となる機関として明確に位置づけられるとともに，その専門性を利用した地域保健に関する総合的な調査研究や，地域保健関係者に対する研修を実施することが示されている。1997（平成 9）年には，地域保健法の基本指針の趣旨などを踏まえ，設置要綱が改正された。この設置要綱によると地方衛生研究所の業務は，①調査研究，②試験検査，③研修指導，④公衆衛生情報などの収集・解析・提供の 4 つとされている。

また，2022（令和 4）年の感染症等の一部改正により，地域保健法第 26 条において，保健所を設置する地方自治体が専門的な知識・技術を必要とする調査・

研究, 試験・検査を行うための必要な体制（地方衛生研究所等）を整備すること
が法定化された。

 6 保健師の活動

○都道府県保健所保健師

　地域保健の広域的, 専門的・技術的拠点としての機能の強化が求められてい
る都道府県保健所の保健師は, それらの機能の一翼を担うことが期待されてい
る。その具体的な保健師活動は, 以下のとおりである。

　①保健所内の他職種と協働し, また管内市町村や関連機関などの協力を得て,
　　広域的な健康課題を肥握し, その解決に取り組む。

　②精神保健福祉対策, 難病対策, 結核・感染症対策, エイズ（HIV）対策, 児
　　童虐待予防対策などにおいて専門的な保健サービスを提供する。

　③健康危機管理への迅速かつ的確な対応が可能になるような体制づくりを行
　　う。

　④新たな健康課題に対して, 先駆的な保健活動を実施し, その事業化と普及
　　を図る。

　⑤生活衛生, 食品衛生対策について, 関連する健康問題の解決を図る。

　⑥地域の健康情報の収集・分析・提供を行うとともに調査研究を実施し, 各種
　　保健計画の策定に参画し, 広域的に関係機関との調整を図りながら, 保健,
　　医療, 福祉の包括的なシステムの構築を図る。

　⑦市町村の求めに応じて, 広域的, 専門的な立場から, 技術的な助言と支援,
　　ならびに連絡調整に努める。

　⑧管内市町村の新任保健師研修計画の作成や, 大災害時緊急対応マニュアル
　　の作成などに参画する。

○市町村保健師

　市町村（保健所設置市, 特別区を除く）は, 地域住民の健康の保持と増進を目
的とする基礎的な役割を果たす地方公共団体と位置づけられ, 住民に身近な健
康問題に取り組むこととされており, 市町村の保健師は, それらの機能の一翼
を担うことが期待されている。具体的な保健師活動は次のとおりである。

　①健康増進, 老人保健, 介護予防, 母子保健, 児童虐待予防, 精神保健福祉,
　　障害者福祉などの各分野に係る保健サービスを, 関係者と協働して企画・
　　立案し, 実施するとともに, その評価を行う。

　②住民の参画や関係機関などとの連携の下に, 地域特性を反映した各種保健
　　計画を策定し, 当該計画に基づいた保健事業を実施する。

③各種保健計画の策定にとどまらず，介護保険事業計画，障害者プラン，まちづくり計画などの策定に参画し，施策に結びつく活動を行う。

④保健，医療，福祉などとの連携，調整を図り，地域ケアシステムの構築を図る。

⑤特定健診・特定保健指導の実施に関わる。

ⓑ 学校保健行政

学校保健行政は，学齢期にある者に生涯を通じて心身ともに健康で充実した生活を営む能力を身につけさせるため，国や地方公共団体が学校生活において行う公の活動であり，学校保健，学校安全，学校体育，学校給食から構成されている（詳細は第6章「学校保健」を参照）。

> 国（文部科学省）→ 都道府県（教育委員会）→ 市（特別区）町村（教育委員会）→ 学校

という体系で行われている。

ⓒ 労働衛生行政

わが国の労働衛生行政は，基本法である労働基準法が労働条件の最低基準を定めた監督的なものであるため，他の行政分野とは体系が異なる。

> 国（厚生労働省）→ 都道府県労働局（厚生労働省の地方支分部局）→ 労働基準監督署（厚生労働省の地方支分部局）

となっており，中央・地方を通して国の直轄機関により一元的に行われている（詳細は第15章「産業保健」を参照）。

ⓓ 環境保全行政

環境保全行政は公害問題など環境保全に関する行政を総合的に推進し，国民の健康の保護と自然環境の保全を目的としている。1971（昭和46）年，環境庁が設置され，環境保全行政は一般衛生行政から独立して一つの分野として行われるようになった。2001（平成13）年，環境庁は環境省に昇格した。

環境省は環境問題全般について基本的な政策の企画・立案・推進を行い，各省の環境保全に関する事務の総合調整を行うとともに，関係省庁が行っていた公害関連公共事業の一部を所轄することとなった。環境保全行政の機構は

国（環境省）→ 都道府県（公害部・環境部・環境主管部局などの担当部局）→
保健所 → 市町村（環境主管課・係）

という体系である（詳細は第 12 章「環境保健」を参照）。

❹ 地域保健

ⓐ 地域保健の概念

　「地域」の考え方については，さまざまな見解があるが，簡単にいえば「国家レベル」でないことである。すなわち，保健の観点から地域を考えると，国家政策あるいは政府の強力な指示に基づく保健活動ではなく，①地域住民の主体的参加，②地域における予防と治療の連携，③地域特性の重視の諸原則を踏まえた地域保健活動の発展が求められている。また地域保健の対象は，図 3-3 に示すように，全地域住民のすべてのライフステージに及ぶ。

　地域保健活動の観点から考えると，地域は日常の生活圏で，地域保健活動は日常生活と密接な関係が求められる。また，自治体としての保健活動であり，市町村の役割が期待されている。しかし，市町村の能力には違いがあり，人口 2,000 人程度の村と人口 20 万人の市では，同じ観点でその保健活動を評価することは困難である。そこで，人口規模の小さな町村は地域保健活動を実施するうえで，都道府県が設置する保健所との連携が必要になる。また，厚生労働省の所管する「地域保健法」では，住民に身近で利用頻度の高い保健・福祉は，最も基礎的な自治体である市町村が地域の特性を十分に発揮しつつ一元的に実施することが望ましいとしている。

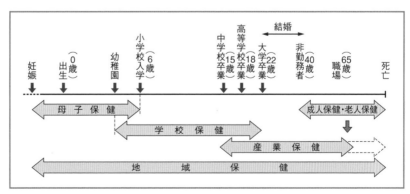

図 3-3　地域保健の対象
野尻雅美編：保健学—疫学保健統計，真興交易医書出版部，2011 を一部改変

ⓑ 地域保健の組織

　　地域保健の組織は，保健所，市町村保健センター，住民のボランティア組織などである。保健所は地域保健に関する広域的，専門的，技術的拠点であり，市町村保健センターは住民に密着した身近な対人サービスを実施している。住民に身近で総合的な対人保健サービスを提供していくには，以下の点が重要である。

　①地域医師会や公的病院などとの十分な連携や協力を図ること，保健所からの専門的な援助および協力を求めること。

　②市町村は地域保健に関する計画を策定するうえで，市町村保健センターなどにおいて住民のニーズに応じた計画的な事業の実施を図ること。

　③保健・福祉・医療の連携を図る観点から，保健師とホームヘルパーなどと共通の活動拠点としての運営を行うことにより，保健と福祉の総合的な機能を備えること。

　　また，住民のボランティア組織には，行政と結びつきが強い食生活改善推進員，健康づくり推進員や母子保健推進員らの組織と患者の家族会などがある。公衆衛生活動を効果的に行うには，保健所などによる公的施策，専門医師などの助言と受け手である住民の活動が相まってなされることが必要である。

ⓒ 地域保健活動と各組織の連携

　　かつて地域における保健サービスは，保健所が中心となり行ってきた。しかし現在は，生活者の立場を重視し，保健・医療・福祉が連携し一体となったサービスを提供するためには，自治体，保健所，福祉事務所が，地域医師会や中核病院などの医療関係者，住民のボランティアなどの協力を得ながら各種の健康づくり活動を実施しなければならないと考えられている。

　　地域保健活動は，以前からの地方分権主義により，地方自治体が自ら処理できるような行政事務についてはできるだけその権限を地方自治体に委譲し，国は総合的な企画・調整を主とした総括的事務を行うだけで，大部分は地方自治体で処理してきた。

　　地方分権の精神に沿って1994（平成6）年，従来の保健所法や地域保健関連の法律の整備を行う改正が行われた。この改正の目的は，

　①人口の高齢化と出生率の低下，疾病構造の変化，地域住民のニーズの多様化に対応し，サービスの受け手である生活者の立場を重視した地域保健の体系を構築すること。

表3-2　医療圏の分類

医療圏	区　域	医療内容
一次医療圏		プライマリケア 通常の外来診断・治療
二次医療圏	広域市町村	一般の医療需要（入院医療） 特殊外来医療
三次医療圏	都道府県 （北海道6カ所, 長野県4カ所）	特殊な医療需要, 先進的・高度専門的医療, 特殊医療機器の配備

②都道府県と市町村の役割を見直し，住民に身近で密度の高い母子保健サービスなどについて主たる実施主体を市町村に変更すること（すでに市町村が実施主体となっている）。

の2点で，老人保健サービスと一体となった生涯を通じた健康づくりの体制を整備するとともに，地方分権を推進するというものであった。

地域保健医療計画

▶▶ 1　医療圏と医療計画

2000（平成12）年に医療法が改正され，各都道府県が医療計画を作成し，二次および三次医療圏を設定するとともに医療圏ごとの必要病床数を定めることになった。医療圏とは表3-2に示すように，医療計画の単位となる区域である。

一次医療圏の明確な定義はないが，地域住民に密着したプライマリケア，通常の外来診断・治療ができる医療圏である。

二次医療圏は，日常的に必要とする診療機能がほぼ備えられている地域とされている。具体的にそれを決めるには自然的条件および社会的条件（日常生活の充足，交通事情など）を考慮して，一定の地域で病院での入院治療を提供する体制が確保されている圏域を単位として決定することとされている。全国では，2021（令和3）年10月現在335となっており（表3-1），1都道府県当たりの平均値は約7.1，平均人口は約38万人である。

三次医療圏は，原則として都道府県を単位として設定されることになっている（ただし，北海道は6カ所，長野県は4カ所）。

▶▶ 2　医療計画の内容

①基準病床数の設定：医療計画では，地理的条件や交通事情などを考慮して定められる二次医療圏単位で一般病床の基準病床数を定めている。この病床数は6年ごとに見直されるが，結核病床と精神病床は二次医療圏単位で

はなく，各都道府県単位で算定される．平均的には，人口で10万～20万人の間，面積では500～1,000 km^{2}で設定されている．また病床過剰圏では新規に病院を開設することや病床の増設を図ることは制限され，都道府県知事は勧告により，病院開設の中止，増床数の削減などを行える．

②圏域設定（二次医療圏と三次医療圏を定める）

③病院の機能を考慮した整備目標（高額医療機器の共同利用など）

④へき地医療および救急医療の確保

⑤病院・診療所・薬局等の機能および業務の連携推進

⑥医療従事者の確保

⑦その他，医療を提供する体制の確保に関し必要な事項

医療計画の内容は，少なくとも6年ごとに再検討を加えることになっている．

● 文献 ●

1) 厚生労働統計協会編：国民衛生の動向，2023/2024
2) 厚生労働省編：令和5年版 厚生労働白書 https://www.mhlw.go.jp/stf/wp/hakusyo/kousei/22/index.html（最終アクセス日：2023年12月23日）
3) 厚生労働省：令和4年版厚生労働白書 https://www.mhlw.go.jp/stf/wp/hakusyo/kousei/21/index.html（最終アクセス日：2023年12月23日）
4) 厚生労働省：令和3年版厚生労働白書 https://www.mhlw.go.jp/stf/wp/hakusyo/kousei/20/index.html（最終アクセス日：2023年12月23日）

演習課題

以下の文において（　　　）内に適当な語句または数字を入れよ．

1. 保健所の業務は（　　　）法に定められている．

2. 全国に設置されている保健所数は令和5年4月現在で（　　　）である．

3. 全国に設置されている市町村保健センターの数は令和5年4月現在で（　　　）である．

4. 二次医療圏と三次医療圏を比較すると（　　　）医療圏のほうが圏域面積が大きい．

5. 医療計画は（　　　）が作成することが，（　　　）法によって定められている．

6. 医療計画では（　）次医療圏と（　）次医療圏を設定する．

7. 医療計画の内容は，少なくとも（　）年ごとに再検討される．

8. 市町村保健センターは（　　　）を中心に活動がなされている．

9. 医療計画では（　　　）病床数が設定される．

10. 未熟児の訪問指導は（　　　）によって実施される．

第4章

疫　学

❶ 疫学とは

　疫学は，医学の一つの分野であり，ヒトという個体を単位として数え，さまざまな分析を行う学問である。その定義は「人間集団の健康増進と疾病対策に寄与することを目的として，人間集団における健康事象を，個体を単位として定量分析する学問」とされている。

　疫学の起源は，ギリシャのヒポクラテスにさかのぼる。彼は病気を，患者の体内における異常から判断しようとした臨床医学とは別に，むしろ患者の住んでいる地域社会や環境のなかにこそ多くの原因が潜在すると考えた。そこで生活環境における患者多発の現象を流行（epidemic）と呼び，流行のもつ規則性や，原因を探る方法を Epidemiology（疫学）と名づけた。epi とは「…について（on or upon）」，demi は democracy や demonstration と同じ語源の demos で「人口や集団」を意味する。したがって Epidemiology とは，あくまでも地域社会や集団を対象として病気を考える学問ということになる。疫学の学問的発達は 20 世紀になってからであるが，最近主流である根拠に基づく医学（evidence based medicine；EBM）は，疫学的な手法によって得られた知見を総合して，その時点で対象者にとって最良の検査や治療などの医療行為を選択実施しようという考え方である。

　疫学と臨床医学あるいは基礎医学の違いは，臨床医学は個人を対象として，その治療を目的としているのに対し，疫学は患者がある特定集団においてその疾病が発生したものと見なし，その集団を分母として明確に定義したうえで，個々の患者あるいは疾病を分子として，率として評価するものである。また，基礎医学は組織・細胞レベルの健康現象の解明を目的としている（図 4-1）。

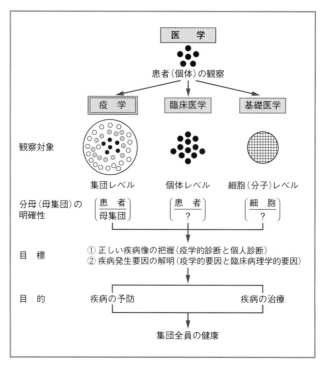

図 4-1　疫学における観察方法の特徴（臨床医学，基礎医学との比較）
重松逸造編著：疫学 臨床家のための方法論，講談社サイエンティフィック，1978

疫学事始～ジョン・スノウの発見～

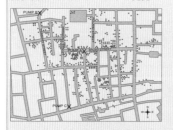

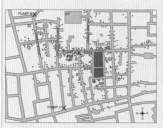

　1854 年夏，ロンドン全域でコレラが大流行した。当時のロンドンでは，水はほとんどが公共井戸からのものを使用しており，「コレラの発生には水がかかわっているのではないか？」という噂があった。そこでジョン・スノウは，ロンドンのゴールデンスクエア地区に注目，スポットマップを描いた。

　スポットマップからスノウが気づいたこと
・Pump B・C よりも，Pump A の周辺（Broad Street）に患者が多い。Pump A からの水が感染源？

　しかし，コレラ多発地域のまっただ中に患者のいないエリア（黒い２ブロック）がある。スノウはこの２ブロックについてさらに調査したところ，ここにはビール工場があり，工場内に深井戸が掘られていてこのエリアに住む者は使い放題であることがわかった。また，ビール工場からは毎日，ビールが支給されており，このブロックの住民は Pump A の水をまったく使っていない。

　そしてスノウは，ゴールデンスクエア地区で流行しているコレラは，Pump A の水を感染源としてまん延していると結論づけ，Pump A の使用を差し止めることとした。これ以降，徐々に患者が減っていったことで，スノウの推論の正しさが証明された。

❷ 疫学の三大要因（疾病発生の 3 要因）

疫学とは疾病の成立，原因を明確にする学問であり，人口集団に起こる事象（主として疾病）の因果関係について検討する学問である。疾病やその他の分布を人間の特徴（性，年齢，職業など）や場所（地理的）や時間（時間，年）などによって分け，どのような要因が関与してそのような結果をもたらしたかを論理的に考える。

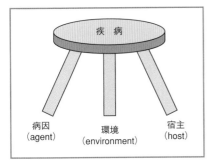

図 4-2　疫学の 3 要因

疾病の発生要因には，宿主（個体，host），病因（agent），環境（environment）の 3 要因がある。この 3 要因の関連の成立により，疾病の発生が起こると考えられる。図 4-2 は疾病を椅子にたとえ，疾病が成立するためには，病因・環境・宿主の 3 要因が関連することを 3 本の脚で表わした。病因をなくす（脚を折る）や環境を改善する（脚を長くする）ことにより，疾病は成立せず（椅子が立たない）予防できる。また宿主の健康状態を促進（脚を長くする）することによっても，疾病は成立しない（椅子が倒れる）。すなわち，これらの 3 要因を詳細に検討し，対策を立てることが重要である。

宿主要因としては，性，年齢，人種，職業，生活習慣（喫煙や飲酒，運動など），栄養状態，疾病の罹患の有無（慢性疾患など），免疫状態，遺伝などが挙げられる。

病因は，生物学的要因（細菌，ウイルス，リケッチア，カビなど），化学的要因（各種の化学物質，薬剤など），物理学的要因（電離放射線，騒音，振動など），精神的ストレス要因などに分類される。

環境要因は，気象・気候・地域環境・居住環境・人口密度・社会経済的状況などが挙げられる。

❸ 疾病発生の多要因説

疫学の歴史においては 20 世紀なかばより，疫学の対象は感染症から非感染症の疫学へと対象が移行した。したがって，従来の一元論（単要因説）から多元論（多要因説）へと考え方が進行してきた。すなわち要因は 1 つだけでなく，多数の要因が複雑に絡み合って健康障害を引き起こすという考え方である。この考え方は現代の生活習慣病の予防にも応用されている。

④ 疫学調査の対象の選定

　　疫学調査で最初に行うべきことは「ある集団に発生する異常者（ときには健常者）を調査し，その頻度（率）を明らかにすること」である。正しい頻度を求めるためには，危険曝露人口（分母）と異常者数（分子）を正確に把握することが重要である。

ⓐ 全数調査と標本調査

▶▶ 1　全数（悉皆：しっかい）調査

　　対象集団の全員を調べる方法であるが，大集団に対しては不可能なことが多い。すなわち，時間・労力・費用が莫大となる。全数調査の例として国が行う国勢調査，人口動態調査，医療施設調査などがある。

▶▶ 2　標本調査

　　全数調査の欠点を除き，対象集団（母集団）から一定の手順で標本を選択する。選択された標本に基づいて調査した結果から母集団の特性を推計する方法である。

　　この方法は少ない費用と少ない手間で効率的に標本集団について調査研究し，結論を引き出す方法であるが，標本が母集団を代表することが不可欠である（図4-3）。

ⓑ 標本選択と偏り（バイアス）

▶▶ 1　無作為抽出法

　　標本は母集団の特性を正しく代表しなければならない。すなわち無作為抽出は研究や調査において，主観をまったく入れない無作為な標本を選ぶことである。

　　そのためには次の抽出法が用いられる。

①割当抽出法：たとえば，ある県内の中学女子の風疹抗体価を調査するために，300人を県内の60の中学校から各5人ずつ抽出するように，母集団をいくつかのグループに分け，それぞれのグループから標本を選ぶ方法である。世論調査や視聴率調査において，事務系労働者，現業労働者，管理的労働者，主婦，学生からそれぞれ何人かずつ選んで質問する場合などが，割当抽出の代表的なものである。

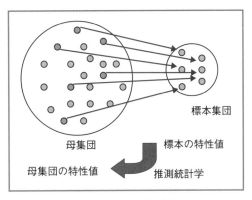

図4-3　母集団と標本集団

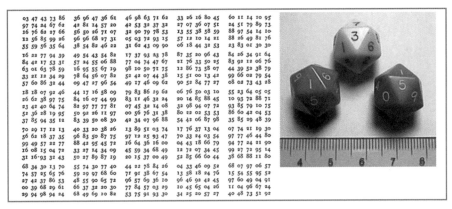

図4-4　乱数表と乱数サイ

②無作為抽出法：単純無作為抽出法ともいう。母集団に番号をつけたリスト
　を作成し，乱数サイコロの目や乱数表（図4-4）によって，該当する番号の
　個体を抽出する方法である。

③系統抽出法：母集団のリストを作成し，サイコロの目もしくは乱数表に
　よって出発点を定め，そこから一定間隔で標本を抽出する方法である。

④層化抽出法：割当抽出法と同様に母集団をいくつかの層に分け，各層から
　一定の割合で標本を抽出する。各層からの標本抽出は無作為もしくは系統
　的に行う。層に分けるために，母集団内の各個体がどの層に属するかをわ
　かっている必要がある（図4-5）。

⑤多段抽出法：A県とB県において，各県内から300人抽出する場合に，市
　町村をいくつか抽出し，抽出された市町村から世帯を抽出し，さらに各世
　帯から個人を抽出するというように，多段階に抽出する方法である。各段

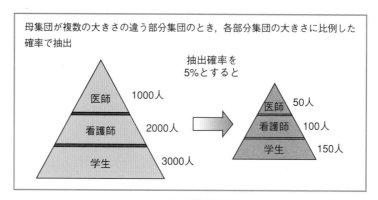

図4-5　層化抽出法

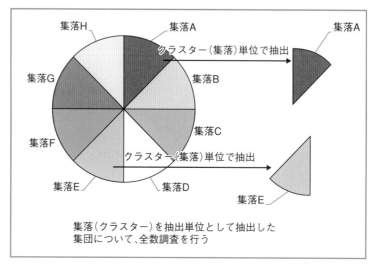

図4-6　集落（クラスター）抽出法

階の抽出は単純無作為，系統，層別のいずれかの方法による。段階は2つ以上のいくつでもよい。

⑥集落抽出法：多段抽出法の一種であるが，多段抽出法の例で抽出された世帯については全員を標本とするように，個体の1つ前の段階で選ばれた単位については全員を標本とする方法である（図4-6）。

⑦多相抽出法：層化抽出法を何回か繰り返す方法である。

⑧経時抽出法：一定期間をおいて継続的に無作為抽出を行う方法である。

2　有為抽出法

調査対象者（標本）を抽出する際に，ある目的のために意図的に選ぶ方法のことである。たとえばサラリーマンを対象としたアンケートにおいては，世代での絞り込み，職務や役職の選択などがある。有為抽出法は実施が容易である反

面，標本抽出の主観性を排除できないため，誤差の影響を統計的に推定することが困難である。

①紹介法：友人，知人，会社の同僚など調査に協力してくれそうな人々を標本とする方法。

②応募法：募集に応じたモニターなど自発的に応募してきた人を標本とする。自発的に応募してきた人はその調査（または商品）に興味を持っており，質の高いデータが得られる可能性も高い。

③典型法：母集団を代表する典型的な人を選び標本とする方法。

④インターセプト法：街路，ショッピングセンターなどで調査協力を依頼する方法。依頼者の技量により協力率も異なる。

⑤出口調査：インターセプト法に近いが，選挙当日に投票所から投票を終えて出てきた有権者に，どの政党・候補者に投票したのかを尋ねる方法。

⑥割り当て法：以前行われた調査で割り当てられた構成と同じになるように随意に選択する方法。例として，国勢調査等の事前情報を利用して母集団の構成比率に等しくなるように標本を集める方法。標本を母集団に似せることはできるが，調査の精度を統計的に評価することができないという限界がある。

⑦デルファイ法：デルファイ法ではまず，予測したいテーマについて詳しい専門家や有識者を選んで意見を求める。得られた回答は統計的に集約して取りまとめられ，これを添えて同じ質問を各専門家に対して行い，意見の再検討を求める。この質問とフィードバック，意見の再考という過程を数回繰り返すとグループの意見が一定の範囲に収束してくる。この意見集約によって確率の高い予測を得ようという方法である。

▶▶ **3 標準化**

集団間の比較を行う場合，比較する因子以外の因子で，結果に影響を及ぼすと考えられるものはできる限り同一にすることが望ましい。しかし，実際にこの条件を満たすことは困難な場合が多いので，変換を行って比較する場合が多い。この変換操作を標準化（standardization）と呼ぶ。一般的には，性・年齢について標準化しており，特に死亡率の場合は年齢について標準化を行い，年齢調整死亡としている。

①年齢調整死亡率（直接法）：この手法では，観察集団の年齢（階級）別の死亡率のデータが必要である。直接法は観察集団の人口規模が大きい場合に用いられる。人口が少ない場合は，死亡データのばらつきを小さくするた

めに，数年分の死亡統計を基に計算するか，後述のSMRが用いられる。わが国では1991（平成3）年4月から「年齢調整死亡率」の名称に変更した。また，基準人口を改訂した。現在用いられている基準人口は，2015（平成27）年国勢調査人口を基に，高齢化を反映した基準人口で1,000人単位の概数として作成された「平成27年モデル人口」が用いられている。

　死亡率の国際比較にあたっては，世界保健機関（WHO）による基準人口を参考にする。WHOの統計年報では，全世界基準人口とヨーロッパ基準人口の2種類の基準を定め，2種類の年齢調整死亡率を併記している。年齢調整死亡率（直接法）の実際については表4-1 1. を参照されたい。

②年齢調整死亡率（間接法）：間接法は観察集団における個々のカテゴリーごとの指標（年齢階級別死亡率）が不明であるときに用いられる方法である。年齢調整死亡率（間接法）の実際については表4-1 2. を参照されたい。

③標準化死亡比：間接法による年齢調整死亡率の指標として標準化死亡比（standardized mortality ratio；SMR）が広く使われている。この手法では，観察集団の総死亡数と年齢（階級）別の人口のデータを得られれば，年齢（階級）別の死亡率データが不明であっても年齢調整済みの指標を簡便に算出できるため，小集団，小地域の年齢訂正に用いられる。SMR計算の実際については表4-1 3. を参照されたい。

▶▶ 4　マッチング

　症例対照研究（後述）では，すでに決まっている症例群に対し，対照群を性・年齢などの分布が等しくなるようにマッチングして設定される。

①ペアマッチング法：各症例に性や年齢を対応させて対照を選ぶ方法。

②頻度マッチング法：症例群の性・年齢分布割合に合わせて対照群を設定する場合で，各症例にマッチさせるものではない。

表 4-1　年齢調整死亡率と標準化死亡比

1．年齢調整死亡率（直接法）

$$年齢調整死亡率 = \frac{\left\{\begin{bmatrix}観察集団の各年齢\\X歳（年齢階級）\\の死亡率\end{bmatrix} \times \begin{bmatrix}基準人口のその年\\齢X歳（年齢階級）\\の人口\end{bmatrix}\right\} の各年齢（年齢階級）の総和}{基準人口の総和} \times 1000$$

　＊年齢階級死亡率の場合は 1000 倍を用いる。また死亡別死亡率を計算する場合は 10,000 倍を用いる。
　＊基準人口は「平成 27 年のモデル人口」が用いられる。

〈年齢調整死亡率の計算例〉
　例として A 集団と B 集団の年齢調整死亡率を算出してみる。ただし基準人口は架空の値である

年齢階級	基準人口			観察集団 (A)				観察集団 (B)			
	(1) 人　口	(2) 死亡数	(3) 死亡率 (2)÷(1)	(4) 人　口	(5) 死亡数	(6) 死亡率 (5)÷(4)	(7) 期待死亡数 (1)×(6)	(8) 人　口	(9) 死亡数	(10) 死亡率 (9)÷(8)	(11) 期待死亡数 (1)×(10)
$X_0 \sim X_1$	3000	30	0.010	2000	16	0.008	24	1000	6	0.006	18
$X_1 \sim X_2$	2000	10	0.005	1500	3	0.002	4	1500	6	0.004	8
$X_2 \sim X_3$	2000	20	0.010	1000	6	0.006	12	1000	4	0.004	8
$X_3 \sim X_4$	1500	15	0.010	500	6	0.012	18	1400	14	0.010	15
$X_4 \sim X_5$	1500	30	0.020	800	8	0.010	15	2000	16	0.008	12
計	10000	105	0.0105	5800	39	0.0067	73	6900	46	0.0067	61

$$（粗）死亡率（A） = \frac{39}{5800} \times 1000 = 6.7（観察人口千対）$$

$$（粗）死亡率（B） = \frac{46}{6900} \times 1000 = 6.7（観察人口千対）$$

$$直接法による年齢調整死亡率（A） = \frac{73}{10000} \times 1000 = 7.3（基準人口［架空］千対）$$

$$直接法による年齢調整死亡率（B） = \frac{61}{10000} \times 1000 = 6.1（基準人口［架空］千対）$$

2．年齢調整死亡率（間接法）

$$年齢調整死亡率 = 基準集団の死亡率 \times \frac{観察集団の死亡数}{\{（観察集団のX歳人口）\times（基準集団のX歳死亡率）\} の総和} \times 1000$$

$$= 基準集団の死亡率 \times \frac{観察集団の死亡数}{期待死亡数} \times 1000$$

$$= 基準集団の死亡率 \times \frac{SMR}{100} \times 1000$$

＊基準人口は「昭和 60 年のモデル人口」が用いられる。

表 4-1　年齢調整死亡率と標準化死亡比（つづき）

3. 標準化死亡比（Standardized Mortality Ratio；SMR）

年齢構成の差異を基準の死亡率で調整した値（期待死亡数）に対する現実の死亡数の比。
主に小集団・小地域の比較に用いられる。

$$標準化死亡比 = \frac{観察集団の死亡数}{\{(基準人口集団の年齢階級別死亡率) \times (観察集団の年齢階級別人口)\}\ の総和} \times 100$$

＊観察集団の現実の死亡数は合計があれば，各年齢階級の死亡数を必要としない。

　例として A 集団と B 集団の間接法による年齢調整死亡率および SMR を算出してみる。ただし基準人口は架空の値である。

年齢階級	基準人口			観察集団（A）			観察集団（B）		
	(1) 人　口	(2) 死亡数	(3) 死亡率 (2)÷(1)	(4) 人　口	(5) 死亡数	(6) 期待死亡数 (3)×(4)	(7) 人　口	(8) 死亡数	(9) 期待死亡数 (3)×(7)
$X_2 \sim X_3$	3000	30	0.010	2000	—	20	1000	—	10
$X_3 \sim X_4$	2000	10	0.005	1500	—	7.5	1500	—	7.5
$X_4 \sim X_5$	2000	20	0.010	1000	—	10	1000	—	10
$X_3 \sim X_4$	1500	15	0.010	500	—	5	1400	—	14
$X_4 \sim X_5$	1500	30	0.020	800	—	16	2000	—	40
計	10000	105	0.0105	5800	39	58.5	6900	46	81.5

間接法による年齢調整死亡率（A）$= 0.0105 \times \dfrac{39}{58.5} \times 1000 = 7.0$（基準人口 [架空] 千対）

間接法による年齢調整死亡率（B）$= 0.0105 \times \dfrac{46}{81.5} \times 1000 = 5.9$（基準人口 [架空] 千対）

A 集団の SMR（B）$= \dfrac{39}{58.5} \times 100 = 66.7$

B 集団の SMR（B）$= \dfrac{46}{81.5} \times 100 = 56.4$

 5　偶然誤差とバイアス

　疫学調査研究では必ずしもすべてが真実なわけではない。真実と研究結果の差を誤差と呼んでいる。この誤差をできるだけ小さくすることによって，研究結果をより真実に近づけることができる。誤差はランダムに起こる偶然誤差（ばらつき）と一定の方向性を持つバイアス（偏り）および交絡に分類される（図4-7）。

　①偶然誤差：確率的に発生する誤差（ばらつき）であり，母集団から標本集団を抽出する際に生じる標本抽出誤差と，個々の測定の際に起こる誤差（たとえば同じ対象者の血圧を測定する際，真の血圧が 120 mmHg であっても，測定値は 122 mmHg のこともあれば 119 mmHg のこともある）をいう。

　②バイアス（偏り）：系統誤差と呼ばれることもあり，大きな分類として選択

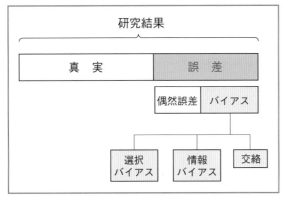

図4-7　偶然誤差とバイアス

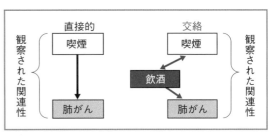

図4-8　交絡の例　（喫煙と肺がんに対し飲酒が交絡）

バイアスと情報バイアスに分類される。選択バイアスとは，調査対象者が母集団を代表していない場合に発生する。たとえば，患者・対照研究において，患者を選択する際に大学病院の入院患者を選択すると重症患者のみが選択されてしまうことがある。情報バイアスとは，測定や情報の不正確さによって生じるバイアスである。たとえば，患者・対照研究において，患者は過去の健康状態や健康悪化の要因を詳細に思い出すが，健康者である対照は，それほどでもないという情報バイアスが生じる。

③交絡：要因曝露と疾病との関連が第3の要因の影響により撹乱されることをいう。たとえば，飲酒量の多い者ほど肺がんの発生率が高いといった統計学的な関連が示されることがある。そのような関連は，飲酒により撹乱（交絡）されている可能性がある。図4-8に示すように，喫煙率が高いものほど飲酒量の多い場合，飲酒と肺がんとの間に因果関係がなくても，飲酒量の多い者では（喫煙率が高いために）肺がん発生率は有意に上昇してしまう。このことを「喫煙と肺がんとの統計学的な関連は，飲酒により交絡されていた」と表現する。交絡の影響は，層別による解析や多変量解析を行うことで，ある程度は制御できる。

ⓒ 危険曝露人口

さまざまな疫学指標（率）を算出するとき分母となる人口であり，その構成はすべて目的とする健康障害に罹患する可能性をもっていなければならない。

▶▶ 1　危険曝露人口（分母）の把握

危険曝露人口とは分母となる集団のことで，ある疾病に罹患する可能性をもっている人全員をさす。たとえば子宮頸・体がんの危険曝露人口とは女性全

員が分母となる。また，男性特有の疾病であれば男性のみの人口が分母となる。したがって，危険曝露人口はある特定の要因に曝露された集団ではない。たとえば喫煙者集団は肺がんに罹患する危険が極めて高いが，これは危険曝露人口ではなく高危険度集団である。肺がんの危険曝露人口は喫煙者集団と非喫煙者集団を合計したものである。

このように疫学調査の対象集団（分母）は調査の目的によってさまざまで，国民全体を対象（国勢調査）とするものから地域住民全員，学校生徒全員，職場の従業員全員などまである。

▶▶ 2　異常者（分子）の把握と診断基準

異常者とはある疾病にかかっている者（患者）や不健康（異常）者のことである。この異常者（分子）を把握するための情報源として利用されることが多いものとして，死亡診断書，疾病登録（がん登録など），入院・外来患者のカルテ，さまざまな健康診査の結果，医療保健診療報酬明細書，患者調査や国民生活基礎調査の報告書などが挙げられる。

この，分子になるべき異常の状態を明確にしておくことが重要である。生存か死亡の有無で把握することは容易であるが，罹患の有無で異常者と正常者を分けるのは大変むずかしい。たとえば糖尿病の検査では，どのような検査で，どのような基準で判定したかによって，真の患者を見逃したり正常者を異常としたりするおそれがある。このような場合，診断方法や診断基準を統一（標準化）する必要がある。

⑤ 疫学で使用される統計指標

ⓐ 比　率

分子（患者，異常者：A）と分母（危険曝露人口：B）の把握によって算出される値（A÷B）を比率という。一般に比率というが，厳密には比（ratio），割合（proportion），率（rate），率比（rate ratio）に区別される。

①比：分子（A）と分母（B）が異なる属性からなり，たとえば性比は男性人口数÷女性人口数で表わされる。

②割合：分子（A）が分母（B）の一部を構成している場合で，たとえば喫煙割合は，その人口集団（喫煙者＋非喫煙者）のなかでの喫煙者の割合を示す。

③率：ある人口集団で，ある一定期間に発生した疾病または死亡数（A）をその人口数（B）で割って得られたものである。率は「一定期間に発生した」というような時間の概念が入っているのが特徴である。この率には大別して発生率（incidence rate）と有病率（prevalence rate）がある。発生率は一定期間中に発生する件数（疾病または死亡の発生数）についての率であり，有病率は一時点（場合によっては一定期間中）における有病者数についての率である。

　発生率には，発生率（罹患率，罹病率）や発病率および死亡率や致死率（致命率）などがある。また有病率には「時点有病率」と「ある一定期間中の有病者数を問題にする期間有病率」がある。

④率比：分子（A）も分母（B）もともに率であり，その比（A÷B）で表わされる。代表例として相対危険度がある。

その他に疫学で用いられる主な比率を表 4-2 に示す。

ⓑ 標準化死亡比

標準化死亡比（standardized mortality ratio；SMR）は，年齢調整死亡率と並んで保健衛生状態を比較する指標である。SMR に標準集団の死亡率を乗じたものが間接法による標準化死亡率であり，SMR は観察集団の「死にやすさを示す係数」といえる。計算式および具体例は表 4-1 3. に示した。

ⓒ 人年（person year）

疫学では罹患率，死亡率を用いることが多いが，実際の調査では観察対象集団の個々人の観察開始時期や観察終了時期がまちまちであることが多い。このような場合，観察期間と人数の積の総和を考える人年法が用いられる。1 人を 1 年観察した場合を 1 人年とし，観察期間（たとえば 1 年）の途中で転入（転出）あるいは観察が開始（または終了）した場合は 0.5 人年と見なして計算する。

たとえば，1,000 人を 2 年，500 人を 3 年間観察したところ，観察中 7 人の死亡が観測された場合，死亡率は，

7 人/（1,000 人×2 年＋500 人×3 年）＝2 人/ 年/1,000 人

と計算できる。このように観察期間と人数の積を考えて計算する方法を人年法という。期間の単位としては年を用いることが多いが，月や日を期間の単位として，人月，人日を用いる場合もある。

表 4-2 比率の解説

(1) 出生率・死亡率・自然増加率・婚姻率・離婚率＝$\dfrac{件数}{人口}\times 1000$

(2) 死産率（自然死産率＋人工死産率）＝$\dfrac{死産（自然＋人工）数}{出産（出生＋死産）数}\times 1000$

(3) 乳児死亡率・新生児死亡率・早期新生児死亡率＝$\dfrac{乳児・新生児・早期新生児死亡数}{出生数}\times 1000$

　　　乳児死亡とは生後1年未満の死亡，新生児死亡とは生後4週（28日）未満の死亡，早期新生児死亡とは生後1週（7日）未満の死亡をいう。

(4) 周産期死亡率＝$\dfrac{妊娠満22週以後の死産数＋早期新生児死亡数}{出産（出生＋妊娠満22週以後の死産）数}\times 1000$

(5) 合計特殊出生率＝$\left\{\dfrac{母の年齢別出生数}{同年齢の女子人口}\right\}$ の15歳から49歳までの合計

　　　合計特殊出生率は，15歳から49歳までの女子の年齢別出生率を合計したもので，「期間」合計特殊出生率と「コホート」合計特殊出生率がある。

(6) 総再生産率＝$\left\{\dfrac{母の年齢別女児出生数}{同年齢の女子人口}\right\}$その年次の15歳から49歳までの合計

　　　「期間」合計特殊出生率の場合は生まれる子は男女両方含んでいたが，これを女児だけについて求めた指標である。

(7) 純再生産率＝$\left\{\dfrac{母の年齢別女児出生数}{同年齢の女子人口}\times\dfrac{女の生命表の同年齢の定常人口}{10万人}\right\}$その年次の15歳から49歳までの合計

　　　純再生産率は，総再生産率にさらに母親の世代の死亡率を考慮に入れたときの平均女児数を表わす。

(8) 死因別死亡率＝$\dfrac{ある死因の死亡数}{人口}\times 100{,}000$

(9) 妊産婦死亡率＝$\dfrac{妊産婦死亡数}{出産（出生＋死産）数}\times 100{,}000$

　　　ただし，国際比較をするときは，分母を出生数とする場合もある。

(10) 年齢（年齢階級）別死亡率＝$\dfrac{ある年齢（年齢階級）の死亡数}{同年齢（年齢階級）の人口}\times 100{,}000$

表 4-2　比率の解説（つづき）

（11）受療率＝$\dfrac{\text{調査日（3 日間のうち医療施設ごとに指定した 1 日間）}\text{に医療施設で受療した推計患者数}}{\text{人口}} \times 100{,}000$　…（患者調査）

（12）総患者数＝入院患者数＋初診外来患者数＋再来外来患者数×平均診療間隔×調整計数（6/7）

（13）受診率＝$\dfrac{\text{ある月（年間）の件数（診療報酬明細書の枚数）}}{\text{月末（年間平均）被保険者数}}$

　　　主として社会保険関係の諸統計で用いられている。

（14）罹患率（年間）＝$\dfrac{\text{1 年間の届出患者数}}{\text{人口}} \times 100{,}000$　…（食中毒統計）

（15）有訴者率＝$\dfrac{\text{有訴者数}}{\text{世帯人員}} \times 1000$　…（国民生活基礎調査）

　　　有訴者とは，世帯員（入院患者を除く）のうち，病気やけがなどで自覚症状のあるものをいう。

（16）通院者率＝$\dfrac{\text{通院者数}}{\text{世帯人員}} \times 1000$　…（国民生活基礎調査）

　　　通院者とは，世帯員（入院患者を除く）のうち，病院，診療所，老人保健施設，歯科診療所，病院の歯科，あんま・はり・きゅう・柔道整復師に通っている（調査日に通院しなくても，ここ 1 月くらい通院（通所）治療が継続している場合を含む）者をいう。

（17）病床利用率＝$\dfrac{\text{月間在院患者延数の 1 月〜12 月の合計}}{\text{（月間日数×月末病床数）の 1 月〜12 月の合計}} \times 100$　…（病院報告）

（18）平均在院患者数＝$\dfrac{\text{年間在院患者延数}}{1/2 \times \text{（年間新入院患者数＋年間退院患者数）}}$　…（病院報告）

（19）疾病・異常被患率＝$\dfrac{\text{疾病・異常該当者数}}{\text{健康診断受検者数}} \times 100$　…（学校保健統計調査）

⑥ 疫学の方法論

疫学研究方法は，観察的研究と実験的研究（介入研究）の２つに大きく分けられる。前者はさらに記述疫学（descriptive epidemiology）と分析疫学（analytic epidemiology）に大別される。

記述疫学は疾病発生の原因が不明の場合に，その疾病の特徴を正確に記述するものである。すなわち，流行現象の実態を観察，調査し，宿主要因別（時間，場所，性，年齢など）に疾病の分布をできる限り正確に記述し，発生要因に関する仮説を設定（相違性，一致性，量的関係，類似性を明らかにする）し，「4W（When, Where, Who, What）」を明らかにすることである。

一方，分析疫学は疑わしい要因の妥当性について検討するもので，仮説の証明を目的としている。記述疫学で明らかにされた４つの「W」から，「Why」を追求しようとするものである。

ⓐ 記述疫学

記述の内容は人間，空間，時間の３つについて行う。人間に関しては個体の先天的特徴や後天的に獲得した特徴，空間に関しては疾病の地理的分布の特徴，時間に関しては疾病の流行の時間的推移などについて記述し検討する。

▶▶ **1 人間に関する記述**

①性，年齢，職業：疾病の発現には性別や年齢などによって差のみられるものがある。特に性と年齢は最低限必要なもので，性差とはある疾患について男性か女性かによって患者数に差があることである。たとえば一般に尿路の上行性感染症は女性のほうが多いといわれている。

また，疾病には好発年齢のみられるものがある。たとえば慢性気管支炎や肺気腫は高年齢者に多い。はしか，風疹，ジフテリアなどは小児期に多いことが認められている。

また，疾病の発生が職場での有害物質の曝露に原因している場合もあるので，職業や過去の職業歴の記述が必要である。

②人種，民族：人は身体的特徴によって白色人種，黄色人種，黒色人種に分けられる。また，言語や生活文化などで分けられた集団を民族と称している。米国やブラジルのような多民族国家は，記述疫学の解析に適している。人種，民族については，移民の疾病頻度または死亡頻度を母国と移民先の国

とで比較することが, 疫学調査でよく利用されている。

③体　型：やせ型か肥満型かによって, かかりやすい疾病に差異がある。特に身長と体重から算出される肥満度は糖尿病や脳血管疾患, 心臓病などの危険因子であるため記述が必要である。

④性格, 心理：人の性格や精神的負荷が持続的に大きいことが疾病発生に影響を与えることがある。代表例として消化性潰瘍は管理職に多くみられる。

⑤生活習慣：食事・運動・休養・嗜好品 (飲酒, 喫煙, コーヒーなど) などは生活習慣病の極めて重要な要因となる。

⑥遺伝的要因：遺伝的に高血圧になりやすい, あるいは糖尿病になりやすい家系が存在するため, 遺伝的要因の調査も重要となる。

⑦結婚, 妊娠, 分娩：子宮頸・体がん, 乳がんにはこれらの要因が深くかかわっていることが知られている。特に女性の疾病については重要である。

　その他に社会経済的状態 (教育, 趣味など), 宗教, 風俗習慣なども考慮すべき要因である。

▶▶ 2　空間に関する記述

　一般に疾病の時間的・地理的分布は行政区画 (国別, 都道府県別, 市町村別など) で行う。疾病は行政区画で発生するものではないにもかかわらず行政区画で調査されるのは, 疾病の発生件数や危険曝露人口が把握しやすいためである。その他, 産業活動の特徴 (都市, 農村, 漁村, 工業地域, 商業地域など) による区分, 自然 (森林, 砂漠, 平野, 河川流域, 高度, 緯度, 気候) による区分などがある。

▶▶ 3　時間に関する記述

　疾病の時間的変動を調べるとき, その時間の単位をいかにとるかが問題となる。一般的な時間変動についてみると,

①長期変動 (趨勢変動)：10〜20 年という長期にわたって疾病の動向 (増加または減少傾向) を観察することである。疾病が過去にどのように推移したかを知り, 今後の予測に役立てる。

②周期変動 (年次変動, 循環変動)：疾病の流行が一定の周期で上昇下降の変動をする場合である。この周期が 1 年間のなかで変動するとき, 季節変動という。日本では, 夏季〜冬季に消化器系感染症や食中毒が多く, 冬季〜春期には呼吸器感染症が多い。

③不規則変動 (急激変動)：疾病が突然出現する流行のことで, たとえば上水道汚染による水系感染症や外国からの輸入伝染病の侵入, インフルエンザ

の新型ウイルス登場による流行などは季節に無関係にみられることが多い。

ⓑ 分析疫学

分析疫学は, 記述疫学で立てられた仮説を基に患者対照研究, コホート研究, 介入研究などを行うことで, 病気の原因決定まで検討可能である。また分析疫学では危険度の評価を行う。

▶▶ 1　コホート研究 (cohort study)

研究を始める前に推定要因の有無を調べ, その集団を追跡し, 要因あり群となし群の疾病の頻度を研究する。将来へ向かって集団を追跡するので, 前向き研究 (prospective study) ともいう。

コホート研究では相対危険度, 寄与危険度が算出でき, 診断の正確性は大きい。しかし, 一般にコホート研究は観察期間が長期にわたり, 労力・経費がかかる。

▶▶ 2　患者 (症例) 対照研究 (case-control study)

ある疾病の患者 (症例) 群とその疾病ではない対照群で, ある要因の有無を調査して比較する研究方法である。通常, 過去にさかのぼって調査するため, 後向き研究 (retrospective study) ともいう。患者群と対照群とで背景が異なってしまう可能性があるため, 重要な項目 (性・年齢など) についてはマッチングをする必要がある。一般に調査期間は短く, 労力・経費は少なくてすむ。

患者対照研究では, ある疾病に着目し, その患者と罹患していない者から抽出した対照のおのおのにおける過去の要因を比較する。対照群が必ずしも母集団の非罹患群を代表していないため, 母集団の罹患率の推定は困難である。そのため, 相対危険度や寄与危険度の算出は不可能であり, 条件によりオッズ比を相対危険度の近似値として用いる。オッズ比を近似値として用いる場合は, 通常罹患率が 0.03 以下の場合か, 患者群および対照群が母集団を代表しうる場合である。また診断の信頼性は, コホート研究に比べ小さい。

コホート研究と患者対照研究の特徴を表 4-3 に示す。

▶▶ 3　危険度の評価

原因としての疑わしい要因と結果である疾病 (異常) の発生との間に関係があることがわかっても, それだけでは不十分である。その関係がどの程度の強さをもつものかを推定することが予防を立てるうえで重要である。この評価に利用されるのが相対危険度 (Relative Risk；RR), 寄与危険度 (Attributable Risk；AR), 寄与危険割合 (Attributable Risk Percent；ARP), オッズ比 (Odds Ratio；OR) である。

表4-3　患者対照研究とコホート研究の特徴の比較

	患者対照研究 (後向き研究)	コホート研究 (前向き研究)
標本抽出の偏り	大	小
研究結果の信頼性	小	大
要因の信頼性	小	大
診断の信頼性	大	小
研究期間	小	大
経費と労力	小	大
非常にまれな疾患	可能	不可能
1因子と多疾患との関係	不可能	可能
1疾患と多因子との関係	可能	不可能
相対危険度	近似計算可(オッズ比)	直接計算可
寄与危険度	算出不可能	直接計算可

①相対危険度（RR）（リスク比ともいう）：疑わしい要因（要因）の有無別の疾病（異常）発生率の比であり，疑わしい要因の個人に対する影響力を示す。すなわち，要因あり群（曝露を受けた群）が，要因なし群（非曝露群）に比べて何倍疾病や異常を起こすかを示す危険度で，疾病や異常の原因としての強さを表わす。具体的算出法と例を表4-4 1. に示す。

②寄与危険度（AR）（リスク差ともいう）：要因の有無別の疾病（異常）発生率の差である。要因の集団への影響力を示す。要因あり群は，要因なし群に比べて，疾病や異常の発生の絶対値がどれだけ高められているかを示す危険度で，もしその要因が除去されたら，どれだけ疾病や異常を予防できるかの数を意味している（表4-4 2. 参照）。

③寄与危険割合（ARP）：要因あり群(曝露を受けた群)の患者のなかで，何％のものが要因（曝露）によるものであるかを示す。寄与危険割合は，要因を除去することによって減少する割合である。また寄与危険割合は，相対危険度(RR)からも上記の式を用いて算出することができる(表4-4 3. 参照)。

　なお相対危険度，寄与危険度，寄与危険割合はコホート研究によって求められる。

④オッズ比（OR）：患者対照研究では発生率や死亡率が求められないため，相対危険度，寄与危険度，寄与危険割合などの危険度は直接計算することができない。そこで，相対危険度の近似値としてオッズ比が利用される。オッズ比とは，ある事象をもつものともたないものの比である。このオッズ比が1より大きいほどその要因は高危険群であり，1より小さいほど低危険群である。なおオッズ比の求め方は表4-4 4. 参照。

▶▶ 4　交絡因子（confounding factor）

　患者対照研究やコホート研究を行うとき，表面に出ない背景要因で，疾病の出現頻度以外に影響を与えるものを交絡因子または撹乱因子という。研究集団のなかに交絡因子が存在するときには，交絡因子を調整しないと調べようとする要因の影響が明らかにされない場合がある。交絡因子を調整し，要因あり群と要因なし群の相互比較を行うためには，対象を選ぶときに無作為化，マッチングなどを行わなければならない。重要な交絡因子については層化または標準化する必要も出てくる。

　交絡因子を調整する，すなわち，その好まざる影響を可能な限り除去する方法は研究手法によって異なるが，大きく分けて，調査前に行う方法と，調査後に行う方法（解析時に行う）があり，可能な限り事前に行うことが望ましいと考えられている。

　事前に行う方法には，①限定，②無作為化，③マッチングなどがある。横断研究，患者対照研究，コホート研究を含むあらゆる疫学研究で用いられるのが「限定」である。事後の方法（解析方法）には，①層別解析，②多変量解析などがある。

⒞ 介入研究（intervention study）

　対象集団に，健康事象に影響するような働きかけ（条件設定）を行って，その影響を観察する研究方法が，介入研究である。実験疫学とも呼ばれる。観察される事項は，疾病発生率，死亡率や自覚症状の変化などの健康事象である。治療や健康増進のための方法を選択する自由が奪われるなど，対象者への負担が大きいことが多い。そのため実施にあたっては，厳格なインフォームドコンセントが必要である。

⒟ 盲検法（masking）

　介入研究において，結果を解釈するとき，研究者や対象者の期待から生じる偏りを除去するために二重盲検法や三重盲検法が行われる。

▶▶ 1　二重盲検法（double blind test）

　対象者がどの群に属しているか，研究者も対象者自身もわからないようにして行う研究方法で，研究者や対象者の期待から生じる偏りを少なくできる。この方法は薬効効果の判定によく使用され，真薬と偽薬（プラセボ：placebo）が用いられる（図 4-9）。

表 4-4　相対危険度，寄与危険度，寄与危険割合，オッズ比

1．相対危険度（relative risk；RR）

　相対危険度とは要因を有することにより，それを有しない群と比較して何倍その対象疾患に罹患あるいは死亡しやすいかを示す指標である。これは病因と疾病の関係の強さを示す指標である。

例1）喫煙（要因）と肺がん（疾病）の以下の調査結果から相対危険度を算出する。（　）内は架空の数字。

要因	疾　病　（肺がん）		
（喫煙）	あり（人）	なし（人）	合計（人）
あり	a　（40）	b　　　（60）	a＋b（100）
なし	c　（10）	d　　（140）	c＋d（150）
合計	a＋c（50）	b＋d（200）	n　（250）　n＝a＋b＋c＋d

$$相対危険度 = \frac{要因あり群からの発生率（または罹患率，死亡率）}{要因なし群からの発生率（または罹患率，死亡率）}$$

$$= \frac{\dfrac{a}{a+b}}{\dfrac{c}{c+d}} = \frac{a\,(c+d)}{c\,(a+b)} = \frac{40 \times 150}{10 \times 100} = 6$$

この結果は，喫煙する群が非喫煙群に比べ肺がんになるリスクが6倍であることを示す。

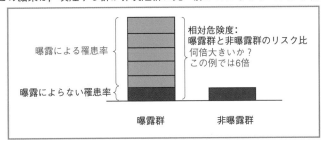

2．寄与危険度（attributable risk；AR）

　要因を有することにより，それを有しない群と比較して，その対象疾患の罹患率（死亡率）がどれだけ増加するかを示す指標である。例1の表の値から算出すると，

　　寄与危険度＝要因あり群からの発生率（または罹患率，死亡率）－要因なし群からの発生率（または罹患率，死亡率）

$$= \frac{a}{a+b} - \frac{c}{c+d} = \frac{40}{100} - \frac{10}{150} = \frac{120-20}{300} = \frac{100}{300} = 0.33$$

例1で考えると，喫煙者を禁煙させることによって，300名のうち100名は肺がんを予防できると考えられる。

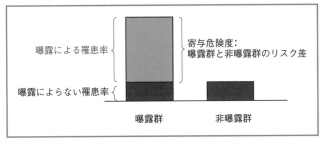

表4-4　相対危険度，寄与危険度，寄与危険割合，オッズ比（つづき）

3．寄与危険割合 （attributable risk percent；ARP）

要因を有する群の罹患者または死亡者の中で，何%の者が要因によるものであるかを示す。

$$寄与危険割合 = \frac{要因あり群の疾病発生率 - 要因なし群の疾病発生率}{要因あり群の疾病発生率} \times 100$$

例1にあてはめると，

$$= \frac{\left(\dfrac{a}{a+b} - \dfrac{c}{c+d}\right)}{\dfrac{a}{a+b}} \times 100 = \frac{\left(\dfrac{40}{100} - \dfrac{10}{150}\right)}{\dfrac{40}{100}} \times 100 = \frac{\dfrac{100}{300}}{\dfrac{40}{100}} \times 100 = 83.3$$

また

$$寄与危険割合 = \frac{(相対危険度（RR）-1)}{相対危険度（RR）} \times 100 = \left(1 - \frac{1}{相対危険度（RR）}\right) \times 100$$

$$= \frac{(6-1)}{6} \times 100 = 83.3$$

でも算出できる。

例1では，喫煙者で肺がんの者40名のうち83.3%，すなわち33名が喫煙によって肺がんになったと考えられる。

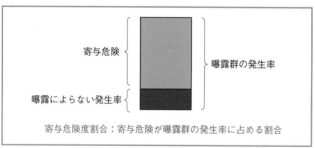

寄与危険度割合：寄与危険が曝露群の発生率に占める割合

4．オッズ比 （odds ratio；OR）

患者対照研究の場合，相対危険度は直接計算することはできないが，

　a．患者群・対照群が母集団を代表していること

　b．疾病の発生率が低いこと

などが成り立つとき，オッズ比により相対危険度の近似値を求めることができる。

例2）食中毒の発生において疑わしい食品を食べた群と食べなかった群の食中毒発生率が以下のようであったときのオッズ比は，

要　　因	疾　病　（食中毒）			
（容疑食品）	あり（人）	なし（人）	合計（人）	bおよびcには記憶違いも含まれる
あり（食べた）	a　（140）	b　　（10）	a+b（150）	
なし（食べなかった）	c　　（10）	d　（240）	c+d（250）	
合計	a+c（150）	b+d（250）	n　（400）	n=a+b+c+d

$$オッズ比 = \frac{要因ありのオッズ}{要因なしのオッズ} = \frac{\dfrac{a}{b}}{\dfrac{c}{d}} = \frac{a \times d}{b \times c} = 336$$

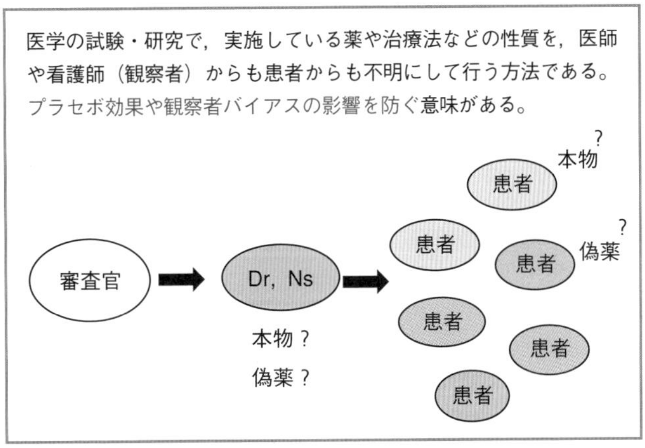

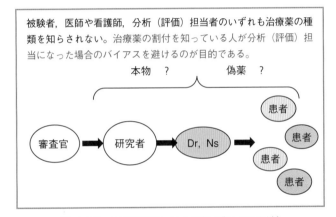

図4-9　二重盲検法（ダブルブラインド法）

図4-10　三重盲検法（トリプルブラインド法）

▶▶ **2**　三重盲検法（triple blind test）

　対象者，研究者，データの分析者の3者ともに，対象者がどの群に属するか知らせない方法であり，すべての情報を最終段階で明らかにする方法である（図4-10）。

⑦　因果関係論

　仮説の証明には条件設定ができる介入研究が最も適している。しかし，人間集団を対象とする疫学調査の性格上，介入研究は理論上の制限を受ける。そこで，記述疫学や患者対照研究では因果関係を判定せざるをえないことが多い。要因と疾病との間には次のような関係が存在する。

ⓐ 偽の関連

　　まったく関係がないにもかかわらず偶然に関連の認められる場合で，たとえばコンピュータの普及と肺がん死亡率の増加の関係である。

ⓑ 間接的関連

　　要因と疾病との間に直接的関係がないにもかかわらず，両者が共通の要因で結ばれている場合で，たとえば土地の高度とコレラ死亡率との関連（低地ほど死亡率が高い）がある。これはコレラ菌による環境汚染が高度と関係し，低地ほど汚染の機会が多いからである。

ⓒ 因果関係

　　要因と疾病との間に，原因と結果としての結びつきが認められることがある。要因Ａがあると必ず疾病Ｂが起こり，ＡがなければＢが起きない場合，ＡとＢは因果関係があると考える。

　　ＡとＢとの間に別の要因Ｃがあって，Ａ→Ｂ—Ｃと変化する場合もある。これも因果関係ありと考えたほうがよい。たとえば新鮮野菜（Ａ）が壊血病（Ｂ）の予防に関連していることが知られている。その後の科学の進歩により，新鮮野菜中のビタミン（Ｃ）が直接関係していることが明らかになった。このようにＡとＢとの関係が直接的か間接的であるかは相対的な問題といえる。

ⓓ 因果関係の基本的基準

　　分析疫学で認識された要因と疾病との関係が因果関係であるためには，下記のことを満足しなければならない。

▶▶ **1　関係の普遍性（consistency）**

　関係の普遍性とは，同様な研究結果が複数の研究機関から多数出ていること，すなわち再現性があることである。関連がさまざまな状況下で頻繁に認められれば，それだけ因果関係があると判断できる。しかし，多くの研究で同じバイアスが存在し，明確な関係ではあるが，偽の相関関係を示す場合があることに留意すべきである。

▶▶ **2　関係の強度（strength）**

　関係の強度とは，relative risk がかなり大きいことであり，この比が大きければ大きいほど，その因子は結果に深く関連していると考えられる。あるいは顕

著な dose-response relationship があることである。この指標に用いられるのが相対危険度，寄与危険度，オッズ比，相関係数，回帰係数，偏相関係数，重相関係数などである。

▶▶ 3　関係の特異性（specificity）

関係の特異性とは，要因と疾病（結果）の関係が必要十分条件であること，すなわち要因があれば疾病が発生し，疾病のあるところに必ずその要因が存在することである。特異性が認められれば，その因子があるとき，それに関係する疾病の発生をある程度予測できる。

▶▶ 4　時間的関係（temporal relationship）

時間的関係とは，要因（原因）が疾病（結果）より先行することである。すなわち，疑わしい要因への曝露が疾病（結果）の発生の前に存在し，その間隔は疾病の潜伏期に相当するものでなければならない。しかし潜伏期の長い慢性疾患の場合は，この時間的関係を指摘することが困難である。

▶▶ 5　関係の整合性（coherence）

関係の整合性とは，この関係が生物学的知見と一致していることである。すなわち，因子と疾病に関する現在の知識（医学，生物学）に照らして，その関係が矛盾なく説明できるならば，因果関係はさらに強くなる。もちろん，その知識はその時代の科学的知見の進展状況に依存するものである。

⑧　スクリーニング

ⓐ　スクリーニングとは

ふるい分け検査ともいい，見かけ上健康な人口集団を対象として，短時間のうちに経済的で安全な検査を実施し，健康な者（あるいは健康そうな者）と異常のある者（あるいは異常のありそうな者）にふるい分ける検査である。その主たる目的は早期発見・早期治療（二次予防）であるが，他に対象疾病の自然史を知ること，対象疾病の有病率を知ることができる。

スクリーニング法で重要なことは，スクリーニングしようとする疾患に特異的な検査を使用し，スクリーニングレベルをどのようにとるかである。図4-11に示すように，理想的なスクリーニング検査は，Aのように健康者群と異常者群を完全にふるい分けできることである。しかし現実にはBのように，レベルをaにとれば異常者は完全にスクリーニングできるが，正常者を異常者(偽陽性者)

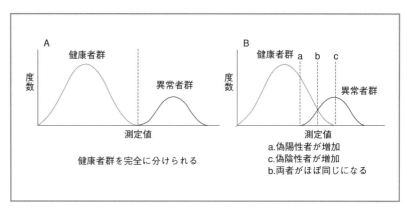

図4-11　スクリーニングレベルの決定

とする割合が増える。またcにとれば健康者は完全にスクリーニングできるが，異常者を正常者（偽陰性者）とする割合が増えることが起こる。bにとれば偽陽性者と偽陰性者がほぼ同じになる。

　つまりスクリーニングでは，偽陽性と偽陰性に注意しなければならない。また，以下に述べる敏感度や特異度にも注意しなければならない。

ⓑ スクリーニング検査が備えるべき条件

　スクリーニング検査が備えるべき条件は以下のとおりである。
　①対象とする疾患が重要な健康問題であること。
　②早期発見をした場合，治療法があること。
　③スクリーニング陽性者を診断確定できる方法があること。
　④検査方法が簡便で，どこの施設においても実施可能であること。
　⑤費用対効果が優れていること（検査にかけた費用に対し，十分な経済的効果が得られること）。
　⑥対象者に肉体的・精神的苦痛を与えないこと。
　スクリーニング検査はあくまでも，集団の「ふるい分け」に用いる検査であり，確定診断に用いるものではない。したがって，スクリーニング検査で陽性になった場合は，精密検査や臨床的所見などによる確定診断を行うことが必要である。

ⓒ スクリーニングの種類

▶▶ 1　対象集団による分類

①集団スクリーニング（マス・スクリーニング）：全員を対象として行う。

②選択的スクリーニング：危険の高い集団（high risk group）を選んで行うため，スクリーニングの効率を上げることができる。

▶▶ 2　対象疾患による分類

①単相スクリーニング：特定疾患の発見のみを目的とする（例：子宮頸・体がん検診）。

②多相スクリーニング：多項目の検査で多くの疾患についてふるい分ける。

ⓓ スクリーニングテストの評価

ある疾病に対するある検査項目のスクリーニングの結果を表 4-5 に示す。

▶▶ 1　感度（敏感度）と特異度

感度（または敏感度：sensitivity）は，疾病異常者をスクリーニング結果でも疾病異常者と診断する率で，その値は大きいほど有効な検査法である。

敏感度＝〔真陽性者÷(真陽性者＋偽陰性者)〕×100

一方，特異度（specificity）は健康者をスクリーニング結果でも，健康者と診断する率で，その値は大きいほど有効な検査法である。

特異度＝〔真陰性者÷(偽陽性者＋真陰性者)〕×100

▶▶ 2　偽陽性率と偽陰性率

偽陽性率（false positive rate）とは，健康者に占める偽陽性者（健康者でスクリーニング結果は陽性）の割合で，「取り込み過ぎ」ともいい，0 に近い（小さい）ほどそのスクリーニングはよい方法である。大きいと二次検診の負担が増大する。

偽陽性率＝〔偽陽性者÷(偽陽性者＋真陰性者)〕×100

偽陰性率（false negative rate）とは，異常者に占める偽陰性者（異常者で検査結果は陰性）の割合で，「取りこぼし過ぎ」ともいい，0 に近い（小さい）ほどそのスクリーニングはよい方法である。数値が大きいと真の陽性者を見逃す危険が大となる。

偽陰性率＝〔偽陰性者÷(真陽性者＋偽陰性者)〕×100

表 4-5　スクリーニングテストの評価

ある疾病（例：腎臓疾患）に対するある検査項目（例：尿検査）のスクリーニングテストの評価は次のようになる。（　）内は実数。

例）

		疾病の有無		合計（人）
		あり（人）	なし（人）	
スクリーニング 検査結果	陽性（人）	a（80）	b（40）	a+b（120）
	陰性（人）	c（20）	d（110）	c+d（130）
合計（人）		a+c（100）	b+d（150）	n（250）

a：真陽性：疾病ありで，かつスクリーニング陽性の者
b：偽陽性：疾病はないが，スクリーニングで陽性の者
c：偽陰性：疾病があるが，スクリーニングで陰性の者
d：真陰性：疾病なしで，かつスクリーニングで陰性の者
n：対象者の総数　　n＝a＋b＋c＋d

①感度（敏感度）＝ $\dfrac{真陽性}{真陽性＋偽陰性}$ ×100＝ $\dfrac{a}{a+c}$ ×100＝ $\dfrac{80}{100}$ ×100＝80（％）

②特異度　　　＝ $\dfrac{真陰性}{偽陽性＋真陰性}$ ×100＝ $\dfrac{d}{b+d}$ ×100＝ $\dfrac{110}{150}$ ×100＝73.3（％）

③偽陽性率　　＝ $\dfrac{偽陽性}{偽陽性＋真陰性}$ ×100＝1－特異度＝ $\dfrac{b}{b+d}$ ×100＝ $\dfrac{40}{150}$ ×100＝26.7（％）

④偽陰性率　　＝ $\dfrac{偽陰性}{真陽性＋偽陰性}$ ×100＝1－感度（敏感度）＝ $\dfrac{c}{a+c}$ ×100＝ $\dfrac{20}{100}$ ×100＝20（％）

⑤陽性反応適中度＝ $\dfrac{真陽性}{真陽性＋偽陽性}$ ×100＝ $\dfrac{a}{a+b}$ ×100＝ $\dfrac{80}{120}$ ×100＝66.7（％）

⑥陰性反応適中度＝ $\dfrac{真陰性}{真陰性＋偽陰性}$ ×100＝ $\dfrac{d}{c+d}$ ×100＝ $\dfrac{110}{130}$ ×100＝84.6（％）

⑦有病率　　　＝ $\dfrac{真陽性＋偽陰性}{全対象者数}$ ×100＝ $\dfrac{a+c}{n}$ ×100＝ $\dfrac{100}{250}$ ×100＝40（％）

⑧正確度　　　＝ $\dfrac{真陽性＋真陰性}{全対象者数}$ ×100＝ $\dfrac{a+d}{n}$ ×100＝ $\dfrac{190}{250}$ ×100＝76（％）

▶▶▶ **3　陽性反応適中度と陰性反応適中度**

　　陽性反応適中度（predictive value of positive test）とは，スクリーニング検査結果の陽性者のうち，実際に疾病を有している者の割合を表わす。

　　　　陽性反応適中度＝〔真陽性者÷（真陽性者＋偽陽性者）〕×100

　　また陰性反応適中度（predictive value of negative test）は，スクリーニング検査結果の陰性者のうち，実際に疾病のない者の割合を表わす。

　　　　陰性反応適中度＝〔真陰性者÷（真陰性者＋偽陰性者）〕×100

　　陽性反応適中度と陰性反応適中度は，検査の評価指標としてではなく，サーベイランスの評価に用いられる。たとえば，感染症サーベイランスにおいては，

医師による報告例しか把握できず，報告されない症例は把握できない。そのため，感染症サーベイランスにおいては陽性反応適中度が評価指標として用いられている。

▶▶ 4　正確度と有病率

正確度（accuracy）とはスクリーニングによって，疾病の有無をどれだけ正確にとらえられるかを示す指標である。

正確度＝〔(真陽性者＋真陰性者)÷全対象者数〕×100

有病率（prevalence rate）は全対象者のなかで疾病を有する者の割合を示す。

有病率＝〔(真陽性者＋偽陰性者)÷全対象者〕×100

▶▶ 5　有効性

スクリーニングにおける有効性（validity）とは，疾病の「あり」「なし」を区別する能力をいい，敏感度と特異度の2つの指標によって示すことができる。この2つの指標は100％に近いことが望まれる。有効性はROC（receiver operating characteristics）分析で的確に検討することができる。

▶▶ 6　ROC曲線

ROC曲線（受診者動作特性曲線：receiver operating characteristic curve）分析は診断用テスト，スクリーニングテストの精度の評価など，新法が従来法に比べて優れているかどうかを提示する際によく用いられている。

ROC曲線は，縦軸に敏感度，横軸に偽陽性率（1−特異度）をプロットすることにより描ける。スクリーニングレベル（あるいはカットオフポイント）の設定の仕方により，敏感度と特異度は一方を上げれば，一方が下がるという関係にある。いくつかのスクリーニングレベルにおける敏感度および偽陽性率（1−特異度）をつなげることにより図4-12に示すように作成する。左上方にくるテストのほうが，敏感度，特異度，いずれも優れていることになり，より精度の高いスクリーニングテストと判断する。例として，図4-12ではAの検査が最も優れていることになる。

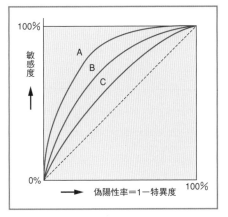

図4-12　ROC曲線

▶▶ 7　スクリーニング検査の妥当性

よいスクリーニング検査の妥当性は以下の3点から検討される。

①有効性が高い。すなわち，敏感度が高く，かつ

　　特異度も高い。

②信頼性が高い。すなわち，検査の再現性が良く，変動が少ない。

③簡易性が高い。すなわち，検査手技が簡単で，検査に要する時間が短く，費用は安く，被検者への侵襲が少ない。

● 文献 ●

1) 春日　斉，重田定義監訳：プログラム学習による疫学入門，廣川書店，1978
2) 土屋健三郎編：疫学入門，医学書院，1978
3) 久道　茂，清水弘之，深尾　彰訳：臨床のための疫学，医学書院，1986
4) 日本疫学会編：疫学，南江堂，1996
5) 日本疫学会監修：はじめて学ぶやさしい疫学（第 3 版），南江堂，2018
6) 中村好一：基礎から学ぶ楽しい疫学（第 4 版），医学書院，2020

演習課題

　　以下の文において（　　　　）内に適当な語句または数字を入れよ。

1. 疫学の 3 要因とは（　　　　），（　　　　），（　　　　）である。

2. スクリーニングテストは，病気の診断を目的と（　　　　）。

3. スクリーニング検査において，敏感度は

敏感度＝〔（　　　　）÷（　　　　＋　　　　）〕×100 で表わされる。

4. スクリーニング検査において，特異度は

特異度＝〔（　　　　）÷（　　　　＋　　　　）〕×100 で表わされる。

5. 敏感度と特異度が（　　）いほど，そのスクリーニング検査は有用である。

6. 偽陽性率と偽陰性率が（　　）いほど，そのスクリーニング検査は有用である。

7. 患者対照（case control）研究では（　　　　）は算出できないので，オッズ比が用いられることがある。

8. 相対危険度は（　　　　　　　÷　　　　　　　　）で算出される。

9. 寄与危険度は（　　　　　　　－　　　　　　　　）で算出される。

10. コホート研究は（　　　）向き研究である。

11. 患者対照（case control）研究は（　　　）向き研究である。

12. 患者対照研究やコホート研究を行うとき，調べようとする要因以外に表面にでない背景要因で疾病の出現頻度以外に影響を与える因子を（　　　　）因子という。

13. 対象集団に，健康事象に影響するような働きかけ（条件設定）を行って，その影響を観察する研究方法を，（　　　　）研究という。

14. 疫学の研究方法で，対象者がどの群に属しているか，研究者も対象者自身も
わからないようにして行う研究方法を（　　　　　）法という。

15. 患者対照（case control）研究とコホート研究を比較した場合，経費と労力が
かかるのは（　　　　　）研究である。

16. 患者対照（case control）研究とコホート研究で，相対危険度が直接計算でき
るのは（　　　　　）研究である。

17. 因果関係の基本的基準は（　　　　），（　　　　），（　　　　），（　　　　），
（　　　　）である。

第5章

母 子 保 健

❶ 母子保健の意義

　人間の一生は受精により始まり，母の子宮内で胎児となり，分娩により新生児となる。新生児から，乳児期・幼児期・学童期を経て成人となる。人間の健康を考える際，乳児期は栄養・生活環境面で母親に依存し，母親もまた心身ともにその子と愛情深くかかわっており，母と子の保健は切っても切れない関係がある。

　母と子の健康問題について，両者をまとめて対策を講ずる考え方を，公衆衛生学的に母子保健と呼んでいる。母子に対する社会環境・自然環境は急速に変化しており，これらはライフサイクルに影響をもたらす。これらの因子を追究することにより，母子がより健康な生活を送れるようになる。

❷ 母子保健の対象

　母子保健の対象は妊産婦と乳幼児であるが，その定義は以下のように定められている。

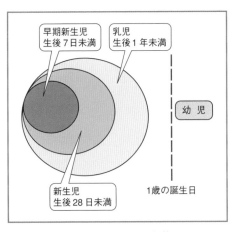

図 5-1　乳幼児の定義

○妊産婦：母子保健法では，妊娠中または出産後1年以内の女子をいう。しかし，妊産婦死亡の定義は「妊娠中または分娩後42日以内の死亡」と定義されているので注意を要する。

○早期新生児：生後1週（7日）未満の児

○新生児：生後4週（28日）未満の児

○乳　児：生後1年未満の児

○幼　児：満1歳から小学校就学の始期に達するまでの者

　これらの乳幼児の定義を図5-1に示す。なお，母子保健法・児童福祉法では上記の定義を用いるが，統計で幼

児死亡率を算出する際は1〜4歳までの者を幼児として扱うため注意を要する。

❸ 母子保健の指標

ⓐ 妊産婦死亡

 1　妊産婦死亡の定義

妊産婦死亡とは，妊娠中または分娩後42日以内の母体の死亡をいい，直接産科的死亡と間接産科的死亡を加えたものである。直接産科的死亡には異所性妊娠，前置胎盤，出血，妊娠中絶，産褥熱などが該当する。また間接産科的死亡には妊娠前から存在した疾患，あるいは妊娠中に悪化して死亡したと考えられるものもある。その例として，梅毒，糖尿病，心血管疾患などがある。なお，妊婦の自殺や不慮の事故による死亡は，妊産婦死亡には含まない。

 2　妊産婦死亡率

妊産婦死亡率は出産数10万に対する年間の妊産婦死亡数で示される。

$$妊産婦死亡率＝\frac{妊産婦死亡数}{出産数}×100,000$$

なお，国際比較を行う際は出生数10万に対して算出する場合もある。

わが国の妊産婦死亡率の推移を表5-1に示す。日本の妊産婦死亡率は以前，先進諸国に比べ高かったが，最近では先進国の中でも遜色ない程度に改善されている。

日本の2021（令和3）年の妊産婦死亡率は2.5（出産10万対）で緩やかな低下傾向にある。

ⓑ 死　産

死産とは，妊娠満12週（第4カ月）以後の死児（出生後に心拍，随意筋運動，呼吸のいずれも認められないもの）の出産であり，自然死産と人工死産に分類されている。

人工死産とは，胎児の母体内生存が確実なときに人工的処置を加えたことにより死産に至った場合をいい，それ以外はすべて自然死産となる。

なお，人工的処置を加えた場合でも胎児を出生させることを目的とした場合と，母体内胎児の生死不明か，または死亡している場合には自然死産とされる。

表5-1　妊産婦死亡率（出産10万対）の推移

	妊産婦死亡率		妊産婦死亡率
昭和35（1960）	117.5	平成　7（'95）	6.9
40（'65）	80.4	12（2000）	6.3
45（'70）	48.7	17（'05）	5.7
50（'75）	27.3	22（'10）	4.1
55（'80）	19.5	27（'15）	3.8
60（'85）	15.1	令和　2（'20）	2.7
平成　2（'90）	8.2	3（'21）	2.5

資料　厚生労働省「人口動態統計」
厚生労働統計協会編：国民衛生の動向，2023/2024

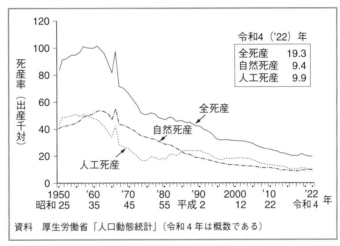

図5-2　自然－人工別死産率（出産千対）の推移
厚生労働統計協会編：国民衛生の動向，2023/2024

1　死産率とその推移

死産率は出産（出生＋死産）千対で表わされる。

$$死産率＝\frac{死産数}{出産数（出生数＋死産数）}×1,000$$

自然死産率の年次推移は1961（昭和36）年の54.3をピークに低下し，2022（令和4）年には19.7となった（図5-2）。

人工死産率は1958（昭和33）年の50.5をピークに低下し，1974（昭和49）年には16.4の最低率を示した。その後は上昇傾向となり，1985（昭和60）年には再び自然死産率を上回り，2022（令和4）年には9.9となった。

なお，自然死産率・人工死産率の1966（昭和41）年のピークは，「ひのえうま」の年の異常な出生減少によって率計算が撹乱されたためである。

表5-2　妊娠週数別人工妊娠中絶件数の割合の推移

		人工妊娠中絶件数	妊娠週数別割合（%）			
			満11週以前	満12週〜19週	満20週, 満21週[1]	週不詳
昭和30年	(1955)	1,170,143	91.7	5.6	2.6	0.0
40	('65)	843,248	94.4	3.8	1.7	0.1
50	('75)	671,597	96.7	2.5	0.7	0.1
60	('85)	550,127	93.4	5.2	1.3	0.1
平成7	('95)	343,024	94.4	4.8	0.8	0.0
12	(2000)	341,146	94.3	4.9	0.8	0.1
17	('05)	289,127	94.7	4.6	0.7	0.1
22	('10)	212,694	94.3	4.7	1.0	0.0
27	('15)	176,388	94.4	4.4	1.2	0.0
令和2	('20)	141,433	94.5	4.2	1.3	0.0
3	('21)	126,174	94.4	4.2	1.4	0.0

資料　厚生労働省「衛生行政報告例」
[1]・昭和30年, 40年, 50年は第7月を含む。
　・昭和60年, 平成2年は, 満20〜23週。
　・平成7年以降は, 満20週・21週。
※平成13年までは暦年の数値であり, 14年以降は, 年度の数値である。
※平成22年度は, 東日本大震災の影響により, 福島県の相双保健福祉事務所管轄内の市町村が含まれていない。
厚生労働統計協会編：国民衛生の動向, 2023/2024

2　人工妊娠中絶

　死産統計には母体保護法による人工妊娠中絶のうち, 妊娠満12週（第4カ月）から満22週（第6カ月）未満までを含んでいる。中絶件数は表5-2のように1955（昭和30）年の約117万件をピークに減少傾向を示し, 2021（令和3）年には12万6,174件となっている。

3　死産の原因と対策

　死産の原因は, 胎児側と母体側の2つの側面がある。2021（令和3）年の死産の原因を胎児側病態からみると, ほとんどが「周産期に発生したその他の傷害」とわずかに「先天奇形, 変形および染色体異常」がみられる。

　母側病態からみると, 記載のあったもののうちでは,「現在の妊娠とは無関係の場合もありうる母体の病態」が多い。中でも母体の感染症および寄生虫症によるもの, 母体の腎および尿路疾患によるものが多い。

　自然死産を減らす対策としては, 妊娠高血圧症候群や高齢出産などのハイリスク妊娠を減らすこと, 人工死産については, その主原因は人工妊娠中絶であるので家族計画の普及が重要である。

ⓒ 乳児死亡率

 1　乳児死亡・新生児死亡・早期新生児死亡の定義

乳児死亡とは生後1年未満の死亡をいい，新生児死亡とは生後4週未満の死亡，また早期新生児死亡は生後1週未満の死亡とされる。

なお，各々の死亡率は以下の式で算出される。

$$乳児死亡率 = \frac{乳児死亡数}{出生数} \times 1,000$$

$$新生児死亡率 = \frac{新生児死亡数}{出生数} \times 1,000$$

$$早期新生児死亡率 = \frac{早期新生児死亡数}{出生数} \times 1,000$$

 2　乳児死亡の意義

乳児の健康状態は，その地域の衛生状態に強く関係するので，乳児死亡率はその地域の健康状態を示す指標とされる。また新生児死亡率と早期新生児死亡率の意義は，乳児の死亡は出生前後に多発するため，この時期に焦点をあててみようとするものである。

 3　乳児死亡の動向

乳児死亡率は，大正末期までは150以上であったが，その後低下して，1940（昭和15）年には100以下となり，1951（昭和26）年には，戦前では最低の84.1となった。戦時中および戦後すぐのため，1944，1945（昭和19，20）年の資料はないが，1947（昭和22）年では76.7，1960（昭和35）年には30.7，1975（昭和50）年は10.0と急速な改善を示し，2022（令和4）年は1.8まで減少し，世界的にも有数の低率国である。

4　乳児死亡の原因と対策

2021（令和3）年の乳児死亡原因の第1位は「先天奇形，変形及び染色体異常（35.1%）」，第2位「周産期に特異的な呼吸器及び心血管障害」（15.2%），第3位「乳幼児突然死症候群」（5.3%）であり，先天異常と周産期異常とで半数を占めている。

対策としては，妊産婦に対する保健医療対策，母子保健対策の基盤整備が必要である。

5　新生児死亡の動向

2021（令和3）年の新生児死亡の中で最も多いのは「先天奇形，変形及び染色

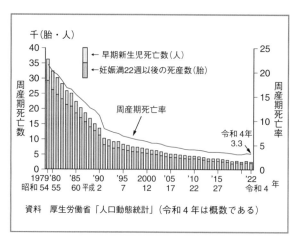

千（胎・人）
← 早期新生児死亡数（人）
← 妊娠満22週以後の死産数（胎）

周産期死亡率

令和４年
3.3

1979'80 '85 '90 '95 2000 '05 '10 '15 '22 年
昭和54 55 60平成2 7 12 17 22 27 令和4

資料　厚生労働省「人口動態統計」（令和４年は概数である）

図 5-3　周産期死亡数と率の推移
厚生労働統計協会編：国民衛生の動向，2023/2024

体異常（38.3％）」，次いで近年は「周産期に特異的な呼吸器及び心血管障害」
（29.3％）である。国際比較上では低率であるが，乳児死亡率と同様に妊産婦に
対する保健医療対策，母子保健対策の基盤整備が重要である。

周産期死亡率

▶▶ 1　周産期死亡の定義

　周産期とは，妊娠22週以後から生後１週未満の時期をいう。また，周産期死
亡とは，妊娠満22週以後の死産と早期新生児死亡を合計したものをいう。
　周産期死亡率は通常，出産（出生＋妊娠満22週以後の死産数）千対で表わさ
れる。

$$周産期死亡率＝\frac{妊娠22週以後の死産数＋早期新生児死亡数}{出産（出生＋妊娠22週以後の死産数）}×1,000$$

　周産期に発生する胎児または新生児の死亡は，いずれも母体の健康状態に強
く影響されており，両者の死因には共通性がある。また死産の定義が国際的に
統一されておらず，実際の届出にも問題があり，周産期死亡として扱ったほう
が国際比較が容易なため，WHO などによって提唱されている。

▶▶ 2　周産期死亡の動向

　図 5-3 はわが国の周産期死亡数と死亡率の年次推移をみたものであるが，
2022（令和4）年の周産期死亡数は 2,527（胎・人）であり，そのうち妊娠満22
週以後の死産数は 2,061 胎，早期新生児死亡は 466 人であった。また周産期死亡
率は 3.3 で前年より減少した。

表5-3 小児の死亡原因別順位（死亡率：出生10万対）

2022（令和4）年

	1～4歳	5～9歳	10～14歳
1位	先天奇形・変形および染色体異常（3.3）	悪性新生物・腫瘍（1.8）	自殺（2.3）
2位	不慮の事故（1.7）	先天奇形・変形および染色体異常（0.6）	悪性新生物・腫瘍（1.6）
3位	悪性新生物・腫瘍（1.4）	不慮の事故（0.6）	不慮の事故（0.6）

※（　）内は出生10万対の率
厚生労働統計協会編：国民衛生の動向，2023/2024 より抜粋

表5-4 小児の不慮の事故による死亡の状況

2021（令和3）年

	1～4歳（%）	5～9歳（%）	10～14歳（%）
交通事故	12	19	18
転倒・転落・墜落	9	2	4
溺死および溺水	13	15	16
窒息	11	5	8
煙，火および火災	0	-	-
中毒	1	-	-
その他	4	3	6

厚生労働統計協会編：国民衛生の動向，2023/2024 より抜粋

　2022（令和4）年の周産期死亡を児側病態からみると，「周産期に発生した病態」が87.0%，「先天奇形，変形および染色体異常」が12.1%であり，この両者でほとんどを占めている。母側病態からみると，「母体に原因なし」が43.6%，「現在の妊娠とは無関係の場合もありうる母体の病態」が27.4%，「胎盤，臍帯および卵膜の合併症」が21.1%であった。

ⓔ 小児（1歳～14歳）の死亡

　生まれた子が満1歳の誕生日を迎えると幼児となり，小学校へ入学すると児童となる（学校教育法）。1～14歳の時期は小児と呼ばれる。なお，1～4歳の死亡率は以下の式で示される。

$$1～4歳の死亡率＝\frac{年間の1～4歳の死亡数}{1～4歳の人口}×100{,}000$$

　小児期においては運動も活発となり，その死因は1～4歳では1位が先天奇形・変形および染色体異常，2位が不慮の事故，5～9歳では1位が悪性新生物・腫瘍，2位が先天奇形・変形および染色体異常，10～14歳では1位が自殺，2位が悪性新生物・腫瘍である（表5-3）。不慮の事故の中で高率なものは交通事故と溺死および溺水である（表5-4）。またこの小児期においても，悪性新生物・腫

瘍が重要な死因となってきている。

④ リプロダクティブ・ヘルス/ライツ（性と生殖に関する健康・権利）

リプロダクティブ・ヘルスという概念は，WHO の生殖研究・開発・研修特別プログラムディレクターのファザーラ（Fathalla）によって提唱されたものであり，1994（平成6）年 第3回国際人口・開発会議（カイロ会議）で採択された「行動計画」によると，リプロダクティブ・ヘルス（reproductive health）とは，「人間の生殖システム，その機能と（活動）過程のすべての側面において，単に疾病，障害がないというばかりでなく，身体的，精神的，社会的に完全に良好な状態にあることを指す」と定義されている。さらに「したがって，リプロダクティブ・ヘルスは，人びとが安全で満ち足りた性生活を営むことができ，生殖能力をもち，子どもを産むか産まないか，いつ産むか，何人産むかを決める自由をもつことを意味する」と記載されている。

この「行動計画」では，以下のことが示されている。

①個人の健康の自己決定権を保障する「リプロダクティブ・ヘルス/ライツ」という新たな概念が行動計画に明記されたこと。

②従来の目標値などを決め，人口増加抑制を図る，いわゆる「人口政策」というマクロ的アプローチに加えて，「個人の選択」というミクロ的アプローチを調和させることにより，人口問題の解決を図っていくこと。

③家族計画は，リプロダクティブ・ヘルスの一環であり，家族計画の手段として，中絶はいかなる場合にも奨励されてはならない。

東南アジア諸国の多くの国はこの計画を実施し家族計画に成功，1990（平成2）年前後の10年間に5〜10％の高度経済成長をなしとげ，教育と生活の水準を上げ，社会開発に成功した。またアフリカの多くの国，南アジアと南アメリカの国々にはさまざまの条件から未だ人口増加と低所得の国が多く，多くの問題が残されている。

⑤ 妊産婦の保健

ⓐ 母体保護法

女性にとって妊娠・出産は極めて重要な課題である。この法律は，不妊手術お

および人工妊娠中絶に関する法律であり，母性の生命健康を保護することを目的に定められ，妊娠，出産による母体の生命と健康を保持するために，不妊手術，人工妊娠中絶および受胎調節などについて規定したものである。

ⓑ 母子保健法

母性と乳児，幼児の健康の保持・増進を図るため，母子保健に関する原理を明らかにするとともに，母性と乳児，幼児に対する保健指導，健康診査，医療その他の措置を講じ，国民保健の向上に寄与することを目的としている。

その内容は，1歳6カ月児健康診査，3歳児健康診査，妊産婦，乳幼児の保健指導などの事業（市町村が実施），市町村の役割強化，低出生体重児の届出，養育医療，訪問指導，子育て世代包括支援センター（母子健康包括支援センター）などについて記載されている。母子保健法の概要を図5-4に示す。

ⓒ 妊産婦の保健管理

妊娠・分娩・産褥過程は，生理的な変化であり疾病ではない。しかし，妊娠に伴う急激な身体環境の変化は，女性に体調や気分の変調をもたらすとともに，妊娠を契機に潜在的な疾病が顕在化する場合もある。したがって，妊産婦の保健管理は妊娠・分娩・産褥期間を健康に過ごすためばかりでなく，生活習慣病の予防や健康増進に向けた生活改善の機会として，女性の生涯を通した健康を守るためにも，極めて重要である。

ⓓ 母子健康手帳

母子健康手帳は，わが国の母子健康管理の特徴であって，その起源は1942（昭和17）年に開始された「妊産婦手帳」であり，その後，「母子手帳」となり，1965（昭和40）年からは母子保健法に定められた現在の「母子健康手帳」に改正された。母子保健法（第16条）では，妊娠した者が，すみやかに妊娠の届出を市町村長に行うことによって，母子健康手帳が交付される。

母子健康手帳は妊娠・出産・育児に関する母と子の健康記録で，妊産婦・乳幼児の健康診査や健康指導の資料とされている。母子健康手帳の内容は，記録（医学記録，保護者等の記録）と情報（行政情報，保健・育児情報）から構成されている。これらの記録と情報により，妊娠・分娩・産褥および就学までの乳幼児の健康と育児に関する一貫した健康記録が残されるとともに，母親に対しては，妊娠や乳幼児に関する行政情報や保健・育児情報が提供される。なお多胎児の

---

1. 目 的

○母性並びに乳児及び幼児の健康の保持及び増進を図るため，母子保険に関する原理を明らかにするとともに，母性並びに乳児及び乳児に対する保健指導，健康診査，医療その他の措置を講じ，もって国民保健の向上に寄与することを目的とする。

2. 定 義

妊産婦…妊娠中又は出産後1年以内の女子
乳　児…1歳に満たない者
幼　児…満1歳から小学校就学の始期に達するまでの者
新生児…出生後28日を経過しない乳児

3. 主な規定

1. 保健指導（10条）
市町村は，妊産婦等に対して，妊娠，出産又は育児に関し，必要な保健指導を行い，又は保健指導を受けることを勧奨しなければならない。

2. 健康診査（12条，13条）
・市町村は1歳6か月児及び3歳児に対して健康診査を行わなければならない。
・上記のほか，市町村は，必要に応じ，妊産婦又は乳児若しくは幼児に対して，健康診査を行い，又は健康診査を受けることを勧奨しなければならない。

3. 妊娠の届出（15条）
妊娠した者は，速やかに市町村長に妊娠の届出をしなければならない。

4. 母子健康手帳（16条）
市町村は，妊娠の届出をした者に対して，母子健康手帳を交付しなけれはならない。

5. 妊産婦の訪問指導等（17条）
市町村長は，健康診査の結果に基づき，妊産婦の健康状態に応じ，職員を訪問させて必要な保健指導を行い，診療を受けることを勧奨するものとする。

6. 産後ケア事業（17条の2）
市町村は，出産後1年を経過しない女子及び乳児の心身の状態に応じた保健指導，療養に伴う世話又は育児に関する指導，相談その他の援助（産後ケア）を必要とする出産後1年を経過しない女子及び乳児につき，産後ケア事業を行うよう努めなければならない。

7. 低体重児の届出（18条）
体重が2,500g未満の乳児が出生したときは，その保護者は，速やかに，その旨をその乳児の現在地の市町村に届け出なければならない。

8. 養育医療（20条）
市町村は，未熟児に対し，養育医療の給付を行い，又はこれに代えて養育医療に要する費用を支給することができる。

9. 母子健康包括支援センター（22条）
市町村は，必要に応じ，母子健康包括支援センター（子育て世代包括支援センター）を設置するよう努めなければならない。

図5-4　母子保健法の概要
厚生労働統計協会編：国民衛生の動向，2023/2024

場合，妊娠中は1冊の母子健康手帳が妊婦に交付され，多胎児の分娩後に，不足分の母子健康手帳が交付される。

　母子健康手帳の内容は，「母子保健法施行規則」により掲載項目が定められている。主な内容は，乳幼児突然死症候群（SIDS）対策，たばこの害の強調，乳児ゆさぶり症候群，予防接種の勧めなどのほか，育児支援，育児不安を除くための工夫，働く女性，男性の出産・育児支援制度，育児休業制度，父親の育児参加の必要性など，最新の医学的知見や社会情勢を反映したものとなっている。

表 5-5　妊婦の健康診査と保健指導の原則

＜健康診査の原則的回数＞
妊娠 24 週未満…………………4 週間に 1 回
妊娠 24 週以上 36 週未満…2 週間に 1 回
妊娠 36 週以上分娩まで……1 週間に 1 回

＜健康診査の内容＞
1．生活環境
2．遺伝的要因
3．既往妊娠・分娩経過
4．既往歴

＜保健指導の内容＞
1．妊娠・分娩・産褥・育児に関する具体的な知識の提供
2．健康診査の時期と回数，諸制度
3．妊娠，出産の届け出
4．妊娠中の就労，栄養，歯科衛生，精神衛生
5．分娩の準備
6．母乳の意義と乳房の手当て

ⓔ 妊婦の健康診査と保健指導

妊婦の健康診査および保健指導の頻度の目安と内容は，母子保健法で実施基準として定められている（表 5-5）。

妊産婦に対する保健指導としては妊娠月数・分娩予定を知らせ，妊娠確認の際に受けるべき，性病・結核検診，その後の健康診査を受けるように指導する。妊娠の異常徴候の発見法，妊娠中の摂生（家事その他の労働），栄養摂取と歯科衛生，母乳指導，精神衛生，妊娠・出生届など各種制度，分娩に備えた身体的・精神的準備，分娩場所の選定，分娩担当医または助産師との連絡法などについて指導する。

なお，働く女性については，労働基準法において，産前 6 週間（多胎妊娠の場合は 14 週間）の産前休暇，産後 8 週間の産後休暇を保障しており，妊娠中の女性が請求した場合には，時間外労働・休日労働・深夜業をさせることはできない。さらに，生後満 1 年に達しない乳児を育てる女性には，1 日 2 回少なくとも各々 30 分ずつの育児時間が請求できる。

男女雇用機会均等法では，女性労働者が母性を尊重されつつ，しかも性別によって差別されることなく，その能力を有効に発揮して，充実した職業生活を営むことができるように配慮されている。

また，育児・介護休業法では，満 1 歳に満たない子を養育するために，休業申し出をすれば，その期間育児休業をすることができるとされている（第 15 章「産業保健」で詳述）。

ⓕ 妊婦に対する医療援護

妊娠高血圧症候群，妊婦の糖尿病，貧血，産科出血，心疾患合併妊娠などは妊産婦死亡の主な原因となるばかりでなく，知的障害や脳性麻痺など心身障害のおそれのある未熟児や先天異常児の発生原因にもなるので，訪問指導が行われている。また，入院治療の必要な低所得層の妊婦には医療援助が行われている。

ⓖ 分娩時の保健指導

完全な状態で分娩が行われるように努め，異常発生時には早期診断，早期処置を施し，産婦の健康や心理状態に対する適切な配慮のもとに分娩させるよう指導する。

保健指導としては，次のようなことが挙げられる。

・妊娠中から分娩までの動作や準備指導
・分娩に対する不安の除去
・分娩経過中の自覚症状の伝え方や，陣痛，腹圧などに関する指導
・家族の協力体制についての助言，ほか

ⓗ 産褥時の保健指導

産褥期とは，母体の諸器官が妊娠前の正常状態に回復するに要する期間であり，分娩後約6週間である。産後日数に応じた問診，診察，検査・計測によって，母体の回復と乳汁分泌状況および新生児の保育，異常の発見とその処置に努める。

保健指導としては，次のことが挙げられる。

・産婦の経過に応じた摂生，清潔，休養，栄養，就労の時期
・産婦の異常，後遺症と産後の健康診査
・乳房の手当と授乳技術
・母乳栄養の勧め
・新生児の取り扱い
・事故防止
・次回妊娠時期と受胎調節
・母子健康手帳の活用
・出生届，新生児訪問指導などの手続き，ほか

ⓘ ハイリスク妊娠

ハイリスク妊娠とは，妊娠中の母体および胎児，また出産される児に異常が存在するか，あるいは将来危険が起こる可能性が高い妊娠をいう。

危険因子としては，妊娠の年齢・妊娠歴と出産歴，健康状態，ライフスタイルなどが重要である。出産年齢の高齢化に伴い，各種合併症や先天異常児の出生頻度が高まる。妊娠高血圧症候群，異常出血，糖尿病，妊婦の喫煙，慢性アル

コール中毒などは注意すべきである。

ⓙ 環境因子と胎児・乳児の健康障害

　胎児および乳児は，母体の受けた汚染を胎盤あるいは母乳を介して受ける。現在までに報告されている代表的な健康障害について，以下に述べる。

　①感染症による健康障害：妊娠初期に，母親が風疹に罹患すると，生まれてくる子は先天性風疹症候群になるリスクが高くなる。そのほかに梅毒・HIV感染症・トキソプラズマ・サイトメガロウイルスなどは先天異常のリスクが高くなることが報告されている。

　②胎児性水俣病：メチル水銀が胎盤を介して胎児に移行して発症した先天性疾患が胎児性水俣病である。重症の知能障害，小脳性失調，原始反射の残存，寡動・多動などの症状がある。

　③新生児油症：ポリ塩化ビフェニル（PCB）が混入した米ぬか油などを母親が妊娠中に摂取した際，これが胎盤を介して胎児に移行し発症するもので，症状は黒い皮膚，全身の発育遅滞などである。

　④喫煙・飲酒の影響：妊婦の喫煙による影響として，児の出生時体重の低下および乳幼児突然死症候群との関連が報告されている。また，多量飲酒者の妊婦からは，胎児性アルコール症候群児（発育障害，中枢神経系障害，特異な顔貌）の出生リスクがある。

⑥ 家族計画と避妊

　家族計画とは，個人や家族の健康と幸福を目指し，母体の健康，年齢，家庭の事情などに考慮して，よりよい条件のもとで適当な数の子を適当な間隔で計画的に出産することを目的としている。

　マルサスの人口論（1798年）では，人口抑制のための「産児制限」が「家族計画」という言葉で述べられたため，個人の幸福のための「家族計画」が，人口政策としての「産児制限」と同義語として論じられる場合もある。発展途上国では現在でも，人口問題として家族計画が論じられることが多い。しかし，基本的には，妊娠や分娩を機に死亡する女性の割合を減少させ，女性の安全のために「計画的な出産」を増やすことが重要な課題とされている。

　WHOでは，「家族計画」の具体的な方針として，出産開始年齢を18歳以上とし，35歳以上の出産は避ける，出産間隔を1年以上あける，妊娠回数は4回ま

でとする，などを挙げている。さらに女性と子どもの健康のために，専門家の介助による妊娠中の健診と出産，出産時の感染予防，妊娠中の栄養，2歳までの母乳栄養（免疫の移行）などを提示している。

　わが国では，第二次世界大戦直後，子の数も多く，それ以上産むと母体の健康を損ない，経済的にも困窮する家庭が多かったため，産まないことが家族計画のように解されていた。しかし，最近では，はじめから子を計画的に産むという家族計画の主旨が浸透してきた。

　家族計画の主な技術は人工的な受胎調節であり，多くの方法が開発されている。

①精子が腟内に入ることを防ぐ方法：コンドーム法，腟外射精法，性交中絶法
②精子が子宮内に入ることを防ぐ方法：殺精子剤使用，ペッサリー法
③受精卵の着床を防ぐ方法：IUD（リング，ウイング，ループ，コイルなど）の使用
④月経周期を利用する方法：オギノ式基礎体温法
⑤排卵を阻止する方法：経口避妊薬（いわゆるピル）

　これらの選択は各自の身体の状態や生活形態に依存する部分が大きい。

　諸外国では，避妊法で最も使用されている方法は経口避妊薬であるのに対し，日本では，コンドームの使用率が非常に高いという特徴がある。その原因としては，低用量の経口避妊薬が1999（平成11）年まで認可されなかったことが挙げられる。その後，1999年に低用量経口避妊薬のほかに，銅付加子宮内避妊具，挿入型（女性用）コンドームが承認された。

⑦ 乳児・小児の保健

ⓐ 乳児の保健

 1　ハイリスク新生児

　ハイリスク新生児とは，罹病や死亡の危険性が高いと考えられる新生児で，特別に厳重な監視を要する。この中で最も大きな割合を占めるのが未熟児であるが，出生児の体重が少ない児は必ずしも機能的な未成熟を意味しないので，WHOでは「低出生体重児」という用語を用いている。

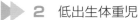 **2　低出生体重児**

　母子保健法では，出生体重2,500g未満の児が出生したときは，保護者はす

表5-6　主な新生児スクリーニングの対象疾患発見数

	フェニールケトン尿症	メープルシロップ尿症	ホモシスチン尿症	ガラクトース血症	先天性副腎過形成症	クレチン症
総　数	800	98	224	1,416	2,231	19,467
昭和52〜平成27年度	664	91	209	1,262	1,897	15,752
28	23	5	2	9	62	611
29	20	－	2	27	50	594
30	15	－	－	27	69	612
令和元	20	1	5	34	55	648
2	31	1	4	24	43	631
3	27	－	2	33	55	619

資料　厚生労働省子ども家庭局母子保健課調べ
※先天性副腎過形成症は昭和63年度から，クレチン症は昭和54年度から，他の疾患は昭和52年度から実施。
厚生労働統計協会編：国民衛生の動向，2023/2024

みやかに所在地の市町村に届け出なければならないとしている。またこの届出に基づいて訪問指導，養育医療が行われる。

3　新生児マス・スクリーニング（表5-6）

　早期新生児を対象とした先天性代謝異常検査であり，早期に発見し，適切な治療を開始しないと，その乳児に心身障害の危険性のあるフェニルケトン尿症，メープルシロップ尿症（楓糖尿症），ホモシスチン尿症，ガラクトース血症，クレチン症などについてのマス・スクリーニングを，都道府県および指定都市が，早期新生児に実施している。

　これらの先天性代謝異常マス・スクリーニングにおいて患者発見率が最も高いものはクレチン症である。2014（平成26）年度からはすべての都道府県および指定都市にタンデムマス法を用いた検査が導入され，精度の高い検査の実施が進められている。

　2017（平成29）年度よりカルニチンパルミトイルトランスフェラーゼ2欠損症（CPT2欠損症）が対象疾患に追加され，「新生児聴覚検査」についても実施されている。さらに2018（平成30）年から，事業の適正な実施を図るため，「先天性代謝異常等の検査の実施について」が通達され，改めて目的や実施主体，検査対象疾患などが明確にされた。

4　新生児聴覚スクリーニング

　新生児聴覚スクリーニングとは，聞こえの異常を早く発見するために，生まれて間もない新生児に対して行う検査のことである。

　現在，新生児聴覚スクリーニングには，自動ABR（自動聴性脳幹反応）と

OAE（耳音響放射）の2つの方法が使用されている。どちらの検査も痛みなどなく，検査による新生児への負担は全くない。自動ABRは，新生児が寝ている間にささやき声程度の音をイヤホンから聞かせて内耳の蝸牛から先の聴神経，脳幹までの反応を頭皮の電極にて検出し，自動判定する。OAEは音に反応して内耳から返ってきた反響音を検査する。

令和2年からは，市町村と医療機関が，要再検（リファー）となった児をもつ保護者へ，児のニーズに応じた療育の選択肢（手話，補聴器，人工内耳等）などの情報提供をすること，早期診断し遅滞なく療育につなげるために，新生児聴覚検査を受検できなかった児を把握した際の受診勧奨において，外来で聴覚検査を受診できる医療機関も案内すること，精密検査実施機関での予約に係る時間等により診断に遅れが生じないようにすること，などの配慮がなされている。

▶ 5　乳幼児突然死症候群（SIDS）対策

乳幼児突然死症候群（SIDS：sudden infant death syndrome）は，それまでの健康状態と既往歴から死亡が予測できず，しかも死亡状況調査と解剖検査によってもその原因が同定されない，原則として1歳未満の児に突然の死をもたらす症候群である。わが国における年間死亡数は，平成9年には538人であったが徐々に減少し，令和3年は81人（1歳未満が74人）となっている。

SIDSは疾病であり自宅でも起こり得るため，毎年11月をSIDS対策強化月間とするなど，医療従事者や保育関係者はもとより広く一般に対する知識の普及・啓発を行うこととし，母子健康手帳への情報の記載や，ポスター・SNSでの発信により情報提供を行っている。

ⓑ 小児の保健

少子化，女性の高就業率など時代の変化とともに，子育て環境がより広い視野でとらえられるようになった。乳幼児健康診査の目的もこれまでの疾病や障害の早期発見，早期治療から，「より良い生活」に向かうヘルス・プロモーションの推進へと変化してきている。

乳幼児健康診査も，1997年の母子保健法改正に伴って，従来，保健所主導で行われていた公的健康診査は市町村の保健センターで行われるようになった。なお，乳児健康診査と1歳6カ月・3歳児健康診査を合わせて乳幼児健康診査と呼んでいる。

▶ 1　乳児健康診査

市町村の事業として，乳児健康診査が生後3〜6カ月に1回と，9〜11カ月に

1回, 市町村および委託を受けた医療機関において, 無料で行われている。この健康診査は先天性心疾患, 股関節脱臼などの先天性の異常や, 脳性麻痺, 成長障害などの早期発見・早期治療に役立っている。

▶▶ **2　1歳6カ月児健康診査, 3歳児健康診査**

市町村の事業として, 1歳6カ月児健康診査および3歳児健康診査が行われ, 乳児期から幼児期への移行時に, 身体計測, 診察, 問診・アンケート調査, 検査を通じて心身の発達を診査している。

○健康診査の基本的項目

　①発育発達状態

　②栄養状態

　③疾病異常

　④行動・情緒の状態

　⑤歯牙・口腔の状態

　⑥育児実態

　⑦生活環境

○保健指導の種類

　①発育に関する指導

　②発達に関する指導

　③情緒, 行動等精神保健に関する指導

　④栄養, 食生活に関する指導

　⑤生活習慣に関する指導

　⑥環境保健に関する指導

　⑦遊びや子どもとの接し方に関する指導

　⑧母子関係, 父子関係, 家族関係の確立に関する指導

　⑨疾病予防・予防接種・う歯予防

　⑩事故防止・安全教育についての指導

　⑪福祉・医療に関する指導（保育を含む）

　⑫教育に関する指導

これらそれぞれについて, 医師・歯科医師・保健師・助産師・看護師・心理関係の専門職・社会福祉専門職・歯科衛生士が携わっている。

▶▶ **3　児童虐待**

わが国は少子化社会に向かっているが, 児童虐待問題が危惧されている。その件数は近年ますます増加し, 日本における児童虐待相談対応件数は, 1999（平

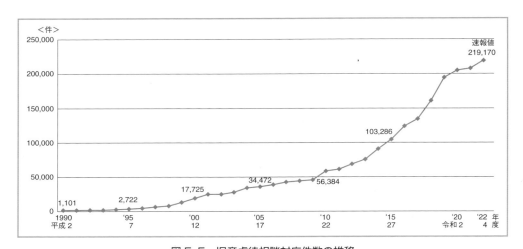

図 5-5　児童虐待相談対応件数の推移
こども家庭庁：令和 4 年度児童相談所における児童虐待相談対応件数（速報値）

成 11）年度 11,631 件であったものが，2022（令和 4）年度速報値では 219,170
件と約 20 年前に比べ約 19 倍に増加している。統計上の数値は氷山の一角で，
実数はこの 2～3 倍にのぼると考えられる（図 5-5）。

　このような社会背景をもとに，「児童虐待の防止等に関する法律」が 2000（平
成 12）年 11 月に施行された。この法律では，第 3 条：児童虐待の禁止で「何人
も，児童に対し，虐待をしてはならない」とある。また，第 2 条：虐待の定義
で次のように定めている。

　この法律において，「児童虐待」とは，保護者（親権を行う者，未成年者後見
人その他の者で，児童を現に監護するものをいう）がその監護する児童（18 歳
に満たない者をいう）に対し，以下に挙げる行為をすることをいう。

　①児童の身体に外傷が生じ，または生じるおそれのある暴行を加えること。
　②児童にわいせつな行為をすること，または児童をしてわいせつな行為をさ
　　せること。
　③児童の心身の正常な発達を防げるような著しい減食または長時間の放置そ
　　の他の保護者として監護を著しく怠ること。
　④児童に著しい心理的外傷を与える言動を行うこと。

　児童虐待は再発，慢性化しやすく，児童の心身の健全な発達を阻害し，後に精
神障害の発生の要因にもなる可能性がある。虐待の背景には，社会的経済的な
家庭問題や夫婦関係の問題が指摘されており，虐待をする親がかつて虐待され
ていたという，世代間における反復も考えられている。児童虐待，養育放棄など
の疑いがある場合は，児童相談所に通告し，子どもの人権を守るための一時保

護や，乳児院・養護施設への入所措置が必要となるケースもある。また，親に対する電話カウンセリングなども整備されつつある。

⑧ 母子保健行政

ⓐ 母子保健行政組織

わが国の母子保健に対する行政組織の中枢として，内閣府の外局である子ども家庭庁がある。わが国の母子保健施策は，健康診査等，保健指導等，医療援護等および母子保健の基盤整備に分類される。主な母子保健施策を図5-6に示す。

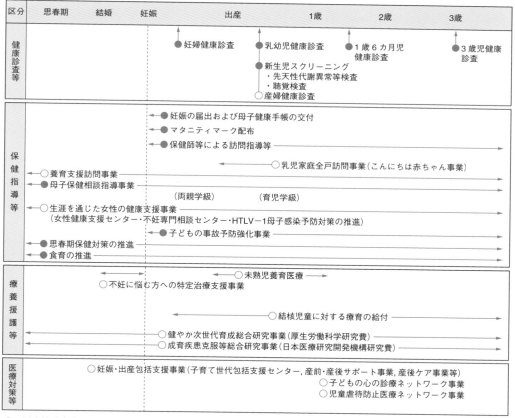

○：国庫補助事業
●：一般財源による事業

図5-6　主な母子保健施策
厚生労働統計協会編：国民衛生の動向，2023/2024

ⓑ 保健指導

▶▶ 1 妊娠届および母子健康手帳の交付

妊娠した者は，妊娠の届出をすることにより，母子健康手帳が交付される。

母子健康手帳は，妊娠，出産および育児に関する一貫した健康記録であるとともに，妊娠および乳幼児に関する行政情報，保健，育児情報を提供するものである。

▶▶ 2 妊産婦および乳幼児の保健指導

妊娠，出産，育児に関する必要な保健指導は，主に市町村で行われている。妊産婦，新生児，未熟児に対しては，必要に応じて医師，助産師，保健師がその家庭を訪問して保健指導を行っている。

新生児は外界に対する抵抗力が弱く，そのため特に栄養，環境，疾病予防などについて留意する必要がある。また，未熟児は，生理的にも種々の未熟性があり，疾病にもかかりやすい状態にあるので，その養育は常に慎重かつ適切でなければならない。そのため，新生児の保護者が第一子のため育児に未経験であるなどの場合や，家庭において養育している未熟児に対しては，保健師，助産師等による家庭訪問指導が行われている。

▶▶ 3 保健所における母子保健事業

保健所は，低出生体重児（2,500 g 未満）の届出（現在地の市町村）に基づいて，出生児の状況，家庭環境などにより，養育上必要な場合，保健師等が家庭訪問を行っている。

また，小児慢性特定疾患にかかっている児童に対する訪問を行い，家庭看護，福祉制度の紹介などの指導を行っている。

▶▶ 4 市町村における母子保健事業

市町村は，母子保健に関するほとんどすべてのサービスを受け持っている。すなわち，妊娠届の受理，母子健康手帳の交付，妊婦の健康診査，両（母）親学級，訪問指導を経て，出生届の受理，新生児の訪問指導，乳児の健康診査，幼児（1歳6カ月児，3歳児）の健康診査，育児学級にいたる母子保健活動を一括して実施している。また母子保健指導事業，妊婦乳児等保健相談事業，家族計画指導事業，母子保健推進員活動事業，母子保健地域組織育成事業，栄養強化事業などが行われている。これらの事業の拠点として，市町村により母子健康包括支援センター（母子健康センター）の設置が進められている。

医療保護

1　妊娠高血圧症候群などの療養の援護

　妊娠高血圧症候群や妊産婦の糖尿病，貧血，産科出血，心疾患などの合併症は，妊産婦死亡や周産期死亡の原因となるほか，未熟児や心身障害の発生原因となる場合がある。そのため訪問指導のほか，入院して治療する必要のある妊産婦に対しては，早期に適正な治療を受けさせるための医療援助を行っている（母子保健法 17 条）。

2　未熟児養育医療

　出生時の体重が極めて少ない（2,000 g 以下）場合，体温が異常に低い場合，呼吸器系や消化器系などに異常がある場合，あるいは異常に強い黄疸のある場合などでは，死亡率も高く，心身障害を残す可能性も高い。そのために，生後すみやかに適切な処置をとることが必要である。母子保健法では養育医療として，養育に医療が必要な未熟児に対して，医療機関に収容して医療給付を行っている。近年，身近な母子保健サービスの提供が，市町村により実施されている。

3　障害者総合支援法（自立支援医療）

　2013（平成 25）年，従来の「障害者自立支援法」は，「障害者総合支援法（障害者の日常生活及び社会生活を総合的に支援するための法律）」に改正された。この法律では，障害児を 18 歳未満の障害者とし，3 障害（身体・知的・精神）および難病患者について，障害者施策を一元化し，障害種別ごとに分かれた施設体系を利用者本位のサービス体系に再編した。

4　結核児童療育医療

　結核により長期の入院治療を要する児童に対し，都道府県・指定都市・中核市が医療の給付と併せて，小・中学生は学用品費および日用品費の支給を行い，その他の児童は日用品費の支給を行っている。

5　小児慢性特定疾病対策

　小児の慢性疾患は長期の治療を必要とし，医療負担も大きい。小児慢性特定疾患の対策は，1974（昭和 49）年から小児慢性疾患に対する治療研究事業として統一され，現在は①悪性新生物，②慢性腎疾患，③慢性呼吸器疾患，④慢性心疾患，⑤内分泌疾患，⑥膠原病，⑦糖尿病，⑧先天性代謝異常，⑨血友病等血液・免疫疾患，⑩神経・筋疾患，⑪慢性消化器疾患などの 16 疾患群 788 疾患（令和 3 年 11 月現在）を対象に，都道府県・指定都市・中核市から医療給付が行われ，患者家族の経済的・精神的負担の軽減が図られている（児童福祉法に根拠をもつ

事業として実施される）。

ⓓ 「健やか親子21」

「健やか親子21」は，21世紀の母子保健の主要な取り組みを提示するビジョンであり，関係者と関係機関・団体が一体となってその達成のために取り組む国民運動として，「健康日本21」の一翼を担うものである。

本計画は，平成13年から26年を第1次期間として，これまで17年と22年には中間評価を，25年度には「『健やか親子21』の最終評価等に関する検討会」で最終評価を行った。最終評価報告書では，4つの主要課題ごとに設けた69指標（74項目）について，目標の達成状況や関連する施策の取り組み状況の評価を行い，全体の約8割で一定の改善がみられた。

平成27年度から始まった「健やか親子21（第2次）」については，平成26年に検討会報告書が取りまとめられた。

検討会では，①日本全国どこで生まれても一定の質の母子保健サービスが受けられ，生命が守られるという，地域間での健康格差を解消すること，②疾病や障害，経済状態による個人や家庭環境の違い，多様性を認識した母子保健サービスを展開することが共有され，10年後の目指す姿をすべての子どもが健やかに育つ社会とした。この実現に向け，3つの基盤課題と2つの重点課題を設定した。

基盤課題A：切れ目のない妊産婦・乳幼児への保健対策

基盤課題B：学童期・思春期から成人に向けた保健対策

基盤課題C：子ども健やかな成長を見守り育む地域づくり

重点課題①：育てにくさを感じる親によりそう支援

重点課題②：妊娠期からの児童虐待防止

3つの基盤課題のうち，基盤課題AとBは，以前から取り組んできたが引き続き改善が必要な課題や，少子化や家族形態の多様化を背景として新たに出現してきた課題であり，基盤課題Cは，基盤課題AとBを広く下支えする環境づくりを目指すための課題として設定した。

厚生労働省は，「健やか親子21（第2次）の中間評価等に関する検討会」を設置して，これまでの取り組み状況の中間評価を実施し，令和元年に報告書を取りまとめた。この報告書では，「健やか親子21（第2次）」策定時に目標して設定した52指標のうち，34指標が改善するなど一定の効果が出ている一方で，妊産婦のメンタルヘルスや10歳代の自殺，児童虐待による死亡数などの大きな課題も残されており，引き続き対策が求められるとした。

ⓔ　成育基本法

　　令和元年に「成育過程にある者及びその保護者並びに妊産婦に対し必要な成育医療等を切れ目なく提供するための施策の総合的な推進に関する法律」(成育基本法) が施行された。成育基本法は，子どもたちの健やかな成育を確保するため，成長過程を通じた切れ目ない支援や，科学的な知見に基づく適切な成育医療等の提供，安心して子どもを産み育てられる環境の整備などを基本理念として，関係する施策を総合的に推進することを目的としている。

　　国は成育基本法に基づき，①小児・妊産婦の保健医療の強化，②心身の健康に関する教育の充実や科学的知見に基づく愛着形成の促進などの普及・啓発促進強化，③予防接種，乳幼児健診，学校保健情報のデータ整備および利活用に関する体制整備，④調査研究を基本施策とすることを決定している。

⑨　ドメスティック・バイオレンス

　　ドメスティック・バイオレンス (domestic violence；DV) とは，「夫婦やパートナー等の親密な関係にある，またはあった男女間での暴力」のことであるが，親子間の暴力を含めた広義の意味で使用されることもある。暴力というのは本質的に理不尽なものであり，「安心」「自信」「自由」という人間らしく生きる権利を奪うものである。

　　これは家庭内の個人的夫婦の痴話喧嘩という次元をはるかに超えた社会構造の中にあり，またジェンダー (社会的，文化的性差。いわゆる男らしさ，女らしさ) による不平等と関係するような価値観，伝統，習慣などが複雑に絡み合っていると考えられる。

　　暴力の形態は，

　　①身体的暴力：殴る・蹴る・物品をぶつける・火傷などの外傷を負わせる，などといった一方的な暴力行為。

　　②精神的暴力：どう喝や日常的に罵る・無視するなど，ストレスとなる行為を繰り返し行う。

　　③性的暴力：性交の強要・一方的な行為で，近親間強姦ともいえる。

　　④経済的暴力：仕事を制限する，生活費を入れない。

　　などがあり，わが国では 2003 (平成 13) 年に「配偶者からの暴力の防止及び被害者の保護等に関する法律」が制定され，社会的問題として取り組まれてい

る。ドメスティック・バイオレンス問題は，犯罪，女性の健康，生活の自立，離婚など多くの問題が重なって出現することが多い。そのため，この問題の解決には社会全体が連携して対処していく必要がある。

● 文献 ●

1）厚生労働統計協会編：国民衛生の動向　2023/2024
2）あいち小児保健医療総合センター：健やかな親子関係の確立に向けた乳幼児健診現場における相談支援ガイドブック（普及版）．令和2年　https：//www.achmc.pref.aichi.jp/sector/hoken/information/pdf/sukoyaka_guidebook.pdf（最終アクセス日：2023年11月10日）
3）国立成育医療研究センター編：乳幼児健康診査事業実践ガイド．平成30年　https：//www.mhlw.go.jp/content/11900000/000520614.pdf（最終アクセス日：2023年11月10日）

演習課題

以下の文において（　　　　　）内に適当な語句または数字を入れよ。

1. 新生児とは，生後（　　　　　）未満の児をいう。
2. 妊産婦死亡とは妊娠中または出産後（　　　　　）日以内の母体の死亡をいう。
3. 乳児死亡率は（　　　　　÷　　　　　）×1,000で算出される。
4. 周産期死亡とは，妊娠満（　　　）週以降の死産と，生後（　　　）週未満の早期新生児死亡を合わせたものをいう。
5. わが国の周産期死亡率は欧米諸国と比較して（　　　　　）。
6. わが国の新生児死亡率は国際的にみて，（　　　　　）。
7. 現在，わが国の1歳以上の小児（1歳〜14歳）の死亡原因を年齢階級別にみると，1〜4歳は（　　　　），5〜9歳は（　　　　），10〜14歳は（　　　　）が第1位となっている。
8. 不慮の事故死亡は5〜14歳では（　　　　　）が第1位である。
9. 令和3年における1年間の人工妊娠中絶手術の届出総件数は約（　　　）件である。
10. 母子健康包括支援センターの設置主体は（　　　　　）である。
11. 妊娠届はできるだけ早く，（　　　　　）に届け出る。
12. 届出をした妊婦には（　　　　　）手帳が交付され，妊娠・出産・育児と，母子の一貫した健康管理に役立てられる。
13. 母子健康手帳は双生児の場合は（　　　）冊の母子健康手帳の交付を受ける。
14. 母子健康手帳を紛失した場合には，無料で再交付を（　　　　　）。
15. 早期新生児期に先天代謝異常等（　　　　　）が行われている。
16. マス・スクリーニングによる患者発見数，発生率ともに（　　　　　）症が

最も多い。

17. 1歳6カ月健診，3歳児健診はともに（　　　　　　）が主体で実施される。

18. 母子保健法によれば，低出生体重児とは，出生時体重が（　　　　　　）g未満の児をいい，その届出は（　　　　　）が（　　　　　）に行う。

19. 厚生労働省は，21世紀の母子保健の取り組みの方向性を示し，①思春期の保健対策の強化と健康教育の推進，②妊娠・出産に関する安全性と快適さの確保と不妊への支援，③小児保健医療水準を維持・向上させるための環境整備，④子どもの心の安らかな発達の促進と育児不安の軽減などの，国民運動計画として（　　　　　　　）を策定した。

第6章

学 校 保 健

❶ 学校保健の目的と対象

　学校は，教育課程に基いて教育が営まれる場所であり，心身ともに成長過程にある幼児・児童・生徒・学生および職員が1日の大半を過ごす場所である。

　学校保健安全法第1条に，「この法律は，学校における児童生徒等及び職員の健康の保持増進を図るため，学校における保健管理に関し必要な事項を定めるとともに，学校における教育活動が安全な環境において実施され，児童生徒等の安全の確保が図られるよう，学校における安全管理に関し必要な事項を定め，もつて学校教育の円滑な実施とその成果の確保に資することを目的とする。」と示されている。

　学校保健の対象は，法にも示されているように，幼稚園児，小学校児童，中学・高校の生徒，大学その他の学生および教職員を対象としている。これらの対象者は成長過程にあり，生涯の生活習慣の形成期でもあるため，教育的影響は極めて大きく，公衆衛生の重要な一部分である。

❷ 学校保健行政

　学校保健行政とは，国民の健康保持増進を図るため，国や地方公共団体が学校生活を対象として行う公の活動を指している。この観点から学校保健行政は，学校保健，学校安全，学校体育，学校給食から構成されている。

　学校保健行政は，国 → 都道府県 → 市町村 → 各学校という系列で行われている。この行政体系の中央行政組織は文部科学省（国）にあり，スポーツ・青年局の学校健康教育課が学校保健を所轄している。地方教育行政組織として，都道府県および市町村に教育委員会の学校保健主管課（公立校），私立校は知事部局の私学担当課が設置されていて，学校保健に関する職務権限を有している。

❸ 学校保健

　　学校保健は文部科学省設置法第4条12項に，「学校における保健教育及び保健管理をいう」と定められており，その分類は図6-1のように体系化されている。

ⓐ 保健教育

　　保健教育とは，学校教育法に基づいた教育活動で，保健学習と保健指導に大別される。

▶▶ 1 保健学習

　　保健学習とは，生涯を通じて自らの健康を管理し，改善していくことができ

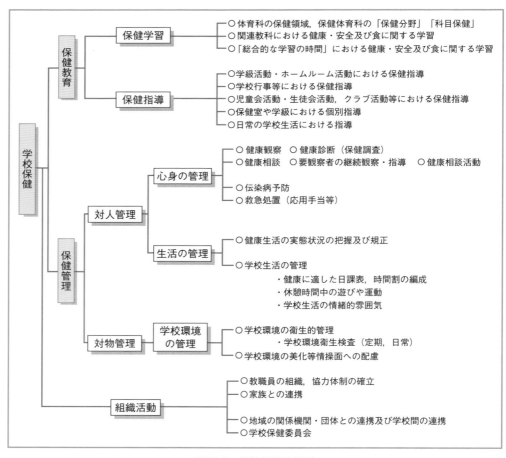

図6-1　学校保健の体系
文部科学省：国際教育協力懇親会資料集

表6-1　保健学習の内容

小学校	中学校	高等学校
第3・4・5・6学年 24単位時間程度	第1・2・3学年 48単位時間程度	第1・2学年 2単位（70単位時間）
1．毎日の生活と健康 2．育ちゆく体とわたし 3．心の健康 4．けがの防止 5．病気の予防	1．心身の機能の発達と心の健康 2．健康と環境 3．傷害の防止 4．健康な生活と疾病の予防	1．現代社会と健康 2．生涯を通じる健康 3．社会生活と健康

学習指導要領（平成19・20年告示）より作成

るような資質や能力の基礎を培うため，小学校においては体育科目の「保健領域」，中学校においては保健体育科目の「保健分野」，高等学校においては保健体育の科目「保健」で，それぞれの学習指導要領で規定されている。

　現在，身近な生活における健康・安全に関する内容を理解することを重点とした学習指導要領が実施されている。小・中・高等学校を通じて系統性のある指導ができるよう体系化されており，心身の発達・発達と健康，生活習慣病，保健医療制度，健康と環境，傷害の防止としての安全などの内容を改善している（表6-1）。なお，2016（平成28）年の中央教育審議会答申を受けて，学習指導要領が改訂された。幼稚園では平成30年度から，また小・中・高等学校でも移行期間を経て実施される。

○がん教育の位置づけ

　2016（平成28）年に改正・施行されたがん対策基本法において学校でのがん教育が法律上に位置づけられ，2017（平成29）年度からの第3期がん対策推進基本計画にもがん教育が位置づけられた。また，2017（平成29）年3月に公示された新中学校学習指導要領および2018（平成30）年3月に公示された新高等学校学習指導要領の「保健体育」ではがんを取り扱うことが新たに明記された。

○がん教育の目標

　「学校におけるがん教育の在り方について（報告）」2015（平成27）年においては，がん教育の目標として次の2つが挙げられている。

　①がんについて正しく理解することができるようにする。

　②健康と命の大切さについて主体的に考える。

○がん教育実施上の留意点

　①学校教育活動全体での推進

　②発達の段階を踏まえた指導

　　③外部講師の参加・協力など関係諸機関との連携

　　④がん教育で配慮が必要な事項

○薬物乱用防止教育

　薬物乱用に関する最近の状況としては，大麻事犯が増加傾向にあり，検挙者の約半数は，未成年および20歳代の若者が占めるなど，青少年を中心に大麻乱用の裾野が拡大している。

　薬物乱用が抱える深刻な問題を踏まえ，政府は1997（平成9）年に薬物乱用対策推進本部を設置し1998（平成10）年には薬物乱用防止五か年戦略を策定した。戦略は5年ごとに見直され，現在は，2018（平成30）年に策定された第五次薬物乱用防止五か年戦略により政府一丸となった取り組みが推進されている。

▶▶ **2　保健指導**

　保健指導とは，健康に関する日常の具体的問題に対応するための実践的能力や態度の育成を目指している。学習指導要領にも，特別活動など教科以外での指導の場が示されている。なお，個人指導もこの保健指導に入る。

ⓑ 保健管理

　保健管理は「学校保健安全法」に基づいて実施される。前出のとおり，学校保健安全法によれば，保健管理は児童，生徒，学生，幼児ならびに職員の健康保持増進を図り，学校教育の円滑な実施とその成果の確保に資することを目的とし，学校における保健管理に関し必要な事項を定めている（同法第1条）。

　保健管理に関する職員は，学校教育法に規定された保健主事および養護教諭，学校保健安全法に規定された学校医，学校歯科医および学校薬剤師である。職務として保健管理とは，学校環境衛生，健康診断，健康相談および感染症予防である。

▶▶ **1　健康診断**

　現行の健康診断には，就学時の健康診断，児童，生徒，学生および幼児の定期・臨時の健康診断，職員の定期・臨時の健康診断があり，学校保健安全法に基づいて実施される（表6-2）。

　①就学時の健康診断：学校保健安全法施行令第1条で満6歳に達した者を対象に，就学4カ月前（11月30日）までに実施することになっている。この健康診断は市町村教育委員会によって実施され，教育の可能性についての判断を健康の立場から検討することと，翌年の4月の入学時までに，健康状態の保持を教育の立場から指導することを目的としている。事後措置は，発見された疾病

表 6-2　定期健康診断の検査項目と実施学年

2023（令和 5）年 4 月現在

項目	検査・診察方法	発見される疾病異常	幼稚園	小1年	小2年	小3年	小4年	小5年	小6年	中1年	中2年	中3年	高1年	高2年	高3年	大学
保健調査	アンケート		○	◎	◎	◎	◎	◎	◎	◎	◎	◎	◎	◎	◎	○
身　長		低身長など	◎	◎	◎	◎	◎	◎	◎	◎	◎	◎	◎	◎	◎	◎
体　重			◎	◎	◎	◎	◎	◎	◎	◎	◎	◎	◎	◎	◎	◎
栄養状態		栄養不良／肥満傾向・貧血など	◎	◎	◎	◎	◎	◎	◎	◎	◎	◎	◎	◎	◎	◎
脊柱・胸郭／四肢／骨・関節		骨・関節の異常など	◎	◎	◎	◎	◎	◎	◎	◎	◎	◎	◎	◎	◎	△
視　力（視力表）裸眼の者：裸眼視力		屈折異常，不同視など	◎	◎	◎	◎	◎	◎	◎	◎	◎	◎	◎	◎	◎	△
眼鏡等をしている者：矯正視力			◎	◎	◎	◎	◎	◎	◎	◎	◎	◎	◎	◎	◎	△
裸眼視力			△	△	△	△	△	△	△	△	△	△	△	△	△	△
聴　力	オージオメータ	聴力障害	◎	◎	◎	◎	△	◎	△	◎	△	◎	◎	△	△	△
眼の疾病及び異常		感染性疾患，その他の外眼部疾患，眼位など	◎	◎	◎	◎	◎	◎	◎	◎	◎	◎	◎	◎	◎	◎
耳鼻咽喉頭疾患		耳疾患，鼻・副鼻腔疾患／口腔咽喉頭疾患／音声言語異常など	◎	◎	◎	◎	◎	◎	◎	◎	◎	◎	◎	◎	◎	◎
皮膚疾患		感染性皮膚疾患／湿疹など	◎	◎	◎	◎	◎	◎	◎	◎	◎	◎	◎	◎	◎	◎
歯及び口腔の疾患及び異常		むし歯，歯周疾患／歯列・咬合の異常／顎関節症状・発音障害	◎	◎	◎	◎	◎	◎	◎	◎	◎	◎	◎	◎	◎	△
結　核	問診・学校医による診察	結核		◎	◎	◎	◎	◎	◎	◎	◎	◎				
	エックス線撮影												◎			◎（1学年・入学時）
	エックス線撮影／ツベルクリン反応検査／喀痰検査など			○	○	○	○	○	○	○	○	○				
	エックス線直接撮影／喀痰検査・聴診・打診など												○			○
心臓の疾患及び異常	臨床医学的検査／その他の検査	心臓の疾病／心臓の異常	◎	◎	◎	◎	◎	◎	◎	◎	◎	◎	◎	◎	◎	◎
	心電図検査		△	◎	△	△	△	△	△	◎	△	△	◎	△	△	△
尿	試験紙法（蛋白など）	腎臓の疾患	◎	◎	◎	◎	◎	◎	◎	◎	◎	◎	◎	◎	◎	△
	糖	糖尿病	△													△
その他の疾患及び異常	臨床医学的検査／その他の検査	結核疾患，心臓疾患／腎臓疾患，ヘルニア／言語障害，精神障害／骨・関節の異常／四肢運動障害	◎	◎	◎	◎	◎	◎	◎	◎	◎	◎	◎	◎	◎	◎

◎：ほぼ全員に実施されるもの
○：必要時または必要者に実施されるもの
△：検査項目から除くことができるもの

厚生労働統計協会編：国民衛生の動向，2023/2024

異常に対して，就学前に十分，治療するように勧告や助言がなされる。就学の指導を要する者に対しては「就学指導委員会」が設置され，就学義務の猶予もしくは免除または盲学校，聾学校もしくは養護学校への就学に関し，指導を行っている。

②定期健康診断：学校の定期健康診断後は，21日以内にその結果を児童・生徒および保護者に通知し，「健康診断の結果に基づき，疾病の予防処置を行い，または治療を指示し，ならびに運動および作業を軽減する等適切な措置」をとっている。心臓病，腎臓病は管理指導表に基づき，指導が行われている。学校生活管理指導表の例を表6-3に示す。

③教職員の健康診断：教職員の健康状態は，児童生徒などに影響を及ぼすので，教職員の健康診断と健康管理が行われている。40歳以上にはきめ細かい検査が実施されているが，教員の場合，授業時間による時間的制約などで未受診の者もおり，未受診者をどう扱うかが課題となっている。教職員自らが，年1回健康診断を受けることが望まれる。健康管理上では，教員のストレス問題が増加傾向にある。

▶▶ **2 健康相談**

健康相談は，毎月定期的および臨時に，保健室において，学校医または学校歯科医が行うものとされてきたが，2008（平成20）年の法改正により養護教諭やその他の職員と連携して，学校と医療機関等との連携が位置づけられた。

具体的には，次のような対象者が考えられる。

・健康診断または日常の健康観察の結果，継続的な観察・指導を必要とする者
・病気欠席がちの者
・本人または保護者が健康相談の必要を認めた者
・学校行事の参加の場合において必要と認める者

▶▶ **3 感染症予防**

1999（平成11）年に感染症法の制度などに伴い，学校における感染症の見直しが行われ，予防すべき感染症の種類および出席停止の期間の基準について見直され，平成24年4月より実施されている。特に予防すべき感染症が3種類に分けられている（表6-4）。

健康診断および保健教育も感染症の予防に寄与している。なお感染症法等の他法により規定されているもの以外については，学校保健安全法においてその予防について定められている。

学校保健安全法（第19条）に定めるところにより，感染症にかかっている者，

表6-3　学校生活管理指導表の例（中学・高校用）

〔平成23年度改訂〕

学 校 生 活 管 理 指 導 表（中学・高校生用）

平成　年　月　日

氏名＿＿＿＿＿＿＿＿＿　男・女　平成　年　月　日生（　）才　＿＿＿＿＿＿＿　中学校　高等学校　　年　　組

①診断名（所見名）	②指導区分	③運動部活動	④次回受診	医療機関＿＿＿＿＿＿
	要管理：A・B・C・D・E	（　　　　）部	（　）年（　）カ月後	医　師＿＿＿＿＿＿印
	管理不要	可（ただし，　　）禁	または異常があるとき	

【指導区分：A…在宅医療・入院が必要　　B…登校はできるが運動は不可　　C…軽い運動は可　　D…中等度の運動まで可　　E…強い運動も可】

体育活動	運動強度		軽い運動（C・D・Eは"可"）	中等度の運動（D・Eは"可"）	強い運動（Eのみ"可"）
	*体つくり運動	体ほぐしの運動　体力を高める運動	仲間と交流するための手軽な運動，律動的な運動　基本の運動（投げる，打つ，捕る，蹴る，跳ぶ）	体の柔らかさおよび巧みな動きを高める運動，力強い動きを高める運動，動きを持続する能力を高める運動	最大限の持久運動，最大限のスピードでの運動，最大筋力での運動
	器械運動	（マット，跳び箱，鉄棒，平均台）	準備運動，簡単なマット運動，バランス運動，簡単な跳躍	簡単な技の練習，助走からの支持，ジャンプ・基本的な技（回転系の技を含む）	演技，競技会，発展的な技
	陸上競技	（競走，跳躍，投てき）	基本動作，立ち幅跳び，負荷の少ない投てき，軽いジャンピング（走ることは不可）	ジョギング，短い助走での跳躍	長距離走，短距離走の競走，競技，タイムレース
	水泳	（クロール，平泳ぎ，背泳ぎ，バタフライ）	水慣れ，浮く，伏し浮き，け伸びなど	ゆっくりな泳ぎ	競泳，遠泳（長く泳ぐ），タイムレース，スタート・ターン
運動領域等	球技	ゴール型／バスケットボール／ハンドボール／サッカー／ラグビー	（ランニングのない／ゆっくりな運動）基本動作（パス，シュート，ドリブル，フェイント，リフティング，トラッピング，スローイング，キッキング，ハンドリングなど）	（身体の強い接触を伴わないもの／フットワークを伴う運動）基本動作を生かした簡易ゲーム（ゲーム時間，コートの広さ，用具の工夫などを取り入れた連携プレー，攻撃・防御）	（簡易ゲーム・ゲーム・競技／タイムレース・応用練習・競技）試合・競技
		ネット型／バレーボール／卓球／テニス／バドミントン	基本動作（パス，サービス，レシーブ，トス，フェイント，ストローク，ショットなど）		
		ベースボール型／ソフトボール／野球	基本動作（投球，捕球，打撃など）		
		ゴルフ	基本動作（軽いスイングなど）	クラブで球を打つ練習	
	武道	柔道，剣道，相撲	礼儀作法，基本動作（受け身，素振り，さばきなど）	基本動作を生かした簡単な技・形の練習	応用練習，試合
	ダンス	創作ダンス，フォークダンス　現代的なリズムのダンス	基本動作（手ぶり，ステップ，表現など）	基本動作を生かした動きの激しさを伴わないダンスなど	各種のダンス発表会など
	野外活動	雪遊び，氷上遊び，スキー，スケート，キャンプ，登山，遠泳，水辺活動	水・雪・氷上遊び	スキー，スケートの歩行やゆっくりな滑走平地歩きのハイキング，水に漫かり遊ぶなど	登山，遠泳，潜水，カヌー，ボート，サーフィン，ウインドサーフィンなど
文化的活動			体力の必要な長時間の活動を除く文化活動	右の強い活動を除くほとんどの文化活動	体力を相当使って吹く楽器（トランペット，トロンボーン，オーボエ，バスーン，ホルンなど），リズムのかなり速い曲の演奏や指揮，行進を伴うマーチングバンドなど
学校行事，その他の活動			▼運動会，体育祭，球技大会，スポーツテストなどは上記の運動強度に準ずる。▼指導区分，"E"以外の生徒の遠足，宿泊学習，修学旅行，林間学校，臨海学校などの参加について不明の場合は学校医・主治医と相談する。		

定義

《軽い運動》　同年齢の平均的生徒にとって，ほとんど息がはずまない程度の運動。

《中等度の運動》　同年齢の平均的生徒にとって，少し息がはずむが苦しくない程度の運動。パートナーがいれば楽に会話ができる程度の運動。

《強い運動》　同年齢の平均的生徒にとって，息がはずみ息苦しさを感じるほどの運動。

*体つくり運動：レジスタンス運動（等尺運動）を含む。

表6-4　学校において予防すべき感染症

2023（令和5）年5月改正

	感染症の種類	出席停止の期間の基準	考え方
第一種[1]	エボラ出血熱，クリミア・コンゴ出血熱，痘そう，南米出血熱，ペスト，マールブルグ病，ラッサ熱，急性灰白髄炎，ジフテリア，重症急性呼吸器症候群（病原体がベータコロナウイルス属SARSコロナウイルスであるものに限る），中東呼吸器症候群（病原体がベータコロナウイルス属MERSコロナウイルスであるものに限る）および特定鳥インフルエンザ（感染症の予防及び感染症の患者に対する医療に関する法律6条3項6号に規定する特定鳥インフルエンザをいう。なお，現時点で病原体の血清亜型はH5N1およびH7N9）	治癒するまで	感染症法の一類感染症および二類感染症（結核を除く）
第二種	インフルエンザ（特定鳥インフルエンザおよび新型インフルエンザ等感染症を除く）	発症した後5日を経過し，かつ解熱した後2日（幼児にあっては，3日）を経過するまで	空気感染または飛沫感染する感染症で児童生徒のり患が多く，学校において流行を広げる可能性が高いもの
	百日咳	特有の咳が消失するまでまたは5日間の適正な抗菌性物質製剤による治療が終了するまで	
	麻しん	解熱した後3日を経過するまで	
	流行性耳下腺炎	耳下腺，顎下腺または舌下腺の腫脹が発現した後5日を経過し，かつ全身状態が良好になるまで	
	風しん	発しんが消失するまで	
	水痘	すべての発しんが痂皮化するまで	
	咽頭結膜熱	主要症状が消退した後2日を経過するまで	
	新型コロナウイルス感染症（病原体がベータコロナウイルス属のコロナウイルス［令和2年1月に，中華人民共和国から世界保健機関に対して，人に伝染する能力を有することが新たに報告されたものに限る］であるものに限る）	発症した後5日を経過し，かつ，症状が軽快した後1日を経過するまで	
	結核 髄膜炎菌性髄膜炎	病状により学校医その他の医師において感染のおそれがないと認めるまで	
第三種	コレラ，細菌性赤痢，腸管出血性大腸菌感染症，腸チフス，パラチフス，流行性角結膜炎，急性出血性結膜炎，その他の感染症	病状により学校医その他の医師において感染のおそれがないと認めるまで	学校教育活動を通じ，学校において流行を広げる可能性があるもの

資料　学校保健安全法施行規則などにより作成
※感染症の予防及び感染症の患者に対する医療に関する法律6条7項から9項までに規定する新型インフルエンザ等感染症，指定感染症および新感染症は，第一種の感染症とみなす。
厚生労働統計協会編：国民衛生の動向，2023/2024

　その疑いのある者およびかかるおそれのある者を，校長は出席停止させることができる（表6-4）。感染症予防上必要のあるときは，学校の設置者が臨時に，学校の全部または一部の休業を行うことができる（第20条）。

▶▶ 4　学校環境衛生

　学校環境衛生は，学校保健安全法第6条（学校においては，換気，採光，照明，保温，清潔の保持などの学校環境衛生基準の設定）に基づき，保健体育審議会により「学校環境衛生の基準」（1964年）がまとめられ，飲料水の水質検査をはじめとする定期・臨時の環境衛生検査，事後措置，日常における環境衛生活動が実施されてきた。

　現在実施されている主な内容は，①照度および照明環境，②騒音および騒音レベル，③教室等の空気，④飲料水の管理，⑤学校給食の食品衛生，⑥水泳プールの管理，⑦排水の管理，⑧学校の清潔，⑨机，いすの整備，⑩黒板の管理，⑪水のみ・洗い口・手洗い場の管理，⑫足洗い場の管理，⑬便所の管理，⑭ごみの処理，⑮ネズミ，衛生害虫の対策などである。

　最近の改定点は，1992（平成4）年，新たに「排水の管理」の項目が加えられるとともに，照度の基準を300ルクス以上とアップする一方，コンピュータ教室などについては500〜1000ルクスとするなど，科学技術の進展や学校を取り巻く環境の変化を踏まえた「学校環境衛生の基準」が定められた。また1994年に，飲料水の検査項目としてトリハロメタン類を加えるとともに，1997（平成9）年，学校給食の衛生管理などを徹底するために，学校給食の食品衛生の項目について充実させ，1999（平成11）年「学校給食衛生管理の基準」との整合性を図るなど，関係部分を改訂した。

　また，2001（平成13）年には遊泳用プールに係る衛生基準の改訂等に伴い，水泳プールの検査項目に総トリハロメタンが加えられた。翌年にはホルムアルデヒド，トルエン，キシレン，パラジクロロベンゼンの4物質の室内空気中化学物質の濃度が規定され，検査事項，検査方法，判定基準，事後措置などが定められた。なお，室内空気中化学物質の濃度については，いわゆる「シックスクール症候群」対策として，厚生労働省がその指針値を定めている。学校の環境衛生検査は，学校医の指導・助言の下で学校薬剤師が実施することになっている。表6-5に学校環境衛生の主な基準値を示す。

▶▶ 5　学校保健活動の推進

　児童生徒の健康増進を図るため，保健教育と有機的な関連をとりながら，健康診断，その結果に基づく事後処置，健康診断，伝染病の予防，環境衛生の維持改善などを行っているほか，次の事業を実施している。

　①薬物乱用防止

　②アレルギー疾患への対応

表6-5 学校環境衛生基準値

検査項目		基準
換気および保温等	(1) 換気	換気の基準として，二酸化炭素は，1,500 ppm 以下であることが望ましい。
	(2) 温度	17℃以上，28℃以下であることが望ましい。
	(3) 相対湿度	30%以上，80%以下であることが望ましい。
	(4) 浮遊粉じん	0.10 mg/m³ 以下であること。
	(5) 気流	0.5 m/ 秒以下であることが望ましい。
	(6) 一酸化炭素	10 ppm 以下であること。
	(7) 二酸化窒素	0.06 ppm 以下であることが望ましい。
	(8) 揮発性有機化合物	
	ア．ホルムアルデヒド	100 μg/m³ 以下であること。
	イ．トルエン	260 μg/m³ 以下であること。
	ウ．キシレン	870 μg/m³ 以下であること。
	エ．パラジクロロベンゼン	240 μg/m³ 以下であること。
	オ．エチルベンゼン	3,800 μg/m³ 以下であること。
	カ．スチレン	220 μg/m³ 以下であること。
	(9) ダニ又はダニアレルゲン	100 匹/m² 以下又はこれと同等のアレルゲン量以下であること。
採光および照明	(10) 照度	ア 教室およびそれに準ずる場所の照度の下限値は，300 lx（ルクス）とする。また，教室及び黒板の照度は，500 lx 以上であることが望ましい。 イ 教室および黒板のそれぞれの最大照度と最小照度の比は，20：1 を超えないこと。また，10：1 を超えないことが望ましい。 ウ コンピュータを使用する教室等の机上の照度は，500〜1000 lx 程度が望ましい。 エ テレビやコンピュータ等の画面の垂直面照度は，100〜500 lx 程度が望ましい。 オ その他の場所における照度は，工業標準化法（昭和24 年法律第185 号）に基づく日本工業規格（以下「日本工業規格」という。）Z 9110 に規定する学校施設の人工照明の照度基準に適合すること。
	(11) まぶしさ	ア 児童生徒等からみて，黒板の外側15 °以内の範囲に輝きの強い光源（昼光の場合は窓）がないこと。 イ 見え方を妨害するような光沢が，黒板面及び机上面にないこと。 ウ 見え方を妨害するような電灯や明るい窓等が，テレビおよびコンピュータ等の画面に映じていないこと。
騒音	(12) 騒音レベル	教室内の等価騒音レベルは，窓を閉じているときは LAeq 50 dB（デシベル）以下，窓を開けているときは LAeq 55 dB 以下であることが望ましい。

文部科学省：学校環境衛生管理マニュアル［平成30 年度改訂版］

③学校歯科保健活動の推進

④要保護・準要保護児童生徒の医療費補助

⑤へき地学校保健管理費補助

▶▶ **6**　学校保健業務

　①学校保健業務に携わる職員：学校保健業務に携わる職員は，常勤職員として校長，教頭，保健主事，養護教諭，一般教諭である。このほかに専門職として学校医（医師），学校歯科医（歯科医師），学校薬剤師，学校栄養職員（栄養士）がいる。このうち学校医，学校歯科医，学校薬剤師はほとんどの場合，非常勤職員である。なお，保健主事は，教諭または養護教諭が任命され，学校保健と学校教育全体の調整，学校保健安全計画の立案など，学校における保健や安全についての総括を行っている。

　②養護教諭の役割：養護教諭について，学校教育法第37条には「養護教諭は児童の養護をつかさどる」との規定があり，養護教諭は，専門的立場からすべての児童・生徒の保健および環境衛生の実態を的確に招握，疾病や情緒障害，体力，栄養に関する問題など心身の健康に問題をもつ児童・生徒の個別の指導にあたっている。また，健康な児童・生徒についても健康の増進に関する指導だけでなく，一般教員の行う日常の教育活動にも積極的に協力する役割を有する。

　さらに，1997（平成9）年の答申において，養護教諭の新たな役割として，近年の心の健康問題などの深刻化に伴い，学校におけるカウンセリングなどの機能の充実が求められている。また，教育職員免許法の改正により，養護教諭は兼職発令を受けることにより保健の教科を担任することが可能となっている。

　③保健室：学校保健安全法第7条に学校の保健室の設置が規定されている。保健室には次のような事項が求められている。

- 保健室には健康診断，健康相談，救急処置などを行うための設備を設けること。
- 保健室は養護教諭が保健室の運営を行い，薬品，衛生材料，健康診断用の器具は定期的に点検・整備し，教員や児童が健康について調べることのできる本や資料を備えておくことが求められる。
- 保健室は，校庭に面していて校庭からも直接出入りできる場所に設置することなどが望ましい。

④　学校安全

　学校安全とは，法令上，学校における安全教育と安全管理をいう。いうまでもなく，安全が確保されるためには，安全にとって望ましい行動を常に実践することが必要であるとともに，人間の生存する環境が安全に保たれていなければ

ならない。したがって，学校における安全，すなわち学校安全は，安全教育と安全管理とが，表裏一体となって推進され，児童・生徒の安全を図っていくものでなければならない。

　学校における安全の問題は，学校内における不可抗力あるいは人為的な各種事故とそれに伴う外傷，火災などの人災，地震や津波，台風や豪雨による土砂崩れなどの自然災害の発生による校舎被災とそれに伴う各種外傷，児童生徒を対象とした犯罪被害，および登下校・校外活動中の交通事故などが挙げられる。学校保健安全法第27条では学校安全計画の策定が定められている。

　安全管理として，学校において従来から重視されている事項は，学校の施設設備の管理・整備，定期点検および日常点検，自然災害および人為災害から生命の危険を回避するための避難訓練，さらに安全教育としては交通安全指導と応急手当，心肺蘇生法の実際などである。

　近年は，自然災害や人為災害への対応，犯罪被害からの自己防衛など，指導内容拡大の必要が議論されている。

　さらに，近年の安全管理の課題として，事故や災害，犯罪のような突発的事態や感染症の発生などを含めた緊急事態に対応する「健康危機管理」の体制整備の必要が論じられている。学校保健安全法第29条では，「危険等発生時対処要領」の作成が定められている。

⑤　学校給食

　わが国の学校給食は，1887（明治22）年，山形県鶴岡町（現・鶴岡市）私立忠愛小学校で，経済的に恵まれない児童を対象に昼食を無料で支給したのが起源とされる。現在，学校給食は，学校給食法に基づき，児童・生徒の心身の健全な発達に資し，かつ国民の食生活の改善を寄与することを目的とし，学校教育の一環として実施されている。

　給食普及率を完全給食普及率（児童・生徒数）でみると，2021（令和3）年には，小学校が99.1％，中学校が87.9％，特殊教育諸学校が91.9％と高い実施率を示しているが，中学校ではいっそうの普及が望まれている。

　現在の児童・生徒は，①偏った食事内容によるカルシウムや鉄などの微量栄養素の不足，脂肪などによるエネルギーの過剰摂取，②子どもの偏食の増加や，高血圧・肥満などの生活習慣病の兆候がみられるとの指摘，③家庭の在り方の変容に伴う，食事に関連する基本的な生活習慣や「しつけ」に対する影響，朝食

の欠食や孤食の増加，④直接体験の減少や人間関係の希薄化，などさまざまな食生活上の問題が指摘されている。

　こうした状況の中で，学校給食のもつ意義は，バランスのとれた栄養豊かな食事を適切な指導の下に提供することにより，「食べる」体験を通して，望ましい食習慣を身につけるばかりでなく，生涯にわたり健康で充実した生活を送る態度・能力を育成する健康教育の一環としての観点から，自らが主体的に望ましい食生活を営んでいく力を身につけさせ，食事を通じて，好ましい人間関係を育て，豊かな心をはぐくむことにある。なお，食育については第11章「国民栄養」を参照されたい。

⑥　体格・体力

ⓐ　体　格

　わが国における児童生徒の体格の測定値に関する調査は，1888（明治21）年に始められて以来，学校保健統計調査に至るまで約100年にも及ぶ長い歴史を有している。1950（昭和25）年からの身長と体重の年次推移を図6-2および図6-3に示す。男子と女子の平均値を比べると，身長では9歳から11歳の間で女子が男子を上回っている。肥満傾向児（肥満度20％以上）をみると，5歳児を除く全年齢で男子が女子を上回っており，小学校では高学年になるほど高い傾向がある。

　児童生徒の身長と体重の推移は，年齢により多少の差はあるが，第二次世界大戦の前後にかけて体格が低下し，その後伸びを示している。近年はほぼ横ばいとなっている。

ⓑ　体　力

　文部科学省では，人びとが自分の体力や運動能力の現状を確かめることができるようスポーツテストの実施方法を定めており，これに基づき毎年，新体力テストを実施している。

　児童生徒の体力・運動能力について，近年，敏捷性は向上したものの，瞬発力，背筋力，握力，持久力および柔軟性は低下傾向にある。基礎体力の低下と急速な体格の向上のアンバランスは，今後の学校保健の問題である。

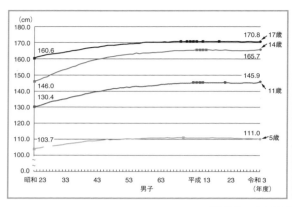
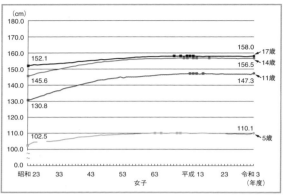

図6-2　身長の平均値の年次推移

※■：最高値
※幼稚園については，昭和27年度および昭和28年度は調査していない。
　　　　文部科学省：令和３年度学校保健統計調査

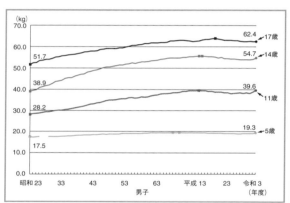
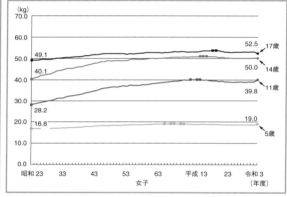

図6-3　体重の平均値の年次推移

※■：最高値
※幼稚園については，昭和27年度および昭和28年度は調査していない。
　　　　文部科学省：令和３年度学校保健統計調査

⑦ 学齢期の健康状態

ⓐ 死亡事故

　　5〜19歳の年齢層の死亡率は，すべての年齢層のうち最も低い。死因の主たるものは，不慮の事故，自殺，悪性新生物，心疾患である。医学的対応のみではその予防が十分にできない死因（不慮の事故，自殺）が，その半数を占めているのがこの年齢層の特徴である。

　　学校管理下の事故による死亡状況は，小学校から高校を通して，突然死が最も多く 38.1％である。

ⓑ 傷病・負傷の状況

　　学校保健統計調査は，学校における定期健康診断の結果についての抽出調査であり，その主な疾病・異常の推移は表 6-6 に示すとおりである。

　　幼稚園児から高等学校生徒までの被患率で，虫歯（う歯）は高率であったが，その被患率は徐々に低下傾向にある。一方，裸眼視力 1.0 未満の視力異常は小学生より年々被患率が増加している。また寄生虫卵保有率は減少してきている。

表 6-6　主な疾病・異常被患率の推移

(単位　％)

	裸眼視力 1.0 未満の者	耳疾患	鼻・副鼻腔疾患	むし歯（う歯）	心電図異常	蛋白検出の者	ぜん息
幼　稚　園							
平成 17 年度 ('05)	20.4	2.1	3.2	54.4	…	0.6	1.6
22　　　　　('10)	26.4	3.3	3.4	46.1	…	1.0	2.7
27　　　　　('15)	26.8	2.2	3.6	36.2	…	0.8	2.1
令和　2　　('20)	27.9	2.0	2.4	30.3	…	1.0	1.6
3　　　　　('21)	24.8	2.0	3.0	26.5	…	0.7	1.5
小　学　校							
平成 17 年度 ('05)	26.5	4.5	11.2	68.2	2.4	0.6	3.3
22　　　　　('10)	29.9	5.4	11.7	59.6	2.5	0.8	4.2
27　　　　　('15)	31.0	5.5	11.9	50.8	2.4	0.8	4.0
令和　2　　('20)	37.5	6.1	11.0	40.2	2.5	0.9	3.3
3　　　　　('21)	36.9	6.8	11.9	39.0	2.5	0.9	3.3
中　学　校							
平成 17 年度 ('05)	47.8	2.8	10.6	62.7	3.2	2.1	2.7
22　　　　　('10)	52.7	3.6	10.7	50.6	3.4	2.6	3.0
27　　　　　('15)	54.1	3.6	10.6	40.5	3.2	2.9	3.0
令和　2　　('20)	58.3	5.0	10.2	32.2	3.3	3.3	2.6
3　　　　　('21)	60.7	4.9	10.1	30.4	3.1	2.8	2.3
高　等　学　校							
平成 17 年度 ('05)	58.4	1.3	8.1	72.8	3.2	1.8	1.7
22　　　　　('10)	55.6	1.6	8.5	60.0	3.2	2.8	2.1
27　　　　　('15)	63.8	2.0	7.3	52.5	3.3	3.0	1.9
令和　2　　('20)	63.2	2.5	6.9	41.7	3.3	3.2	1.8
3　　　　　('21)	70.8	2.5	8.8	39.8	3.2	2.8	1.7

資料　文部科学省「学校保健統計調査」
※心電図異常については，小学校，中学校および高等学校の第一学年に実施している。
厚生労働統計協会編：国民衛生の動向，2023/2024

児童生徒などの負傷の種類は，全般に挫傷・打撲が最も多い。

ⓒ 学校におけるアレルギー疾患への対応

近年，アトピー性皮膚炎や食物アレルギーなど児童生徒のアレルギー疾患の問題が指摘されており，学校における対応が重要となっている。児童生徒の各種アレルギー疾患の実態などについての調査を踏まえた，「学校のアレルギー疾患に対する取り組みガイドライン」および「学校生活管理指導表（アレルギー疾患用）」が作成され，2008（平成20）年から各学校に配付されている。2015（平成27）年には「学校給食における食物アレルギー対応指針」が作成された。これらはいずれも文部科学省のウェブ上に公開されている。

ⓓ 学校精神保健

学校における精神保健，すなわち児童・生徒のメンタルヘルスは今後ますます重要な課題となることが予想され，不登校，いじめ，気分障害，発達障害，自殺などが重要視されている。

不登校とは，何らかの心理的，情緒的，身体的，あるいは社会的要因・背景により，児童・生徒が登校しない，または登校したくともできない状況にあることをいう。不登校は病気や経済的な理由によるものではなく，児童・生徒が実際に学校へ行かなくなった状態をいう。2021（令和3）年度「児童生徒の問題行動・不登校等生徒指導上の諸課題に関する調査」によれば，令和3年度の「不登校」を理由とする長期欠席者（30日以上の欠席）は小学校10万5,112人（1.7%），中学校19万3,936人（6.0%）と，前年度より小学校では約2万3千人，中学校では約3万人の増加となっている。

一方，適応教室や保健室へ登校する児童・生徒もおり，不適応状態の児童・生徒への対応体制が多様になってきている面もある。「不登校」は発達期にある児童・生徒が社会に適応していくうえで極めて不利，かつ，対応が困難な状態に陥っていることを意味しており，学校のみならず社会全体で支援体制をより充実させていく必要がある。

いじめは，①自分より弱い者に対して一方的に，②身体的・心理的な攻撃を継続的に加え，③相手が深刻な苦痛を感じているものとされており，いじめが発生する場所は学校の内外を問わない。文部科学省の調査によると，いじめの認知件数は小・中学校・高校で，2020（令和2）年で約51万7,163件で過去最多であった。いじめは不登校や自殺の原因にもつながり，学校精神保健の重要課

題であり，学校における保健室での相談活動の重要性が強調されている。

　また，いわゆる保健室登校の生徒も増加しており，養護教諭には，けがや病気の処置や健康教育，保健指導のほかに精神的問題にも対処できる能力が求められている。さらに，児童・生徒の悩みや不安，ストレスを解決できるよう，スクールカウンセラーが配置されている。

　日本学校保健会の「児童・生徒の健康状態サーベイランス調査」において 2002（平成 14）年度からメンタルヘルスに関する項目が追加された。「気分の調節不全傾向」は児童・生徒の気分や感情の問題を簡便にとらえるために新たに作成された指標である。近年の調査によると，小学生で約 1～2%，中学生で約 6～9%，高校生で約 7～8% が，気分の調節不全傾向にあることが，示唆されている。大人のうつと同様，子どものうつも増加している。

　また現在の教育現場では，「個性」では片づけられないレベルの特性を有する児童・生徒が存在し，「発達障害」として支援していく視点が確立されつつある。「知能」という評価基準での障害に加え，「相互交流の質」という視点からの障害として広汎性発達障害（自閉症スペクトラム）や注意欠陥多動性障害（ADHD）などが周知されている。文部科学省の予備調査では，普通学級にいる支援を要する児童・生徒が 2012 年（平成 24）年で 6.5% と報告されている。これら発達障害児への特別支援対策が 2007（平成 19）年から制度化されている。

● 文献 ●

1) 厚生労働統計協会編：国民衛生の動向，2022/2023，2023/2024
2) 日本学校保健会編：学校保健の動向，令和 4 年度版
3) 衞藤　隆，植田誠治編：学校保健マニュアル，南山堂，2022 年
4) 文部科学省：令和 3 年度学校保健統計調査（学校保健統計調査報告書）の公表について
https://www.mext.go.jp/b_menu/toukei/chousa05/hoken/kekka/k_detail/1411711_00006.htm（最終アクセス日：2023 年 11 月 10 日）

演習課題

　以下の文において（　　　　）内に適当な語句または数字を入れよ。
1. 学校保健の対象は，（　　　），（　　　），（　　　），（　　　），（　　　）である。
2. 学校保健行政を所管する国の行政機関は（　　　）省である。
3. 学校保健の体系は（　　　）と（　　　）に分類される。

4. 学校の健康診断は（　　　　　）法に基づいて実施される。

5. 就学児の健康診断は（　　　　　）委員会によって実施される。

6. 児童生徒などが風疹に罹患した際に，出席停止を命じるのは，（　　　　　）である。

7. 学校において伝染病が蔓延するおそれがある場合に臨時に全部または一部の休業を命じるのは（　　　）である。

8. 近年，わが国の学童の体格は（　　　）したが，（　　　）は増強していない。

9. 学校給食は（　　　　　）法に基づいて実施されている。

10. 学校職員の健康診断は（　　　　　　）法に基づいて実施されている。

第7章

成人保健

　成人保健でいう成人とは，40歳から65歳未満までの者をいい，この40歳から65歳までの人生の期間を成人期と呼んでいる。一般的には，身体的な発育が完了して死亡するまでの期間を青年期，壮年期，老年期の3期に分けているので，成人期は壮年期に相当する。成人保健は，この成人期に多発する疾病の発生予防と健康の維持・増進を積極的に図るものである。

① 人口構造・疾病構造の変化

　わが国の人口構造は第二次世界大戦後，結核をはじめとする感染性疾患の減少，乳児死亡率の低下，生活環境の改善や食生活の変化，保健活動や医療技術の向上などによって，平均寿命が延び，老齢人口の増加が続いている。

　戦後のわが国の疾病構造の変化で最も特徴的な点は，1950（昭和25）年までは死因第1位を占めていた結核症とそれに次ぐ肺炎および気管支炎にかわって，翌年から脳血管疾患が第1位，1981（昭和56）年からは悪性新生物が第1位となり，1985（昭和60）年には心疾患が第2位となったことである。その後現在まで，悪性新生物，心疾患，脳血管疾患など，いわゆる三大生活習慣病が日本における死因の約半数を占めるようになり，公衆衛生対策上重要な疾患となった（第2章「人口統計と保健統計」参照）。

　生活習慣病は以前，成人病（加齢に伴って特に成人期，老年期に多い疾患：成人病は加齢に着目した疾病概念であった）と呼ばれてきたが，これらの疾患の多くは生活習慣に起因して発生することから，1997（平成9）年から厚生省公衆衛生審議会の提案により，「生活習慣病」という概念が用いられている。生活習慣病は，生活習慣に着目した疾病概念であり，成人病とは基本的な概念が異なる。

　生活習慣病には，悪性新生物，心疾患，脳血管疾患のほかに，糖尿病，高血圧性疾患，動脈硬化，歯周病，慢性気管支炎，骨粗鬆症など，その包含する内容は広範にわたる。なお生活習慣とは，食習慣，運動習慣，休養，喫煙，飲酒などの習慣を指す。

② 生活習慣病の疫学的特徴

　生活習慣病は，生活習慣，加齢に伴う身体的，精神的および社会的経済的変化に非常に関係しており，次のような特徴を有している。

①多要因である：心筋梗塞の病因のように，高血圧，肥満，喫煙，寒冷などの多くの要因が複合して発症する。つまり，日常の生活習慣に関係する。

②非特異的である：要因と考えられるものが特定の疾患だけを起こすのではなく，他の生活習慣病の要因ともなり得る。喫煙は肺がんの主な要因であるが，心筋梗塞の要因ともなる。

③長期の潜伏期と慢性経過をとる：要因と考えられる曝露から病気が発症するまでには長い潜伏期がある。

④不可逆的である：治療によって良好なコントロール状態を保ったり，切除手術による病巣臓器の摘出という形で正常に復することがあるが，多くの場合，一度生活習慣病に罹患すると正常に戻ることはない。

⑤加齢と密接に関係がある：生活習慣病の死亡統計や罹患統計から明らかなように，年齢と関連が強い。たとえば，胃がんの罹患率は 40 歳代と 70 歳代とでは約 5 倍もの違いがある。

⑥疾病連鎖がみられる：多くの生活習慣病の罹患は，他の生活習慣病を促進したり増悪させたりする。また，患者や家族の社会経済状態を悪化させ，さらに他の生活習慣病や他の合併症の発生に影響を与える。

⑦自然的環境要因と関係がある：寒冷刺激が高血圧症や脳卒中発作に，前線の移動が関節リウマチの悪化に関係する例が挙げられる。

⑧人為的な環境要因と関係がある：大気汚染，精神的ストレス，喫煙，飲酒，医療放射線など人為的な環境要因の多くが生活習慣病にかかわりをもっている。

③ 生活習慣病の現状と発症要因

　2022（令和 4）年のわが国における年間総死亡数約 156 万 8,961 人中に占める生活習慣病各疾患の死亡割合は，悪性新生物約 24.6％，心疾患約 14.8％，脳血管疾患約 6.8％，三大生活習慣病（悪性新生物，心疾患，脳血管疾患）の死亡割合は，約 46.2％となっている。年齢別にみると，悪性新生物が 40〜89 歳では死

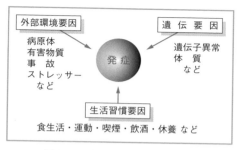

図 7-1　生活習慣病の発症要因

因の第 1 位である。

　生活習慣病の発症要因は図 7-1 に示すように，食生活，運動，休養，喫煙，飲酒などの生活習慣に関する要因のほかに，遺伝子の異常や，体質的な問題を含む遺伝的要因，ウイルスなどの病原体，有害物質，事故，ストレッサーなどの外部環境要因が複雑に影響し合って発症するといわれている。

④ メタボリックシンドローム

　メタボリックシンドローム（metabolic syndrome：代謝症候群）とは，従来から冠動脈疾患の危険因子とされてきた肥満・高血圧・脂質異常症・耐糖能異常などを，同一人が複数有していると，冠動脈疾患および動脈硬化性疾患ばかりでなく，糖尿病やその他の疾患が高頻度で発症してくる病態をいう。

　メタボリックシンドロームの診断基準は，危険因子として①内臓脂肪，②脂質異常症，③高血圧，④耐糖能異常の 4 項目が挙げられ，それぞれの異常値の判定方法と基準値を用い，表 7-1 に示すように，内臓脂肪蓄積（ウエスト周囲径の増大で示される）および他の 3 項目中 2 項目以上の危険因子がみられる場合を，メタボリックシンドロームと呼んでいる。メタボリックシンドロームの成因は図 7-2 に示すように，不健康な生活習慣が内臓脂肪を蓄積させ，さまざまな代謝異常を引き起こし，高コレステロール血症・高血圧症・糖尿病などの生活習慣病を発症させ，さらには動脈硬化の増進をきたし，脳卒中・心疾患・糖尿病合併症などを誘発することが明らかにされてきている。

　2021（令和元）年度の国民健康・栄養調査によると，調査対象者 40〜74 歳で，男性においてはメタボリックシンドロームが強く疑われる者が 29.8％，その予備群は 24.7％であった。また女性では各々 9.5％，7.2％であった。これらのことから，男性では 2 人に 1 人，女性では 5 人に 1 人がメタボリックシンドロームの有病者またはその予備群に該当すると考えられる。

　メタボリックシンドローム対策として，2008（平成 20）年の医療制度改革では，生活習慣病の予防が最重要課題とされ，被保険者に対する生活習慣病に着目した特定健診および特定保健指導を医療保険者に行わせることを義務づけている（詳細は第 8 章「高齢者保健」を参照）。

表7-1 メタボリックシンドロームの診断基準

必須項目	腹腔内脂肪蓄積		
	ウエスト周囲径	男性≧85 cm	
		女性≧90 cm	
	（内臓脂肪面積　男女とも≧100 cm²に相当）		

上記に加え以下のうち2項目以上

高トリグリセライド血症	≧150 mg/dL	
かつ/または		
低HDLコレステロール血症	＜40 mg/dL	男女とも
収縮期血圧	≧130 mmHg	
かつ/または		
拡張期血圧	≧85 mmHg	
空腹時高血糖	≧110 mg/dL	

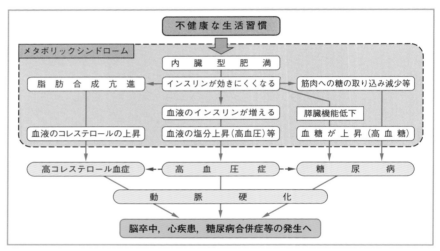

図7-2 メタボリックシンドロームと生活習慣病

⑤ ロコモティブシンドローム

　ロコモティブシンドローム（locomotive syndrome：運動器症候群）とは，運動器の障害により日常生活の自立度が低下し，要介護の状態あるいは要介護となるリスクのある状態をいう。原因となる加齢性疾患には，以下のようなものがある。

　①骨疾患：骨粗鬆症・脆弱性骨折

　②関節疾患：変形性関節症，関節リウマチ，偽痛風

③筋疾患：サルコペニア（筋肉量減少），リウマチ性多発筋痛症

④神経疾患：脊柱管狭窄症，多発性ニューロパチー，パーキンソン症候群，ア
ルツハイマー病，脳血管疾患

日本整形外科学会では，以下のうち一つでも該当する場合，ロコモティブシ
ンドロームの可能性があるため，注意を喚起している。

①片脚立ちで靴下がはけない。

②家の中でつまずいたり滑ったりする。

③階段をのぼるのに手すりが必要である。

④横断歩道を青信号で渡りきれない。

⑤15分くらい続けて歩けない。

⑥2 kg 程度の買い物（1 L の牛乳パック2本程度）をして持ち帰るのが困難で
ある。

⑦家の中のやや重い仕事（掃除機の使用，布団の上げ下げ）が困難である。

⑥　悪性新生物

ⓐ　悪性新生物の定義

悪性新生物とは，身体の細胞や組織が正常なものがもつ規則正しい分裂や増
殖を失って異常に増殖し，無秩序な形態を呈し，さらには他の組織に転移して
最終的にはその個体を死に至らしめるものである。

正常細胞や組織が，がん化するメカニズムは，一般に二段階説で説明されて
いる。すなわち，がん化のきっかけ（DNA の損傷）をつくるもの（イニシエー
ター）と，その段階を経たものがさらにその後の作用で発がんが促進されるもの
（プロモーター）との二段階を経るというものである。放射線は主にイニシエー
ターの作用をもつが，多くの発がん物質はイニシエーターとプロモーターとの
両方の作用をもっている。

ⓑ　悪性新生物による死亡

悪性新生物の死亡数は，2022（令和4）年は38万5,787人，人口10万対
316.1，総死亡に占める割合は24.6％となっている。死因順位は1981（昭和56）
年以来第1位であり，死亡総数に対する割合・死亡率・性別死亡数とも増加の
一途をたどっている。

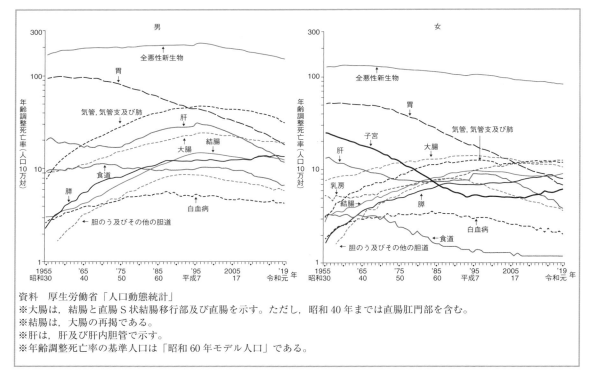

図7-3 部位別に見た悪性新生物（腫瘍）の年齢調整死亡率（人口10万対）の推移
厚生労働統計協会編：国民衛生の動向，2022/2023

資料 厚生労働省「人口動態統計」
※大腸は，結腸と直腸S状結腸移行部及び直腸を示す。ただし，昭和40年までは直腸肛門部を含む。
※結腸は，大腸の再掲である。
※肝は，肝及び肝内胆管で示す。
※年齢調整死亡率の基準人口は「昭和60年モデル人口」である。

悪性新生物の主な部位について，男女別の年齢調整死亡率の年次推移を図7-3に示した。年齢調整死亡率でみると，全がん死亡は，男性では22万3,285人，女性では16万2,502人で男性が多く，部位別でみると男性では気管，気管支および肺が，女性では大腸が最も多くなっている。また，部位別で特に目立つ点は，胃がんの減少傾向である。

①胃がん：経年的にみて減少しているが，いまだに，わが国は欧米より数倍死亡率が高い。胃がんによる死亡率が顕著に減少しはじめたのは1960（昭和35）年前後からであるが，その理由として，食生活の欧米化による罹患率の低下，大規模な検診事業と啓発活動による早期発見・早期治療の普及，冷蔵庫の普及による塩蔵食品摂取の低下などが指摘されている。

②気管，気管支および肺がん：2022（令和4）年では，男性では部位別で第1位，女性でも大腸が最も多くなっているが，微減傾向である。この微減の原因としては，喫煙，大気汚染の影響が大きいと考えられており，なかでも扁平上皮がんや小細胞がんは喫煙との関係が深い。肺がん，特に肺門部がんは，診断・根治手術が困難なため，早期発見技術の開発とともに，大規模な

禁煙教育や啓発が重要である。

③大腸がん：男女ともに横ばいである。なお大腸がんは結腸がんと直腸がんに分けられる。

結腸がんは男女ともに，しだいに増加して 1980（昭和 55）年頃から直腸がんよりも多くなっているが，近年は男性が低下傾向で横ばい，女性は平成に入ってから横ばいである。欧米諸国ではわが国の 2 倍程度多く，高脂肪食でリスクが高くなり，高繊維食でリスクが低くなることが知られている。

④子宮がん：昭和 30 年代には悪性新生物全体に占める割合が 20.0％であったものの，令和 3 年では 4.3％と減少している。これは生活面での衛生状態の改善や，早期発見・早期治療の推進が効果をあげていると考えられる。ただし近年は横ばい状態が続いている。

⑤乳がん：1970（昭和 45）年頃よりしだいに増加傾向にあり，現在では子宮頸・体がんの倍近くなっている。疫学的調査によって，高脂肪食，肥満，未婚，高年初産，少産，未授乳などがリスクを高める要因とされており，今後さらに増加することが予想される。2022（令和 4）年は乳がんが悪性新生物に占める割合は 9.8％となっている。

⑥肝がん：男性のがんでは，2022（令和 4）年は肺，大腸，胃，膵臓に次ぐ第 5 位である。年齢調整死亡率でみると 1970 年代から顕著な増加傾向が認められたが，近年は減少傾向である。

⑦食道がん：男女ともに減少傾向である。疫学調査の結果から，アルコール，熱い食品，喫煙で増加，緑黄色野菜の摂取で減少するといわれている。

⑧膵がん：男女とも微増傾向になっている。これはリスク要因の変動もさることながら，診断技術の進歩によって原発部位を正確に診断できるようになったことが主要因と考えられている。

⑨白血病：現在は男女ともほぼ定常状態となっている。

● 悪性新生物の発生要因

悪性新生物死亡に与える各危険要因（リスクファクター）の寄与割合（％）は，Doll と Peto（1981）によると，食事が 35％，喫煙が 30％で，この 2 つの要因で 65％を占めている。その他，職業，アルコール，感染など重要な要因が種々あるが，寄与割合からいえば，食事や喫煙ほど大きな位置を占めるものではない。

ⓓ 悪性新生物の予防

　悪性新生物の予防活動は，一次予防として悪性新生物にならないための活動，二次予防として早期発見・早期治療のための集団検診活動，三次予防として社会復帰やアフター・ケアが重要である。

▶▶ **1　一次予防**

　生活習慣と発がんとの関係は古くから指摘されている。その代表的な例は喫煙と肺がん，胃がんと食塩（漬物，塩魚などの塩蔵食品）との関係などである。たとえば喫煙者の肺がんに対する相対危険度は毎日50本以上の喫煙者で8.6倍，毎日15本以上で5.0倍といわれている。食品中には発がん物質も発がん抑制物質も存在するので，バランスよく多食品を摂取することが望ましい。そのほか表7-2に示したがん予防のための危険因子と抑制因子を理解し，日常生活の中で注意することが重要である。

▶▶ **2　二次予防**

　悪性新生物の二次予防の基本は早期発見・早期治療で，そのために集団検診を受診することが重要である。たとえば，胃がん検診の胃X線造影検査，胃カメラによるスクリーニング検査で発見された早期胃がんでは，術後5年生存率は90％を示し，二次予防の有効性を示す例である。

▶▶ **3　三次予防**

　悪性新生物の三次予防は，主にがん治療を受けた人びとの社会復帰を促進する方策である。手術による後遺症や障害の改善策，訓練などがある。また，死を免れない末期がん患者に対する疼痛緩和（ペインコントロール）や精神的ケアの対策（ホスピスなど）もこれに入る。

ⓔ がん対策

　わが国のがん対策の歴史は，1983（昭和58）年「対がん10か年総合戦略」が策定され，1994（平成6）年からは「がん克服新10か年戦略」がスタートし，「がん研究」のほか，若手研究者の育成・活用や国際協力の推進，「がん診療施設情報ネットワークシステムの構築」などの総合的な対策がなされた。2004（平成16）年度からは，「第三次対がん10か年総合戦略」に基づく新たながん対策が開始され，①がん研究の推進，②がん予防の推進，③がん医療の向上とそれを支える社会環境の整備の3本柱を構築し，がん対策を推進している。

表 7-2　主要部位がんの予防

部位	一次予防				二次予防
	危険因子（避けた方がよい因子）		抑制因子（摂った方がよい因子）		
	食生活	その他	食生活	その他	
胃	塩辛い食品 焼肉，焼き魚の焦げ 硝酸塩，亜硝酸塩を多く含む食品	喫煙	ビタミン A，C 牛乳 緑黄色野菜		胃 X 線検査 胃内視鏡
食道	飲酒，熱いお茶 ワラビ，脂肪 鉄，ビタミン A 欠乏症	喫煙	緑黄色野菜		
肺		喫煙，大気汚染 職場における有害ガス 粉じんの吸入，放射線	緑黄色野菜 ビタミン A β カロテン		胸部 X 線検査 喀痰細胞疹
子宮頸部		ウイルス感染 若い初交年齢 複数の相手と性交 多産，不潔		局所の清潔 子宮頸がんワクチン接種	子宮がん検診 （細胞診）
子宮体部		肥満，糖尿病，ピル エストロゲンの服用 妊娠回数少ない			
乳房	高脂肪，高カロリー食	高年初産，肥満 妊娠回数少ない 初経早く，閉経遅い		母乳授乳	乳がんしこりの自己検診 乳がん検診
肝	アフラトキシン 汚染食品，アルコール 低栄養	B，C 型肝炎ウイルス感染者 日本住血吸虫			B，C 型肝炎ウイルス感染者の定期検診 （α-Fetoprotein，CT など）
大腸	高脂肪食		食物繊維		大腸がん検診 （便潜血検査）

中山健夫：循環器疾患．栄養・健康科学シリーズ公衆衛生学（田中平三編）．改訂第 2 版．p103，1996，南江堂．より許諾を得て改変し転載

　　また 2007（平成 19）年から，「がん対策基本法」が施行され，国・地方公共団体・医療保険者・国民・医師などの責務を明らかにするとともに，「がん予防及び早期発見の推進」，「がん医療の均てん化の促進等」，「研究の推進等」が推し進められてきた。2016 年（平成 28 年）にはがん対策基本法の改正法が成立した。令和 5 年〜10 年度までの第 4 期のがん対策推進基本計画の概要を図 7-4 に示す。

第1. 全体目標と分野別目標 ／ 第2. 分野別施策と個別目標

全体目標：「誰一人取り残さないがん対策を推進し，全ての国民とがんの克服を目指す。」

「がん予防」分野の分野別目標
　がんを知り，がんを予防すること，がん検診による早期発見・早期治療を促すことで，がん罹患率・がん死亡率の減少を目指す

「がん医療」分野の分野別目標
　適切な医療を受けられる体制を充実させることで，がん生存率の向上・がん死亡率の減少・全てのがん患者及びその家族等の療養生活の質の向上を目指す

「がんとの共生」分野の分野別目標
　がんになっても安心して生活し，尊厳を持って生きることのできる地域共生社会を実現することで，全てのがん患者及びその家族等の療養生活の質の向上を目指す

1．がん予防
（1）がんの1次予防
　①生活習慣について
　②感染症対策について
（2）がんの2次予防（がん検診）
　①受診率向上対策について
　②がん検診の精度管理等について
　③科学的根拠に基づくがん検診の実施について

2．がん医療
（1）がん医療提供体制等
　①医療提供体制の均てん化・集約化について
　②がんゲノム医療について
　③手術療法・放射線療法・薬物療法について
　④チーム医療の推進について
　⑤がんのリハビリテーションについて
　⑥支持療法の推進について
　⑦がんと診断された時からの緩和ケアの推進について
　⑧妊孕性温存療法について
（2）希少がん及び難治性がん対策
（3）小児がん及びAYA世代のがん対策
（4）高齢者のがん対策
（5）新規医薬品，医療機器及び医療技術の速やかな医療実装

3．がんとの共生
（1）相談支援及び情報提供
　①相談支援について
　②情報提供について
（2）社会連携に基づく緩和ケア等のがん対策・患者支援
（3）がん患者等の社会的な問題への対策（サバイバーシップ支援）
　①就労支援について
　②アピアランスケアについて
　③がん診断後の自殺対策について
　④その他の社会的な問題について
（4）ライフステージに応じた療養環境への支援
　①小児・AYA世代について
　②高齢者について

4．これらを支える基盤
（1）全ゲノム解析等の新たな技術を含む更なるがん研究の推進
（2）人材育成の強化
（3）がん教育及びがんに関する知識の普及啓発
（4）がん登録の利活用の推進
（5）患者・市民参画の推進
（6）デジタル化の推進

第3．がん対策を総合的かつ計画的に推進するために必要な事項
1．関係者等の連携協力の更なる強化
2．感染症発生・まん延時や災害時等を見据えた対策
3．都道府県による計画の策定
4．国民の努力
5．必要な財政措置の実施と予算の効率化・重点化
6．目標の達成状況の把握
7．基本計画の見直し

図7-4　第4期がん対策推進基本計画（概要）
厚生労働省：がん対策推進基本計画（第4期）関連通知

❼ 心 疾 患

ⓐ 心疾患の定義と成因

　心疾患は，①急性リウマチ熱，②後天性弁膜症の慢性リウマチ性心疾患，③冠動脈の粥状硬化による虚血性心疾患，④肺血栓塞栓症を含む肺性心疾患および肺循環疾患と，⑤その他の型の心疾患に大別される。その他の型の心疾患は，感染症である心膜炎，心内膜炎や心筋炎，不整脈，心不全，心臓性突然死の原因となる心停止など，病因は多様である。なお，高血圧性心疾患は高血圧性疾患に分類され，心疾患には含まない。

　虚血性心疾患（ischemic heart disease；IHD）はWHOの定義によると「冠動脈の疾病経過に伴う心筋への血液供給の減少または途絶に起因する急性または

慢性の心臓障害」とされる。

　虚血性心疾患は狭心症（一時的な心筋虚血によって，胸部の苦しみ，胸痛発作をみたもの），心筋梗塞（冠状動脈の閉塞または高度の狭窄のために心筋虚血が長引き，壊死を生じたもの），急性心臓死に分類される。突然死の原因は心臓血管系疾患が7割近くを占め，そのうち虚血性心疾患が約8割を占める。

ⓑ 心疾患による死亡

　わが国の2022（令和4）年の心疾患死亡数は約23万2,879人で全死亡の14.8％を占め，死因順位も第2位，人口10万対190.8である。

　図7-5に心疾患死亡率の年次推移を示す。1995（平成7）年に急激に減少したようにみえるが，これは国際疾病分類（ICD）の改訂に伴って死亡診断書の書き方が変わったことによるものである。つまり，平成7年より実施されている新しい記載方法として，死亡診断書に「疾患の終末期の状態としての心不全，呼吸不全などは書かないでください」との注意書きが添えられたためである。虚血性心疾患はほぼ横ばい状態で推移してきたが，近年はやや低下，心不全は近年上昇傾向である。

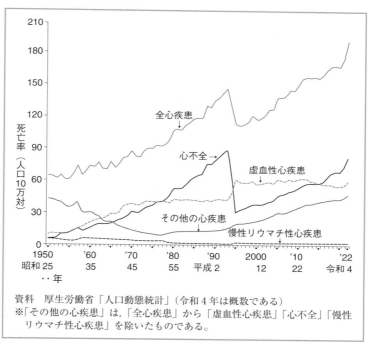

図7-5　心疾患の死亡率（人口10万対）の推移
厚生労働統計協会編：国民衛生の動向，2023/2024

ⓒ 心疾患の予防

　　心疾患の予防は，その危険因子を知ることにある。虚血性心疾患の四大要因は脂質異常症，高血圧，糖尿病，喫煙で，そのほか HDL コレステロール低値，肥満，運動不足，精神的ストレスなどが挙げられる。

▶▶ 1　一次予防

　　一次予防はこれらの危険因子を取り除くことである。血中脂質増加の原因となる獣肉の脂肪，卵，バター，クリーム，砂糖などを多量摂取しない。また肥満の原因である過食や運動不足に注意すること，たばこ中に含まれるニコチンは血管収縮作用があり，心筋の酸素不足を招くので禁煙することなどである。適度な運動は脂質代謝の改善だけでなく，高血圧，糖尿病，肥満，ストレスなども改善する効果を併せもっている。したがって虚血性心疾患の予防には，これらの危険因子を同時にコントロールすることが効果的と考えられている。

▶▶ 2　二次予防

　　定期的に心電図により早期発見に努めること，また狭心症発作の経験者は医学的管理を受けることなどが重要である。

▶▶ 3　三次予防

　　虚血性心疾患の三次予防として，たとえば心筋梗塞のリハビリテーションがある。急性期には，リハビリテーションというよりは重症化，増悪を防ぐ治療そのものである。回復期や症状が固まった維持期においては，定期的なモニターによる病状の把握とその程度に合わせた運動量を上げる訓練，食生活，喫煙などリスクファクターとなる諸要因を除外するための指導と管理が必要である。

⑧　脳血管疾患

ⓐ 脳血管疾患の定義と分類

　　脳血管疾患は脳の急性な血液循環障害によって起こるもので，古くから脳卒中という名称で呼ばれてきた。脳卒中は"卒然としてあたる"という意味で，急に意識障害が起こって倒れる状態である。近年では，症状の程度から必ずしも意識を失うもののみをさすのではなく，局所の運動障害や言語障害がみられるものを含めて広義に脳血管発作という。脳血管疾患の分類を図 7-6 に示す。

　　脳血管疾患で特に重要な疾患は，以下のものである。

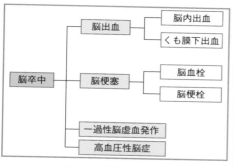

図 7-6　脳血管疾患の分類

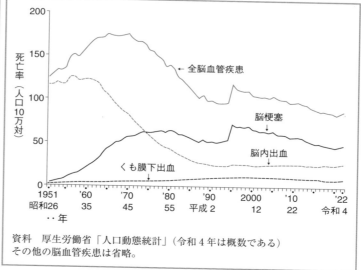

資料　厚生労働省「人口動態統計」（令和 4 年は概数である）
その他の脳血管疾患は省略。

図 7-7　脳血管疾患の死亡率（人口 10 万対）の推移
厚生労働統計協会編：国民衛生の動向，2023/2024

①脳梗塞：脳梗塞には，脳血管にアテローム性硬化が生じて血液が凝固し脳動脈の狭窄や閉塞が起こる脳血栓と，心臓弁膜症，心内膜炎などが原因で，弁などの表面の血栓がはがれて脳動脈を閉塞する脳塞栓，および梗塞巣の長径が 15 mm 未満で，基底核などの脳深部や脳幹部を灌流する穿通枝と呼ばれる細い動脈の閉塞が原因で多発するといわれるラクナ梗塞がある。

②脳出血：脳出血は脳内の動脈の血管壊死部の破綻によって起こるもので，多くの場合，意識混濁，深い昏睡と半身の麻痺を伴う。

③くも膜下出血：脳を被っているくも膜と脳の表面の間にある小動脈瘤の破綻による出血が脳を圧迫する。症状は激しい頭痛，悪心，嘔吐，意識混濁があるが四肢の麻痺がみられないのが特徴である。

ⓑ 脳血管疾患による死亡

　　わが国の脳血管疾患の 2022（令和 4）年の死亡数は約 10 万 7,473 人で，全死亡中の 6.8％，人口 10 万対死亡率は 88.1 で前年より減少し，死因順位は第 4 位である。図 7-7 に脳血管疾患死亡率（人口 10 万対）の年次推移を示す。なお 2010（平成 22）年から死因順位は，脳血管疾患が第 4 位となっている。

　　病型別にみると，脳内出血の死亡率は減少し，反対に脳梗塞の死亡率は増加傾向を示し，1975（昭和 50）年以降は圧倒的に多かった脳内出血を上回るようになった。しかし，昭和 50 年代半ば頃より脳梗塞による死亡率の増加傾向は止

まり，近年はむしろ減少に転じつつあった。しかし，死亡診断書の記載方法が変わったためのみせかけの変化として，1994，1995（平成6，7）年では急上昇している。

　脳血管疾患のうち，脳梗塞による死亡率は平成7年に上昇した後は低下傾向であり，令和4年は48.6となっている。脳内出血による死亡率は昭和35年以降低下しており，令和4年は27.4となっている。くも膜下出血は横ばいで推移しており，令和4年は9.4となっている。また，年齢調整死亡率の推移は，昭和30年と比べると脳内出血の低下が著しい（図7-7）。

ⓒ 脳血管疾患の予防

　わが国の脳血管疾患の死亡率は減少してきており，その原因は一次予防である食生活改善運動（特に減塩運動）による食塩摂取量の減少傾向で，脳卒中の前駆病変である高血圧症の減少，脳卒中の発症の減少に効果があったといわれる。そのほかに飽和脂肪酸と動物性蛋白の摂取の改善，労働条件，生活住居環境の改善などリスクファクターの除去によるものであったと考えられている。

　二次予防対策として，高血圧症や動脈硬化症のスクリーニングと疾患の適正治療および健康管理がある。

　三次予防は，すでに脳卒中に罹患している人の治療，重症化や合併症の予防，再発防止などの疾病管理と後遺症などをもつ患者の社会復帰を促進するための対策である。三次予防対策の効果の評価は，脳卒中の寛解率，合併症併発率，致命率，寝たきり老人の発生頻度などを指標として行われる。

⑨ 糖 尿 病

ⓐ 糖尿病の定義と分類

　糖尿病とは，耐糖能異常状態のことで，膵臓でつくられるインスリンが不足し，その結果高血糖の持続，尿への糖の出現，そのために起こる特徴的な症状（口渇，多飲，多尿など）を有する病状をいう。

　日本では，2010（平成22）年7月から日本糖尿病学会の診断基準（表7-3）が用いられることとなった。この診断基準にはヘモグロビンA1c（HbA1c）の基準も設けられ，3種類の血糖値（空腹時血糖値，75g糖負荷試験［OGTT］2時間後血糖値，随時血糖値）およびHbA1cの検査結果で判定が行われる。2012（平

表7-3　糖尿病の診断基準

	空腹時血糖値 (mg/d*l*)	75gOGTT 2時間後血糖値 (mg/d*l*)	随時血糖値 (mg/d*l*)	HbA1c（%）
糖尿病型	126 以上	200 以上	200 以上	6.1%（JDS値）以上 (6.5%［国際標準値］以上)

清野　裕 他：糖尿病の分類と診断基準に関する委員会報告. 糖尿病 53（6）：450-467. 2010

成 24）年には HbA1c の診断基準が 6.5% に変更された。

　この糖尿病は次の 4 つに大別される。

　①1 型糖尿病（インスリン依存型糖尿病）：膵臓にある β 細胞が破壊されて，β 細胞の数が減少する病気である。やがてインスリンが欠乏する状態になりやすく，インスリンの注射が必要となる。自己免疫性，突発性があり，日本では糖尿病全体の 5〜10% を占める。

　②2 型糖尿病（インスリン非依存型糖尿病）：膵臓にある β 細胞の機能はある程度保たれているが，インスリンの分泌の低下を主体とするものと，インスリン抵抗性を主体とするものがある。主に肥満などが原因でインスリンの作用に鈍感になって発症する糖尿病である。日本では 95% 以上がこの 2 型糖尿病にあたる。

　③その他特定の機序・疾患によるもの

　　a.　遺伝子因子として遺伝子異常による糖尿病

　　b.　糖尿病以外の疾患や病態を伴っている糖尿病

　④妊娠糖尿病：妊娠中に発病あるいは発見された耐糖能異常による糖尿病である。

　糖尿病が長期間続くと種々の合併症，たとえば視力障害による失明（糖尿病性網膜症は成人の失明原因の第 1 位である），糖尿病性腎症，神経障害，脳卒中，虚血性心疾患などが生じやすい。

ⓑ 糖尿病による死亡

　糖尿病は，生活習慣と無関係に主として小児期から発症する 1 型糖尿病と，わが国の糖尿病の大部分を占める 2 型糖尿病に分けられる。このうち 2 型糖尿病の発症には運動や食事などの生活習慣が関連しており，生活習慣の改善により糖尿病の発症を予防する対策が重要である。

　2016（平成 28）年の国民健康・栄養調査では，糖尿病が強く疑われる者（ヘモグロビン A1c（NGSP）の値が 6.5% 以上，または糖尿病治療の有無に有と回

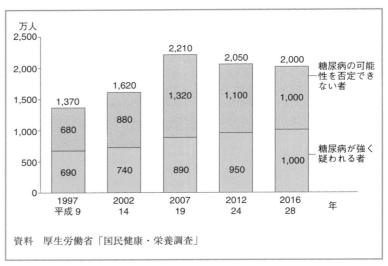

図7-8 年次別にみた糖尿病の状況
厚生労働統計協会編：国民衛生の動向, 2023/2024

答した者），糖尿病の可能性が否定できない者（ヘモグロビン A1c［NGSP］の値が 6.0% 以上 6.5% 未満で，糖尿病が強く疑われる者以外の者）はいずれも約 1,000 万人，合わせて約 2,000 万人と推定され，1997（平成 9）年以降増加していたが，2007（平成 19）年（約 2,210 万人）以降減少している（図 7-8）。

また，糖尿病が強く疑われる者のうち，現在治療を受けている者の割合は 76.9% である。男女別にみると男性で 78.5%，女性で 74.8% であり，糖尿病合併症の予防の観点からも治療の継続が重要である。

糖尿病が全死亡に占める割合は 1.0%（令和 3 年）と，死因の上位となってはいないが，糖尿病はわが国の主要な死亡原因である脳卒中や虚血性心疾患などの危険因子である。また，糖尿病は症状が出現したときには，すでに病状が進行していることもあり，糖尿病に関連した合併症が重大な問題となっている。

ⓒ 糖尿病の予防

予防対策は危険因子を知ることで，遺伝要因，栄養の過剰摂取，肥満，運動不足，ストレスなどが加わると発症が急増するといわれている。

▶▶ **1 一次予防**

危険因子の除去，特に血縁者に糖尿病患者がいる場合に注意する。肥満を有するものは将来糖尿病になるリスクがかなり高く，同時に血清総コレステロール，中性脂肪，尿酸，血圧値などが高いことも多く，これらはすべて心疾患や脳

血管疾患のリスクファクターでもある。腹八分目で食べすぎず，偏食せず，バランスのとれた，適切な食生活を送ることが重要である。

食事療法・食事指導の基本的な考え方は，1日に摂取するエネルギー量の制限，バランスのよい各種栄養素の補給，体重を標準体重に近づけることである。

▶▶ **2　二次予防**

定期的な検査（検尿を年1回）を受けてチェックすることが大切で，糖陽性のときは血糖検査，糖負荷テスト，精密検査による早期発見に努める。

インスリン非依存型糖尿病では，食事療法か経口薬剤など医学的管理によって合併症を防止すれば，完全治癒は不可能でも，健康人と変わらない日常生活を送ることは可能である。

⑩　健康増進に関する施策

ⓐ　健康増進施策の歴史

日本の健康増進施策は，第二次世界大戦後から栄養改善のための施策が各種行われたが，疾病の予防や治療対策にとどまらず積極的な健康増進を図るための施策が講じられたのは，1964（昭和39）年，東京オリンピック終了後，健康・体力づくりのムードが高まり，国民の健康・体力増強策について閣議決定がなされた頃である。

1978（昭和53）年から，本格的な長寿社会の到来に備え，明るく活力ある社会を構築することを目標として，「第一次国民健康づくり対策」が開始された。その内容は，第1に生涯を通じての健康づくりの推進策として，妊産婦，乳幼児，家庭婦人などを対象とした健康診査に加え，老人保健事業の総合的実施を図って，生まれてから死ぬまで生涯を通じての予防・健診の体制を整備していくこと，第2に健康づくりの基盤整備として市町村保健センターなどの設置と保健師などのマンパワーの確保を推進していくこと，第3に健康づくりの啓発普及策として財団法人健康・体力づくり事業財団などによる活動を推進していくことなどであった。

引き続き1988（昭和63）年から，「第二次国民健康づくり対策（アクティブ80ヘルスプラン）」が実施され，生活習慣の改善による疾病予防・健康増進の考え方が発展した。健康増進のための施設整備や人材養成（健康運動指導士など）が図られるとともに，構想の普及が行われた。

　2000（平成12）年からは，「第三次国民健康づくり運動（健康日本21）」へと展開され，2011（平成23）年には「健康日本21」の最終報告がなされた。その結果，9つの分野の59項目について，その達成状況を評価・分析すると，目標値に達した項目は，16.9％（10項目）にとどまり，その主なものは，メタボリックシンドロームを認知している国民の割合の増加，高齢者で外出について積極的態度をもつ人の増加，80歳で20歯以上・60歳で24歯以上の自分の歯を有する人の増加などであった。

　また，目標値に達していないが改善傾向にある項目は42.4％（25項目）であり，その主なものは，食塩摂取量の減少，意識的に運動を心がけている人の増加などであった。さらに，変わらない項目は23.7％（14項目）で，その主なものは，自殺者の減少，多量に飲酒する人の減少，メタボリックシンドロームの該当者・予備群の減少，脂質異常症の減少などであった。さらに，悪化している項目は15.3％（9項目）で，その主なものは，日常生活における歩数の増加，糖尿病合併症の減少などであった。

ⓑ 「健康日本21（第二次）」の目標

　日本における健康対策の現状や健康日本21最終評価で提起された課題などを踏まえ，第四次国民健康づくり対策として，2012（平成24）年，21世紀における第二次国民健康づくり運動（健康日本21［第二次］）（平成25〜令和4年度）が策定された。このなかで，生活習慣病の予防やこころの健康など5分野53項目の目標が設定され，健康寿命の延伸と健康格差の縮小などが盛り込まれた。この健康日本21（第二次）は平成30年度の中間報告を経て，令和3年度から最終評価が行われる。この評価を踏まえて，令和4年度の国の次期健康づくりプランが策定される予定である。

　2012（平成24）年に策定された第二次健康日本21の5つの基本的な目標は，以下のとおりである。

　1）健康寿命の延伸と健康格差の縮小
　2）生活習慣病の発症予防と重症化予防の徹底（NCD〈非感染性疾患〉の予防）
　3）社会生活を営むために必要な機能の維持および向上
　4）健康を支え，守るための社会環境の整備
　5）栄養・食生活，身体活動・運動，休養，飲酒，喫煙および歯・口腔の健康
　　に関する生活習慣および社会環境の改善

▶▶ 1 健康寿命の延伸と健康格差の縮小

わが国における高齢化の進展および疾病構造の変化を踏まえ，生活習慣病の予防，社会生活を営むために必要な機能の維持および向上などにより，健康寿命（健康上の問題で日常生活が制限されることなく生活できる期間）の延伸を実現する。また，あらゆる世代の健やかな暮らしを支える良好な社会環境を構築することにより，健康格差（地域や社会経済状況の違いによる集団間の健康状態の差）の縮小を実現する。

健康寿命の延伸と健康格差の縮小は，生活習慣の改善や社会環境の整備によってわが国において実現されるべき最終的な目標である（具体的目標値は表7-4を参照）。

▶▶ 2 生活習慣病の発症予防と重症化予防の徹底（NCD〈非感染性疾患〉の予防）

がん，循環器疾患，糖尿病およびCOPD（慢性閉塞性肺疾患）に対処するため，食生活の改善や運動習慣の定着等による一次予防（生活習慣を改善して健康を増進し，生活習慣病の発症を予防すること）に重点を置いた対策を推進するとともに，合併症の発症や症状の進展などの重症化予防に重点を置いた対策を推進する。

がんは，予防，診断　治療などを総合的に推進する観点から，年齢調整死亡率の減少とともに，特に早期発見を促すために，がん検診の受診率の向上を目標とする（具体的目標値は表7-4を参照）。

循環器疾患は，脳血管疾患と虚血性心疾患の発症の危険因子となる高血圧の改善および脂質異常症の減少と，これらの疾患による死亡率の減少などを目標とする（具体的目標値は表7-4を参照）。

糖尿病は，その発症予防により有病者の増加の抑制を図るとともに，重症化を予防するために，血糖値の適正な管理，治療中断者の減少および合併症の減少などを目標とする（具体的目標値は表7-4を参照）。

COPDは，喫煙が最大の発症要因であるため，禁煙により予防可能であるとともに，かつ，早期発見が重要であることから，これらについての認知度の向上を目標とする（具体的目標値は表7-4を参照）。

▶▶ 3 社会生活を営むために必要な機能の維持および向上

国民が自立した日常生活を営むことを目指し，乳幼児期から高齢期まで，それぞれのライフステージにおいて，心身機能の維持・向上につながる対策に取り組む。また，生活習慣痛を予防し，またはその発症時期を遅らせることができ

表7-4　健康日本21（第二次）における主な目標

基本的な方向	具体的な目標の例（括弧内の数値は策定時）	中間評価時の実績値（H28）	目標
①健康寿命の延伸と健康格差の縮小	・日常生活に制限のない期間の平均の延伸（男性70.42年，女性73.62年）	男性72.14年女性74.79年	平均寿命の増加分を上回る健康寿命の増加
②生活習慣病の発症予防と重症化予防の徹底（がん，循環器疾患，糖尿病，COPDの予防）	・75歳未満のがんの年齢調整死亡率の減少（84.3（10万人あたり）） ・高血圧（収縮期平均血圧）の改善（男性138 mmHg，女性133 mmHg） ・糖尿病合併症（糖尿病腎症による年間新規透析導入患者数）の減少（16,247人）	76.1（10万人あたり） 男性136 mmHg女性130 mmHg 16,103人	減少傾向へ 男性134 mmHg女性129 mmHg 15,000人
③社会生活を営むために必要な機能の維持・向上（心の健康，次世代の健康，高齢者の健康を増進）	・自殺者の減少（23.4（人口10万人あたり）） ・低出生体重児の割合の減少（9.6％） ・低栄養傾向（BMI 20以下）の高齢者の割合の増加の抑制（17.4％）	16.8 9.4％ 17.9％	13.0以下 減少傾向へ 22％
④健康を支え，守るための社会環境の整備	・健康づくりに関する活動に取り組み自発的に情報発信を行う企業登録数の増加（420社）	3,751社	SLP参画企業数3,000社SLP参画団体数7,000団体
⑤栄養・食生活，身体活動・運動，休養，飲酒，喫煙，歯・口腔の健康に関する生活習慣の改善及び社会環境の改善	・食塩摂取量の減少（10.6 g） ・20〜64歳の日常生活での歩数の増加（男性7,841歩，女性6,883歩） ・週労働時間60時間以上の雇用者の割合の減少（9.3％（15歳以上）） ・生活習慣病のリスクを高める量（1日あたり純アルコール摂取量男性40 g，女性20 g以上）の飲酒者割合の減少（男性15.3％，女性7.5％） ・成人の喫煙率の減少（19.5％） ・80歳で20歯以上の歯を有する者の割合の増加（25％）	9.9グラム男性7,769歩女性6,770歩7.7％男性14.6％女性9.1％18.3％51.2％	8グラム男性9,000歩女性8,500歩5％男性13.0％女性6.4％12％60％

資料　厚生労働省「令和2年度全国健康関係主管課長会議資料」より改変
厚生労働統計協会編：国民衛生の動向，2023/2024

るよう，子どもの頃から健康な生活習慣づくりに取り組む。さらに，働く世代のメンタルヘルス対策などにより，ライフステージに応じた「こころの健康づくり」に取り組む。具体的な目標として，

「こころの健康」では，

①自殺者の減少

②気分障害・不安障害に相当する心理的苦痛を感じている者の割合の減少

③メンタルヘルスに関する措置を受けられる職場の割合の増加

④小児人口10万人当たりの小児科医・児童精神科医師の割合の増加

「次世代の健康」では，

①健康な生活習慣（栄養・食生活，運動）を有する子どもの割合の増加

②適正体重の子どもの増加

「高齢者の健康」では，

①介護保険サービス利用者の増加の抑制

②認知機能低下ハイリスク高齢者の把握率の向上

③ロコモティブシンドローム(運動器症候群)を認知している国民の割合の増加

④低栄養傾向（BMI 20 以下）の高齢者の割合の増加の抑制

⑤足腰に痛みのある高齢者の割合の減少

⑥高齢者の社会参加の促進（就業または何らかの地域活動をしている高齢者
　の割合の増加)

が，挙げられている。

▶▶ **4　健康を支え，守るための社会環境の整備**

　個人の健康は，家庭，学校，地域，職場などの社会環境の影響を受けることか
ら，社会全体として，個人の健康を支え，守る環境づくりに努めていくことが重
要であり，行政機関のみならず，広く国民の健康づくりを支援する企業，民間団
体などの積極的な参加・協力を得るなど，国民が主体的に行う健康づくりの取
り組みを総合的に支援する環境を整備する。

　また，地域や世代間の相互扶助など，地域や社会の絆，職場の支援などが機能
することにより，時間的または精神的にゆとりのある生活の確保が困難な者や，
健康づくりに関心のない者なども含めて，社会全体が相互に支え合いながら，
国民の健康を守る環境を整備する。

　具体的な目標として，

①地域のつながりの強化

②健康づくりを目的とした活動に主体的に関わっている国民の割合の増加

③健康づくりに関する活動に取り組み，自発的に情報発信を行う企業登録数
　の増加

④健康づくりに関して身近で専門的な支援・相談が受けられる民間団体の活
　動拠点数の増加

⑤健康格差対策に取り組む自治体数の増加

が，挙げられている。

▶▶ **5　生活習慣および社会環境の改善**

　上記1〜4までの基本的な方向を実現するため，国民の健康増進を形成する基
本要素となる栄養・食生活，身体活動・運動，休養，飲酒，喫煙および歯・口腔

の健康に関する生活習慣の改善が重要である。生活習慣の改善を含めた健康づくりを効果的に推進するため，乳幼児期から高齢期までのライフステージや性差，社会経済的状況などの違いに着目し，こうした違いに基づき以下のように区分された。

①栄養・食生活

　健康日本21（第二次）では生活の質の向上とともに，社会環境の質の向上のために，食生活，食環境の双方の改善を推進する観点から，目標設定を行った。

　　①適性体重を維持している者の増加（肥満，やせの減少）

　　②適切な量と質の食事をとる者の増加

　　③共食の増加（食事を1人で食べる子どもの割合の減少）

　　④食品中の食塩や脂肪の低減に取り組む食品企業および飲食店の登録の増加

　　⑤利用者に応じた食事の計画，調理および栄養の評価，改善を実施している
　　　特定給食施設の割合の増加

②身体活動・運動

　健康日本21の最終評価では10年間に約1,000歩の歩数減少がみられた。歩数の減少は肥満や生活習慣病の危険因子であるだけでなく，高齢者の自立度低下や虚弱の危険因子であるなど最も懸念すべき問題であることから，健康日本21（第二次）では意欲や動機づけの指標ではなく，「歩数の増加」や「運動習慣者の割合の増加」などの行動の指標を用いて目標設定を行った。

　　①日常生活における歩数の増加

　　②運動習慣者の割合の増加

　　③住民が運動しやすいまちづくり・環境整備に取り組む自治体数の増加

③休　養

　休養は，生活の質に係る重要な要素であり，日常的に質量ともに十分な睡眠をとり，余暇などで体やこころを養うことは，心身の健康の観点から重要である。目標は，十分な睡眠の確保と週労働時間60時間以上の雇用者の割合の減少について設定した。当該目標の達成に向けて，国は，健康増進のための睡眠指針の見直しなどに取り組む。

　具体的目標は，

　　①睡眠による休養を十分とれていない者の割合の減少

　　②週労働時間60時間以上の雇用者の割合の減少

　休養には，心身の疲労を回復する「休む」という側面だけでなく，人間性の育成や，社会・文化活動，創作活動などを通じて自己表現を図る「養う」という側

表 7-5　健康づくりのための休養指針
1994（平成 6）年 4 月

1. 生活にリズムを
   ・早めに気付こう，自分のストレスに
   ・睡眠は気持ちよい目覚めがバロメーター
   ・入浴で，からだもこころもリフレッシュ
   ・旅に出かけて，心の切り換えを
   ・休養と仕事のバランスで能率アップと過労防止
2. ゆとりの時間でみのりある休養を
   ・1 日 30 分，自分の時間をみつけよう
   ・活かそう休暇を，真の休養に
   ・ゆとりの中に，楽しみや生きがいを
3. 生活の中にオアシスを
   ・身近な中にもいこいの大切さ
   ・食事空間にもバラエティを
   ・自然とのふれあいで感じよう，健康の息吹きを
4. 出会いときずなで豊かな人生を
   ・見出そう，楽しく無理のない社会参加
   ・きずなの中ではぐくむ，クリエイティブ・ライフ

表 7-6　健康づくりのための睡眠指針 2014
2014（平成 26）年 3 月

第 1 条. 良い睡眠で，からだもこころも健康に
第 2 条. 適度な運動，しっかり朝食，ねむりとめざめのメリハリを
第 3 条. 良い睡眠は，生活習慣病予防につながります
第 4 条. 睡眠による休養感は，こころの健康に重要です
第 5 条. 年齢や季節に応じて，ひるまの眠気で困らない程度の睡眠を
第 6 条. 良い睡眠のためには，環境づくりも重要です
第 7 条. 若年世代は夜更かし避けて，体内時計のリズムを保つ
第 8 条. 勤労世代の疲労回復・能率アップに，毎日十分な睡眠を
第 9 条. 熟年世代は朝晩メリハリ，ひるまに適度な運動で良い睡眠
第 10 条. 眠くなってから寝床に入り，起きる時刻は遅らせない
第 11 条. いつもと違う睡眠には，要注意
第 12 条. 眠れない，その苦しみをかかえずに，専門家に相談を

　この指針では，睡眠について正しい知識を身につけ，定期的に自らの睡眠を見直して，適切な量の睡眠の確保，睡眠の質の改善，睡眠障害への早期からの対応によって，事故の防止とともに，からだとこころの健康づくりを目指しています。

面もあり，休養の考え方が重要となる。このため，1994（平成 6）年，「健康づくりのための休養指針」を策定し，生活のリズムを保つことの重要性や，長期休暇をとることの効用などの普及を行っている（表 7-5）。睡眠についての適切な知識の普及を目的として，2003（平成 15）年 3 月に「健康づくりのための睡眠指針」が策定され，2014（平成 26）年に新たな睡眠指針 2014 が策定された（表 7-6）。

④飲　酒

　飲酒は，生活習慣病をはじめとするさまざまな身体疾患やうつ病などの健康障害のリスク要因となりうる。さらに，過度の飲酒は疾病のリスクを増加させ，アルコール依存症，未成年者の飲酒，「キッチンドリンカー」や飲酒運転事故などの社会的な問題の要因ともなる。

　目標は，

①生活活習慣病のリスクを高める量を飲酒している者（1 日当たりの純アルコール摂取量が男性 40 g 以上，女性 20 g 以上の者）の割合の減少

②未成年者の飲酒をなくす。

③妊娠中の飲酒をなくす。

が，挙げられている。

⑤喫　煙

　喫煙は，がん，循環器疾患，糖尿病，COPD などの非感染症疾患（NCD）の予防可能な最大の危険因子であるほか，低出生体重児の増加の一つの要因であり，受動喫煙もさまざまな疾病の原因になるため，喫煙による健康被害を回避することが重要である。

　目標は，

①成人の喫煙率の減少

②未成年者の喫煙をなくす。

③妊娠中の喫煙をなくす。

④受動喫煙（家庭・職場・飲食店・行政機関・医療機関）の機会を有する者の
　　割合の減少

とされ，当該目標の達成に向けて，国は，受動喫煙防止対策，禁煙希望者に対する禁煙支援，未成年者の喫煙防止対策，たばこの健康影響や禁煙についての教育，普及啓発などに取り組む。

　（1）喫煙の健康影響

　たばこの煙には，わかっているだけで 4,000 種以上（未知のものも含めると数万から十数万種類）の化学物質が含まれ，ベンゾピレンなど 60 種類以上は発がん物質，発がん促進物質が含まれている。

　そのため，喫煙により循環器系に対する急性影響がみられるほか，喫煙者では肺がんをはじめとする各種のがん，虚血性心疾患，慢性気管支炎，肺気腫などの閉塞性肺疾患，胃・十二指腸潰瘍などの消化器疾患，その他種々の疾患の危険性が増大する。妊婦が喫煙した場合には低出生体重児，早産，妊娠合併症の危険性が高くなる。また，環境中のたばこの煙は人体に対して発がん性が認められ，受動喫煙により肺がん，虚血性心疾患，呼吸器疾患，乳幼児突然死症候群，低出生体重児，小児の呼吸器疾患などの危険性が高くなる。

　（2）たばこ対策

　たばこ対策については，総合的なたばこ対策の礎として，1995（平成 7）年に公衆衛生審議会から意見具申された，たばこ行動計画検討会報告書を受けて，事業所などの自主的なたばこ対策の取り組みを促進するため，普及啓発を中心とした施策が講じられている。

　2009（平成 21）年 3 月，受動喫煙防止対策のあり方に関する検討会において，

①基本的な方向性として，多数の者が利用する公共的な空間については，原

則として全面禁煙であるべき

②社会情勢の変化に応じて暫定的に喫煙可能区域を確保することも，とり得る方策の一つ

などを基本方針とする報告書がまとめられた。

厚生労働省では1998（平成10）年2月から，21世紀のたばこ対策検討会を開催し，たばこは嗜好品であるという従来の社会通念と非喫煙者対喫煙者という対立の構図から脱却し，有害かつ依存性物質を含むたばこに対し，危険性の評価と管理の観点からのたばこ対策について検討した。さらに，これを受けて，第三次の健康づくり運動である健康日本21において，たばこを重点課題の一つとして取り上げ，取り組むべき具体的な目標として以下の4つを示し，平成22年度の目標達成に向け，健康にかかわるさまざまな関係者と協力しながら，事業展開を行った。

また，2010（平成22）年2月に，今後の受動喫煙防止対策の基本的な方向性等について「受動喫煙防止について」（厚労省健康局長通知）が発せられた。その内容は以下のとおりである。

①喫煙が及ぼす健康影響についての十分な知識の普及

②未成年者の喫煙をなくす。

③公共の場や職場における分煙の徹底と効果の高い分煙に関する知識の普及

④禁煙支援プログラムの普及

⑥歯・口腔の健康

歯・口腔の健康は摂食と構音を良好に保つために重要であり，生活の質の向上にも大きく寄与する。目標は，健全な口腔機能を生涯にわたり維持することができるよう，疾病予防の観点から，歯周病予防，う蝕予防および歯の喪失防止に加え，口腔機能の維持・向上などについて以下の目標を設定している。

①口腔機能の維持・向上

②歯の喪失防止

③歯周病を有する者の割合の減少

④乳幼児・学齢期のう蝕のない者の増加

⑤過去1年間に歯科検診を受診した者の増加

当該目標の達成に向けて，国は，歯科口腔保健に関する知識などの普及啓発や「8020（ハチマルニイマル）運動」のさらなる推進などに取り組むとしている。

6　最終報告

　厚生科学審議会地域保健健康増進栄養部会および健康日本 21（第二次）推進専門委員会は，令和 3 年に最終評価報告を公表した。

　報告書では，53 項目のうち過半数にあたる 28 項目が「目標値に発した」または「改善傾向にある」と評価された。改善が認められた項目は健康寿命，血糖コントロール不良者の減少などであり，「悪化している」と評価された項目はメタボリックシンドローム該当者・予備軍の数や，肥満傾向にある子どもの数などである。

　7　「健康日本 21（第三次）」

　厚生労働省は 2023（令和 5）年 5 月，健康増進法に基づく「国民の健康の増進の総合的な推進を図るための基本的な方針」を改正し，2024（令和 6）年度から 2035（令和 17）年度までの期間，21 世紀における第三次国民健康づくり運動「健康日本 21（第三次）」が推進されることになった。

　平成 25 年度から開始した健康日本 21（第二次）においては，健康寿命が着実に延伸してきた一方で，一次予防に関連する指標が悪化していること，一部の性・年齢階級では悪化している指標があること，健康関連のデータの見える化・活用や PDCA サイクルの推進が不十分であることなどの課題が指摘された。

　これを受けて健康日本 21（第三次）では，すべての国民が健やかで心豊かに生活できる持続可能な社会の実現に向け，誰一人取り残さない健康づくりの展開と，より実効性をもつ取り組みの推進を行うこととした。この実現のため，基本的方向として，①健康寿命の延伸・健康格差の縮小，②個人の行動と健康状態の改善，③社会環境の質の向上，④ライフコースアプローチを踏まえた健康づくりの 4 つを掲げた（図 7-9）。健康日本 21（第二次）と比べると，健康日本 21（第三次）では人口・世帯構造の変化やデジタル技術の進歩など，より今後の社会変化を見据えた計画としての位置づけがされていることや，社会の多様化，人生 100 年時代の本格到来を踏まえた各ライフステージ特有の健康づくりの取り組みを重視したことなどに特色がみられる。

⑪　健康増進法

　健康日本 21 を推進するとともに健康づくりや疾病予防に重点を置いた施策を講じていくための法的坊盤として，2002（平成 14）年に健康増進法が制定され，栄養改善を含めた国民の健康増進と保健の向上を図っている．

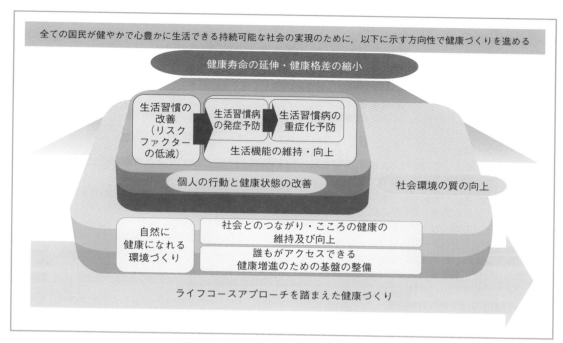

図 7-9 健康日本 21（第三次）の概念図
厚生労働省：健康日本 21（第三次）の推進のための説明資料

健康増進法は，栄養改善法（2003［平成 15］年廃止）の内容を引き継ぎながら，生活習慣病を防ぐために栄養改善という視点だけでなく，運動や飲酒・喫煙などの生活習慣の改善を通じた健康増進の概念を取り入れている。

その内容としては，国民の健康増進の総合的な推進を図るための基本的な方針を定めることや，健康診査の実施等に関する指針を定めること，国民健康・栄養調査の実施に関する保健指導等の実施に関すること，受動喫煙の防止に関することなどとなっている。

⑫ 難病対策

1955（昭和 30）年頃から原因不明の神経病として知られていたスモンは，1967（昭和 42 年）から翌年にかけて全国的規模で多発し，大きな社会問題となった。このスモンに対する研究体制の整備が契機となって，いわゆる難病に対する関心が高まり，新たな社会的対応が要望されるようになった。

難病は，ベーチェット病，多発性硬化症，重症筋無力症，全身性エリテマトー

表 7-7　難病の患者に対する医療などに関する法律

2014（平成 26）年 5 月 23 日成立

> **趣旨**
> 　持続可能な社会保障制度の確立を図るための改革の推進に関する法律に基づく措置として，難病の患者に対する医療費助成(注)に関して，法定化によりその費用に消費税の収入を充てることができるようにするなど，公平かつ安定的な制度を確立するほか，基本方針の策定，調査及び研究の推進，療養生活環境整備事業の実施等の措置を講ずる。
> 　注）これまでは法律に基づかない予算事業（特定疾患治療研究事業）として実施していた。
> **概要**
> (1) 基本方針の策定
> 　・厚生労働大臣は，難病に係る医療その他難病に関する施策の総合的な推進のための基本的な方針を策定。
> (2) 難病に係る新たな公平かつ安定的な医療費助成の制度の確立
> 　・都道府県知事は，申請に基づき，医療費助成の対象難病（指定難病）の患者に対して，医療費を支給。
> 　・指定難病に係る医療を実施する医療機関を，都道府県知事が指定。
> 　・支給認定の申請に添付する診断書は，指定医が作成。
> 　・都道府県は，申請があった場合に支給認定をしないときは，指定難病審査会に審査を求めなければならない。
> 　・医療費の支給に要する費用は都道府県が支払い，国は，その 2 分の 1 を負担。
> (3) 難病の医療に関する調査及び研究の推進
> 　・国は，難病の発病の機構，診断及び治療方法に関する調査及び研究を推進。
> (4) 療養生活環境整備事業の実施
> 　・都道府県は，難病相談支援センターの設置や訪問看護の拡充実施等，療養生活環境整備事業を実施できる。
> **施行期日**
> 　平成 27 年 1 月 1 日
> ※児童福祉法の一部を改正する法律（小児慢性特定疾病の患児に対する医療費助成の法定化）と同日

厚生労働統計協会編：国民衛生の動向，2019/2020

　　　　デスなど，
　　　　①原因不明，治療方法未確立であり，かつ，後遺症を残すおそれが少なくない
　　　　　疾病
　　　　②経過が慢性にわたり，経済的な問題のみならず介護等に著しく人手を要す
　　　　　るために家族の負担が重く，また精神的にも負担の大きい疾病
　　であり，調査研究の推進，医療施設の整備，医療費の自己負担の軽減などの難病
　　対策が行われてきた。
　　　2014（平成 26）年に「難病の患者に対する医療などに関する法律（難病法）」
　　が制定された。表 7-7 に概要を示す。現在では対象疾患が，従来の約 60 疾病か
　　ら 300 疾病（2021［令和 3］年 7 月現在）と増加した。また同時に小児難病（小
　　児慢性特定疾病）に関しても，児童福祉法が改正され，約 500 疾病から約 850
　　疾病に増加し，対策が進められている。

　　　● **文献** ●
　　1）厚生労働統計協会編：国民衛生の動向，2019/2020，2022/2023，2023/2024

2）生活習慣病予防研究会編：生活習慣病のしおり，社会保険出版社，2021

演習課題

以下の文において（　　　）内に適当な語句または数字を入れよ。

1. 令和4年の「人口動態統計」によると，死因の第1位は悪性新生物，第2位は（　　　），第3位は（　　　）である。
2. 悪性新生物，心疾患，脳血管疾患が令和4年におけるわが国の国民総死亡の約（　）％を占め，三大（　　　）病とされている。
3. 悪性新生物による死亡率は（　～　）歳において死因の第1位を占める。
4. 大腸がんが増加している要因として（　　　）の変化が挙げられる。
5. 悪性新生物の部位別死亡率の年次変化をみると，（　　）がん，（　　）がんは減少傾向にあるが，（　　）がんなどは近年増加している。
6. 悪性新生物の年齢調整死亡率は近年，（　　　）傾向にある。
7. 虚血性心疾患の要因は（　　），（　　），（　　），（　　），（　　）などである。
8. 脳血管疾患による死亡率は，昭和（　～　）年までは，わが国の死因のトップを占めていたが，現在は死因の第（　）位である。
9. 脳血管による死亡率は，近年減少してきているが，その原因は食生活における（　　）摂取量の減少といわれている。
10. 心疾患による死亡率について，欧米諸国と日本を比較すると（　　　）のほうが高い。
11. わが国の自殺率は欧米諸国に比べて（　　　）い。
12. 生活習慣病の発症要因には（　　　）要因，（　　　）要因，（　　　）要因がある。
13. 生活習慣病の生活習慣とは（　　），（　　），（　　），（　　），（　　）などである。
14. メタボリックシンドロームの危険因子として取り上げられるものには（　　），（　　），（　　），（　　）の4項目がある。
15. がん対策として，わが国では2007年から（　　　）法が施行されている。
16. 「健康日本21」（第二次）は，第（　）次国民健康づくり対策である。

第8章

高 齢 者 保 健

① 老年人口と高齢者保健の現況

　老年期はライフサイクルの中で最終段階であり，行政上の定義として，65歳以上を老年（高齢者）とし，65〜74歳を前期高齢者，75歳以上を後期高齢者とする場合もある。第2章「人口統計と保健統計」で述べたように，近年におけるわが国の老年人口は急速に増加している。すなわち，大部分の西欧先進国においては，65歳以上の老年人口割合が7％から14％になるのに50〜100年かかったのに対し，わが国では20数年間で高齢社会（老年人口割合が14％以上の社会）に達したのである。

　2022（令和4）年10月現在のわが国の65歳以上の老年人口は推計約3,623万人を超え，その割合は総人口の29.0％を占める。現在は超高齢社会である。その他の老人に関する統計の現況を表8-1に示す。日本の老年人口割合は，将来予測として2064（令和37）年には38.4％に達するといわれている。一方，15歳未満の年少人口の減少が著しく，その結果として老年人口指数や老年化指数も増加の一途をたどり，現在のみならず将来の大きな社会問題と考えられている。

　老年者の健康状態については，2019（令和元）年の国民生活基礎調査によれば，65歳以上の病気やけがなどで自覚症状のある者＝有訴者（医療施設，介護老人保健施設への入院・入所者を除く）の人口千人に対する割合（有訴者率）は全国で男413.2，女450.3である。また全国の医療施設，介護老人保健施設，施術所（あんま・はり・きゅう・柔道整復師）に通院・通所している者の人口千人に対する割合（通院者率）は，男692.8，女686.9である。

　2020（令和2）年の患者調査によれば，全国の医療施設（病院・一般診療所・歯科診療所）で診察を受ける者を，受療率（人口10万人に対する患者）でみると，65歳以上の入院は2,512，外来は10,045となっている。全患者の入院の約74.7％，外来が50.7％を占めている。

表 8-1　高齢者に関する統計

項　目	内　容	備　考
老年人口	約 3,623 万人（令和 4 年 10 月 1 日現在） 65 歳以上の老年人口の割合 高齢化率 29.0%（令和 4 年）	総人口に占める割合は，過去最高である。 増加の理由は，出生率低下，死亡率低下が関係。
後期老年人口	1,936 万人 15.9%（令和 4 年推計）	75 歳以上の老人を後期老年人口，65～74 歳までを前期老年人口という。
老年人口指数	48.8（令和 4 年推計）	年々，一貫して上昇し続けている。
老年化指数	249.9（令和 4 年推計）	老年化指数： （老年人口/年少人口）×100
65 歳以上の「単独世帯」	約 743 万世帯 （令和 3 年推計）	最近 15 年で約 2 倍となった。 「単独世帯」：ひとり暮らしのこと
65 歳以上の者のいる世帯数	約 2,580 万 9 千世帯 49.7%（令和 3 年推計）	全世帯の約半数ちかくに高齢者がいる（年々増加傾向）。
高齢者の「夫婦のみの世帯」	約 825 万世帯 （令和 3 年推計）	
要介護・要支援認定者数	約 689 万 7 千人 （令和 4 年 4 月推計）	

内閣府：令和 4 年版高齢社会白書（全体版），厚生労働省：介護保険事業状況報告（暫定，令和 4 年 1 月分），厚生労働統計協会：国民衛生の動向 2023/2024 より作成

2　高齢者保健に関する法律

ａ　高齢者保健医療制度

　わが国では上記のような高齢者の増加を背景とし，1982（昭和 57）年，老人保健法が成立し，翌年から施行されてきた。しかし，2006（平成 18）年の医療制度改革において，従来の老人保健事業が見直され，老人保健法は 2008（平成 20）年 4 月から，「高齢者の医療の確保に関する法律（高齢者医療確保法）」に改正された。さらに 2008（平成 20）年度からは，老年人口の急激な増加に伴い，高齢者医療確保法の改正を行い，75 歳以上の独立した後期高齢者医療制度（長寿医療制度）が創設された。この後期高齢者医療制度には 2 つの特徴がある。第 1 に後期高齢者のみで構成される独立した医療保険制度を創設したことである。そのため 75 歳以上の者全員が，これまでの保険（国民健康保険や被用者保険）から脱退して，同制度に加入する。これは，医療費負担をめぐる保険者間の不均衡に対応したものである。なお同制度では，後期高齢者の医療費は，後期高齢者の保険料（10%），現役世代の保険料からの支援金（40%），公費（50%）と

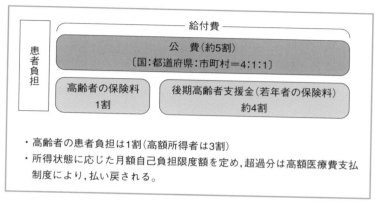

図8-1　後期高齢者医療制度の費用負担
厚生労働統計協会編：国民衛生の動向，2021/2022（改変）

いう割合で負担される。患者負担は，これまでどおり1割（現役並み所得者は3割）である（図8-1）。

第2の特徴は，都道府県単位で，保険者の再編・統合を図ったことである。都道府県ごとに全市町村が加入する後期高齢者医療広域連合が運営主体となり，保険料の決定や医療の給付を行っている。この医療制度改革では，「生活習慣病の予防は国民健康の確保のうえで重要であるのみならず，治療に要する医療費の減少にも資することとなる」と生活習慣病対策の推進が重視されている。

そのための取り組みとして，医療保険者に被保険者・被扶養者に対する生活習慣病予防のための特定健診・特定保健指導の実施が義務づけられている。

ⓑ 特定健診と特定保健指導

老人保健事業として実施してきた基本健康診査などについて，平成20年度から，40～74歳の者については，高齢者医療確保法に基づく特定健康診査および特定保健指導として，医療保険者にその実施が義務づけられた（図8-2）。

75歳以上の者については，後期高齢者医療広域連合に努力義務が課されている保健事業の一環として，健康診査を実施している。

特定健康診査・特定保健指導では，血圧・血糖・脂質などに関する健康診査の結果から生活習慣の改善が特に必要な者を抽出して，医師，保健師，管理栄養士などが，生活習慣の改善のための指導を実施することにより，生活習慣病を予防することを目的としている。特定健康診査の項目については，老人保健事業における基本健康診査の項目に腹囲測定を追加するなど，所要の見直しが行われている。また，特定保健指導では，血圧，血糖，脂質などの循環器疾患のリス

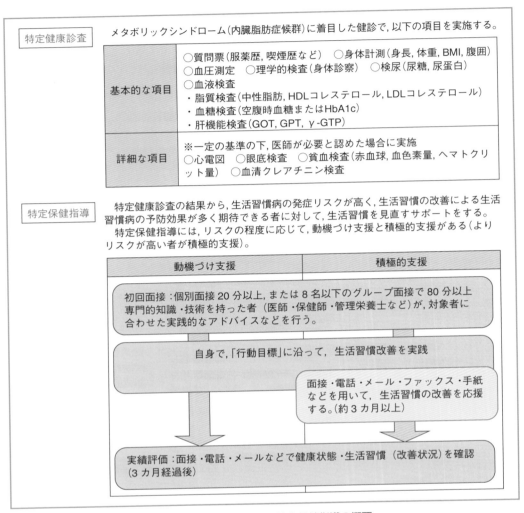

図 8-2　特定健康診査・特定保健指導の概要
厚生労働統計協会編：国民衛生の動向，2023/2024（改変）

ク要因の重複の程度等に応じて，動機づけ支援と積極的支援が行われている（図
8-3）。

ⓒ　認知症対策

▶▶　**1　新オレンジプラン**

　わが国の認知症高齢者の数は，2012（平成 24）年で 462 万人と推計されてお
り，2025（平成 37）年には約 700 万人，65 歳以上の高齢者の約 5 人に 1 人に達
することが見込まれている。認知症は誰もが関わる可能性のある身近な病気で
ある。厚生労働省は，団塊の世代が 75 歳以上となる 2025（令和 7）年を見据

2018（平成30）年度から

```
ステップ1    ○内臓脂肪蓄積に着目してリスクを判定
・腹囲　男≧85 cm，女≧90 cm                    →(1)
・腹囲　男＜85 cm，女＜90 cm　かつ　BMI≧25 →(2)

ステップ2
①血圧    ⓐ収縮期血圧130 mmHg以上，または
         ⓑ拡張期血圧85 mmHg以上
②脂質    ⓐ中性脂肪150 mg/dL以上，または
         ⓑHDLコレステロール40 mg/dL未満
③血糖    ⓐ空腹時血糖（やむを得ない場合は随時血糖）100 mg/dL以上，または
         ⓑHbA1c（NGSP）の場合5.6％以上
④質問票  喫煙歴あり（①～③のリスクが1つ以上の場合のみカウント）
⑤質問票  ①，②または③の治療に係る薬剤を服用している

ステップ3    ○ステップ1，2から保健指導対象者をグループ分け
(1) の場合    ①～④のリスクのうち追加リスクが
             2以上の対象者は………積極的支援レベル
             1の対象者は……………動機づけ支援レベル
             0の対象者は……………情報提供レベル    とする。
(2) の場合    ①～④のリスクのうち追加リスクが
             3以上の対象者は………積極的支援レベル
             1または2の対象者は…動機づけ支援レベル
             0の対象者は……………情報提供レベル    とする。

ステップ4
○服薬中の者については，医療保険者による特定保健指導の対象としない。
○前期高齢者（65歳以上75歳未満）については，積極的支援の対象となった場合でも
  動機づけ支援とする。
```

図 8-3　保健指導対象者の選定と階層化
厚生労働統計協会編：国民衛生の動向, 2023/2024

え，認知症の人の意思が尊重され，できる限り住み慣れた地域のよい環境で自分らしく暮らし続けることができる社会の実現を目指し，新たに「認知症施策推進総合戦略～認知症高齢者等にやさしい地域づくりに向けて～」（新オレンジプラン）を関係省庁と策定し，その後，数値目標の更新や施策を効果的に実行するための改訂をしている。

　新オレンジプランは，認知症の人とその家族などの関係者から幅広く意見を聴取しながら策定したものであり，以下の7つの柱を掲げている。

①認知症への理解を深めるための普及・啓発の推進

②認知症の容態に応じた適時・適切な医療や介護の提供

③若年性認知症施策の強化

④認知症の人の介護者への支援

⑤認知症の人を含む高齢者にやさしい地域づくりの推進

⑥認知症の予防法や診断法，治療法，リハビリテーションモデル，介護モデルなどの研究開発とその成果の普及の推進

⑦認知症の人やその家族の視点の重視

▶▶ 2　認知症施策推進大綱

今後，さらなる高齢化の進展と認知症高齢者の増加が見込まれるなかで，政府全体で認知症施策をさらに強力に推進していくため，平成30年に「認知症施策推進関係閣僚会議」が設置され，令和元年に認知症施策推進大綱が取りまとめられた。その内容は，認知症施策推進大綱は，基本的考え方として「共生」と「予防」を車の両輪として施策を進めることを掲げ，新オレンジプランの7つの柱を再編し，以下の5つの柱に沿って施策を推進することとした。

①普及啓発・本人発信支援

②予防

③医療・ケア・介護サービス・介護者への支援

④認知症バリアフリーの推進・若年性認知症の人の支援・社会参加支援

⑤研究開発・産業促進・国際展開

これらの施策はすべて認知症の人の視点に立って，認知症の人やその家族の意見を踏まえて推進することを基本としている。

③ 高齢者の疾患

ⓐ 老年症候群と廃用症候群

加齢に伴って，体力の低下・虚弱，運動機能低下・転倒・骨関節痛，頻尿・尿失禁，低体重・低栄養，めまい，聴力低下，視力低下，認知機能低下，うつ，不眠，誤飲などが生じてくる。これらは老年症候群と呼ばれ，QOLを損ねるだけでなく，要介護状態や死亡のリスクを高めるため，適切な対処が求められる。老年症候群は「加齢に伴うものであるから仕方がない」ものではなく，予防も治療も可能であることに留意すべきである。

また加齢に伴って，以下のような症状が現れてくる。たとえば体力の低下・虚弱，運動機能低下・転倒・骨関節痛，頻尿・尿失禁，低体重・低栄養，めまい，聴力低下，視力低下，認知機能低下，うつ，不眠，誤嚥などである。また加齢と

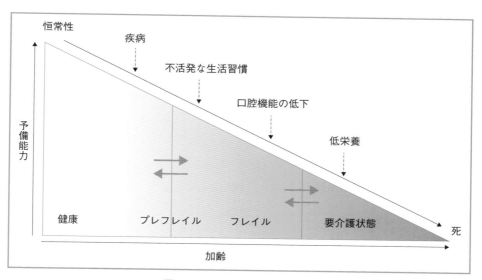

図 8-4　フレイルと加齢の関係
荒井秀典編：フレイルハンドブック　ポケット版，ライフ・サイエンス，2016 より一部改変

ともに筋肉量が減少して筋力低下をきたすサルコペニアや，運動器の障害により要介護リスクが高まるロコモティブシンドロームも生じてくる。これらは老年症候群と呼ばれる。

　加齢に伴って心身の機能レベルも低下していく。健常な状態と要介護状態との中間としてフレイル（frail：虚弱）という状態がある。フレイルと加齢との関係を図 8-4 に示す。フレイルは米国のフリート博士が提唱した基準であり，体重減少，疲れやすさの自覚，活動量の低下，歩行速度の低下，筋力の低下という 5 項目のうち，3 項目以上該当する場合にフレイルと呼んでいる。フレイルの状態になると，要介護状態リスクや死亡リスクが高まる。しかし，フレイル状態を早期に発見して適切に対応すれば，それらのリスクも低下することが判明している。

　また加齢に伴って心身の活動性が低下すると，心身の機能はさらに低下する。これを廃用症候群という。廃用（生活不活発）の悪影響は心身のいたるところに及ぶ。わが国の医療は，従来，安静を重視しがちであった。しかし，過度の安静は高齢者の心身機能に悪影響を及ぼすことが近年明らかにされ，治療中および日常生活における活動性の維持向上に努めるべきとされている。介護保険における介護予防は，「老化と廃用の悪循環を絶つ」ことを目指している。

ⓑ 認知症高齢者と寝たきり高齢者

 1 認知症高齢者

　高齢者は老化によって起こる心身機能の低下が避けられない。そのため，感覚器官の機能，記銘力，知能の低下をきたし，問題行動，日常生活動作（activities of daily living；ADL）の能力低下や身体的疾患なども合併する認知症高齢者になる者が少なくない。むしろ，老齢人口の増加，特に後期老年人口（75歳以上）の増加に伴って，認知症高齢者は年々増加の傾向を示している。

　認知症とは，「脳血管疾患，アルツハイマー病その他の要因に基づく脳の器質的な変化により，日常生活に支障が生じる程度にまで記憶機能およびその他の認知機能が低下した状態」とされている。その原因別区分として，脳血管性認知症と Alzheimer（アルツハイマー）型認知症，レビー小体型認知症，前頭側頭型認知症に分類されている。従来，わが国では脳血管性認知症がアルツハイマー型認知症よりも多かったが，近年はアルツハイマー型認知症が増加してきている。

①アルツハイマー型認知症：主に初老期以降から老年期に発病し，進行性の認知症を来す疾患である。大脳皮質は全般的に萎縮し，老人斑や神経原線維変化が認められる（図8-5）。初老期および老年期の認知症性疾患の大半を占める。主な症状を表8-2に示す。

②レビー小体型認知症：この疾患は変性性認知症のひとつである。レビー小体型認知症に特徴的な症状として，注意や覚醒レベルの顕著な変動，具体的で詳細な内容の（リアルな）幻視（幻覚），パーキンソニズム（手足の安静時の震え，歩行障害，筋固縮など）が認められる（表8-2）。

③前頭側頭型認知症：人格を司る前頭葉と，言語を司る側頭葉が萎縮することによって起こる。人格が変化して思いのままに行動しようとする，言葉の理解ができなくなるなどの症状が現れる。

④脳血管性認知症：脳梗塞や脳出血などの脳血管疾患が原因となって，脳組織が障害を受けることによって生じる認知症である。男性に多いのが特徴である。主症状を表8-2に示す。脳血管性認知症は，脳血管の異常によって起こる認知症の総称である。

　日本における65歳以上の認知症の人の数は約600万人（2020［平成32］年）と推計され，2025年には約700万人（高齢者の約5人に1人）が認知症になると予測されており，高齢社会の日本では認知症に対する取り組みが今後，重要

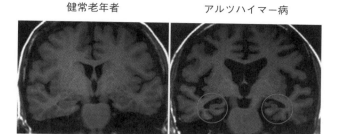

健常老年者　　　　　　　アルツハイマー病

図8-5　アルツハイマーの MRI 画像

羽生春夫：アルツハイマー病. 臨床放射線. 2010；55：1427-35.

表8-2　認知症の種類と特徴

	変性性認知症			脳血管性認知症
	アルツハイマー型 認知症	レビー小体型 認知症	前頭側頭型 認知症	
主な 障害部位	頭頂葉 側頭葉（海馬）	後頭葉	前頭葉 側頭葉	様々な部位
経過	徐々に進行			階段状に進行
特徴的な 症状	近時記憶障害 見当識障害 物盗られ妄想	幻視 パーキンソン症状 認知機能変動	人格行動変化 無欲・無感情 病識の欠如 病初期から失語	まだら認知症 局所神経徴候 感情失禁

https://www.medicmedia-kango.com/2018/12/15662/ より引用

となる。

　また，認知症は特有の精神症状や問題行動があるため，他の要介護老人とは質・量ともに異なった介護が必要であり，介護する側，特に家族にとっては多大な精神的・肉体的負担を伴うことになる。この認知症高齢者に対する支援は今後ますます重要な課題となる。

2　寝たきり高齢者

　寝たきり高齢者とは，65歳以上で寝たきりの期間が6カ月以上の者をいい，わが国ではその原因は脳卒中後遺症やけがなどが主である。2010（平成22）年で約170万人となっており，2025年には230万人になると推定されている。寝たきり高齢者の問題は，認知症高齢者問題とともに，わが国の高齢者保健と福祉の重要な課題である。

　これらの問題に対応するため，1997（平成9）年に介護保険法が成立，2000（平成12）年に施行された。

ⓒ 骨粗鬆症

骨粗鬆症とは，骨形成速度よりも骨吸収速度が高いことにより，骨に小さな穴が多発する症状をいう。閉経後の女性および高齢者に多い疾患である。閉経によって，骨を保護する作用のある女性ホルモン（エストロゲン）の分泌低下や，老化による骨形成の成分の減少により，骨吸収が優位になるために骨の絶対量が減少する状態である。

ⓓ 老人性白内障

高齢者の水晶体の老化による混濁で，視力の低下を招く。初期においては水晶体周囲における車軸状の混濁だけであるが，進行すると水晶体全体の混濁をきたす。放置しておくと，水晶体が膨化して前房が浅くなり，続発性緑内障をきたす恐れがある。

ⓔ 老人性難聴

内耳から中枢神経に至る聴覚機能が老化することによって起こる感音性難聴である。老化は左右同時に進行するため，両耳ともに難聴となる。難聴は高音部から始まり，やがて会話領域に及ぶ。

④ 介護保険

ⓐ 介護保険制度の概要

高齢者介護は，従来，老人福祉と老人保健の制度下で行われてきたが，これら2つの制度は手続きや利用者負担の面で不均衡があり，総合的なサービスを受けるという面では種々の問題点があった。そこで，この2つの制度を再編成し，給付と負担の関係が明確な社会保険方式にすることによって，社会全体で介護を支える新たな仕組みをつくり，利用者の選択によって保健・医療・福祉にわたる総合的な介護サービスが利用できるようにしたものが介護保険制度である。介護保険制度の理念は，自立支援を目的とした高齢者介護の社会的支援である。

介護保険制度は，2000（平成12）年4月1日から施行された。また，介護保険法の施行後5年を目途に必要な見直しなどの措置を講じることとされていたことにより，2005（平成17）年，改正介護保険法が成立した。主な改正点は筋

力強化などのメニューからなる新予防給付の導入や，介護施設入所者の食費・居住費の全額自己負担の導入である。

ⓑ 保険者と被保険者

 1　保険者

介護保険制度の保険者は，介護サービスの地域性，市町村の老人福祉や老人保健事業の実績を考慮し，また高齢者に対するサービスの決定権限が市町村に一元化されているという地方分権の流れも踏まえ，国民に最も身近な市町村（特別区を含む）とされている。

 2　被保険者

市町村の地域内に住所を有する 65 歳以上の第 1 号被保険者と，40 歳以上 65 歳未満の医療保険加入者である第 2 号被保険者に区分される。介護保険の保険者は市町村であるが，第 1 号被保険者の保険料は原則として年金から天引きされる。第 2 号被保険者からは，医療保険者が医療保険料として徴収している。

ⓒ 要介護状態と要支援状態

介護を必要とする程度に応じて，給付内容や給付額の上限が決められる。要介護状態区分（介護の必要程度のランク）は以下のように定められている。

要支援 1：障害のために生活機能の一部に若干の低下があり，介護予防サービスを提供すれば改善が見込まれる。具体的には，掃除など身の回りの世話の一部に手助けが必要。立ち上がり時などに，なんらかの支えを必要とすることがある。排泄や食事は，ほとんど自分でできる。

要支援 2：障害のために生活機能の一部に低下があり，介護予防サービスを提供すれば改善が見込まれる。具体的には，要支援 1 の条件に加え，病気やけがなどの影響で心身が不安定な状態にあることなどにより，日常生活に不便をきたすことが多い人に対して認定される。

要介護 1：生活の一部について部分的介護を要する状態。例として，身だしなみや掃除などの身の回りの世話に手助けが必要。立ち上がり，歩行，移動の動作に支えを必要とするときがある。排泄や食事はほとんど自分でできる。問題行動や理解の低下がみられることがある。

要介護 2：軽度の介護を要する状態。例として，身だしなみや掃除など身の回りの世話の全般に助けが必要。立ち上がりや歩行，移動になんらか

表 8-3 介護保険法で定める特定疾病

①がん（医師が一般に認められている医学的知見に基づき回復の見込みがない状態に至ったと判断したものに限る）	⑨脊柱管狭窄症
	⑩早老症
	⑪多系統萎縮症
②関節リウマチ	⑫糖尿病性神経障害，糖尿病性腎症および糖尿病性網膜症
③筋萎縮性側索硬化症	
④後縦靱帯骨化症	⑬脳血管疾患
⑤骨折を伴う骨粗鬆症	⑭閉塞性動脈硬化症
⑥初老期における認知症	⑮慢性閉塞性肺疾患
⑦進行性核上性麻痺，大脳皮質基底核変性症およびパーキンソン病	⑯両側の膝関節または股関節に著しい変形を伴う変形性関節症
⑧脊髄小脳変性症	

の支えが必要。排泄や食事に見守りや手助けが必要なときがある。問題行動や理解の低下がみられることがある。

要介護3：中度の介護を要する状態。身だしなみや掃除など身の回りの世話，立ち上がりなどの動作が一人でできない。歩行や移動など，一人でできないことがある。排泄が自分でできない。いくつかの問題行動や理解の低下がみられることがある。

要介護4：重度の介護を要する状態。身の回りの世話，立ち上がり，歩行などの動作がほとんど一人でできない。排泄がほとんど一人でできない。多くの問題行動や全般的な理解の低下がみられることがある。

要介護5：最重度な介護を要する状態。身の回りの世話，立ち上がり，歩行や排泄，食事などの動作がほとんど一人でできない。多くの問題行動や全般的な理解の低下がみられることがある。ほぼ寝たきりの状態に近い。

d 介護給付の手続き

　介護保険からの給付は，65歳以上の者が要介護状態または要支援状態と判断された場合，40歳以上65歳未満の者が表8-3に示す16疾病のいずれかに罹患し，要介護状態または要支援状態にあると判断された場合に行われる。介護状態の原因がこれ以外（例．交通事故）の場合は介護保険制度ではなく，障害者総合支援法に基づく対象となる。

　要介護状態または要支援状態にあるかどうかの判断を行う要介護認定と介護サービスの利用手続きの流れについては図8-6のとおりである。

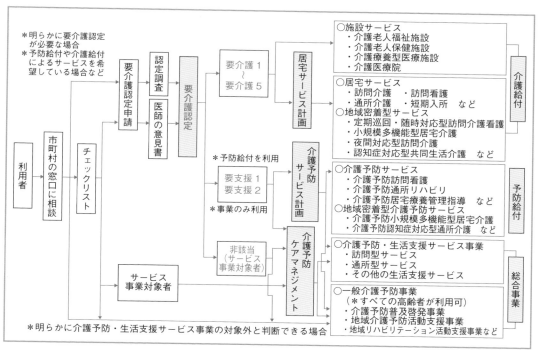

図 8-6　介護サービスの利用手続き
厚生労働省ホームページ（「公的介護保険制度の現状と今後の役割（平成 30 年度）」）を一部改変

▶▶ **1　要介護認定**

　介護保険給付がなされる要介護などの状態にあるかどうか，要介護状態にあるとすればどの程度かを確認するために，市町村などに設置される介護認定審査会において要介護認定が行われる。

　介護認定審査会は，保健・医療・福祉の学識経験者で構成され，高齢者の心身の状況調査（74 項目）に基づくコンピュータ判定の結果（一次判定）と主治医の意見書，訪問調査の際の特記事項の情報を加え，最終判定（二次判定）を行う。また，審査会では，介護の手間のかかり具合と状態の維持または改善の可能性の審査が行われ，新予防給付を受ける要支援者と介護給付を受ける要介護者が区分判定される。

▶▶ **2　介護サービス計画（ケアプラン）**

　介護保険では，利用者が自らの意思に基づいて利用するサービスを選択し，決定することが基本となる。こうした利用者の自己決定を支援するため，市町村，居宅介護支援事業者などが幅広く介護サービスに関する情報の提供を行う。利用者は，居宅介護支援事業者に依頼して，本人の心身の状況や希望などを勘案して介護サービス事業者などとの連絡調整を行ってもらい，利用する在宅

サービスの種類や内容を定めた居宅サービス計画（ケアプラン）を作成してもらうこともできる。なお，こうした居宅介護支援サービスを受けずに，利用者自らがサービスの利用計画を作成して，居宅サービスを受けることも可能である。

施設入所の場合は，施設の介護支援専門員により施設サービス計画（ケアプラン）が作成される。介護予防サービスの場合は，地域包括支援センターの保健師により介護予防サービス計画（介護予防ケアプラン）が作成される。

ⓔ 介護給付

介護保険で給付対象となるサービスの概要を図8-7に示す。

 1 予防給付に関するサービス

都道府県が指定・監督を行う介護予防サービスとして，以下のものがある。

①訪問サービス：介護予防訪問介護，介護予防訪問入浴介護，介護予防訪問看護，介護予防訪問リハビリテーション，介護予防居宅療養管理指導

②通所サービス：介護予防通所介護，介護予防通所リハビリテーション

③短期入所サービス：介護予防短期入所生活介護，介護予防短期入所療養介護

その他に，介護予防特定施設入居者生活介護，介護予防福祉用具貸与，特定介護予防福祉用具販売が含まれる。

市町村が指定・監督を行うサービスとして，以下のものがある。

①介護予防支援

②地域密着型介護予防サービス：介護予防小規模多機能型居宅介護，介護予防認知症対応型通所介護，介護予防認知症対応型共同生活介護（グループホーム）

 2 都道府県による介護給付に関するサービス

都道府県が指定・監督を行うサービスとして，以下のものがある。

(1) 居宅サービス

①訪問サービス

・訪問介護（ホームヘルプサービス）：訪問介護員（ホームヘルパー）が家庭を訪問し，食事，入浴，排泄などの身体介護や，調理および掃除などの身の回りの世話を行う。

・訪問入浴介護：居宅を訪問し，浴槽を提供して入浴の介護を行うもの。

・訪問看護：医療機関や訪問看護ステーションの看護師などが，居宅を訪問し，療養上の世話または褥瘡の手当などを行う。

令和5（'23）年4月

予防給付におけるサービス	介護給付におけるサービス

都道府県が指定・監督を行うサービス

◎介護予防サービス

【訪問サービス】
○介護予防訪問入浴介護
○介護予防訪問看護
○介護予防訪問リハビリテーション
○介護予防居宅療養管理指導

【通所サービス】
○介護予防通所リハビリテーション

【短期入所サービス】
○介護予防短期入所生活介護
○介護予防短期入所療養介護

○介護予防特定施設入居者生活介護
○介護予防福祉用具貸与
○特定介護予防福祉用具販売

◎居宅サービス

【訪問サービス】
○訪問介護
○訪問入浴介護
○訪問看護
○訪問リハビリテーション
○居宅療養管理指導

【通所サービス】
○通所介護
○通所リハビリテーション

【短期入所サービス】
○短期入所生活介護
○短期入所療養介護

○特定施設入居者生活介護
○福祉用具貸与
○特定福祉用具販売

◎施設サービス
○介護老人福祉施設　○介護老人保健施設
○介護療養型医療施設　○介護医療院

市町村が指定・監督を行うサービス

◎介護予防支援

◎地域密着型介護予防サービス
○介護予防小規模多機能型居宅介護
○介護予防認知症対応型通所介護
○介護予防認知症対応型共同生活介護（グループホーム）

◎地域密着型サービス
○定期巡回・随時対応型訪問介護看護
○小規模多機能型居宅介護
○夜間対応型訪問介護
○認知症対応型通所介護
○認知症対応型共同生活介護（グループホーム）
○地域密着型特定施設入居者生活介護
○地域密着型介護老人福祉施設入所者生活介護
○看護小規模多機能型居宅介護
○地域密着型通所介護

◎居宅介護支援

その他

○住宅改修

○住宅改修

市町村が実施する事業

◎地域支援事業

○介護予防・日常生活支援総合事業
（1）介護予防・生活支援サービス事業
　・訪問型サービス
　・通所型サービス
　・その他生活支援サービス
　・介護予防ケアマネジメント

（2）一般介護予防事業
　・介護予防把握事業
　・介護予防普及啓発事業
　・地域介護予防活動支援事業
　・一般介護予防事業評価事業
　・地域リハビリテーション活動支援事業

○包括的支援事業
（地域包括支援センターの運営）
　・総合相談支援業務
　・権利擁護業務
　・包括的・継続的ケアマネジメント支援業務

○包括的支援事業（社会保障充実分）
　・在宅医療・介護連携推進事業
　・生活支援体制整備事業
　・認知症総合支援事業
　・地域ケア会議推進事業

○任意事業

図8-7　介護保険法におけるサービス等の種類
厚生労働統計協会編：国民衛生の動向，2023/2024

・訪問リハビリテーション：理学療法士や作業療法士が居宅を訪問し，必要なリハビリテーションを行う。

・居宅療養管理指導：医師，歯科医師，薬剤師などが家庭を訪問して，医学的な管理・指導を行う。

②通所サービス

　・通所介護（デイサービス）：老人デイサービスセンターなどに通い，入浴や食事の提供など，日常生活上の世話とリハビリテーションを受けるもの。

　・通所リハビリテーション（デイ・ケア）：介護老人保健施設などに通い，理学療法や作業療法，その他必要なリハビリテーションを受けるもの。

③短期入所サービス

　・短期入所生活介護（ショートステイ）：短期入所方式で，介護老人福祉施設などで入浴・排泄・食事などの介護，その他日常生活上の世話，訓練を受けるもの。

　・短期入所療養介護（ショートステイ）：短期入所方式で，介護老人保健施設や介護療養型医療施設などで，医学的管理の下に介護や機能訓練，その他必要な医療，日常生活上の世話を受けるもの。

④その他に，特定施設入居者生活介護，福祉用具貸与，特定介護予防福祉用具販売が含まれる。

　・特定施設入居者生活介護（有料老人ホーム）：有料老人ホーム，軽費老人ホームなどに入所している要介護者などについて，入浴，排泄，食事などの介護，食事などの日常生活の世話，機能訓練・療養上の世話を行う。

　・福祉用具貸与：車椅子，特殊寝台，褥瘡予防器具，歩行器，認知症老人徘徊感知器など，在宅での介護に必要な福祉用具を貸与する。

　・特定福祉用具販売：居宅での入浴や排泄に用いる用具（腰掛け便座）など，貸与になじまない福祉用具の購入費用を支給する。福祉用具は指定された事業者から購入しなければならない。

(2)　施設サービス

①介護老人福祉施設：老人福祉法に規定された特別養護老人ホームが，介護保険法に基づいて都道府県の指定を受けたもので，ほとんどの特別養護老人ホームが介護老人福祉施設となっている。入所者は，ほとんどが介護保険法によるもので，「日常生活に常時介護が必要で，自宅では介護が困難な要介護者」である。受けられるサービスは，入浴，排泄，食事などの日常生活の介護など。

②介護老人保健施設：医療施設であり，常勤の医師が勤務している。入所対象者は，病状安定期に入り，入院治療を要しないが，リハビリテーショ

ンや看護・介護を必要とする要介護者が入所する。この施設では医学的な管理の下で，日常生活の介護や機能訓練が受けられる。

③介護療養型医療施設：ケアプラン（施設サービス計画）に基づいて，急性期の治療が終わり，病状が安定期にある要介護高齢者のための長期療養施設であり，療養病床や老人性認知症疾患療養病床が該当する。

なお，要支援者は施設サービスを受けることができない。

④介護医療院（平成30年4月より）：長期にわたり療養が必要である要介護者に対し，療養上の管理，看護，医学的管理の下における介護および機能訓練その他必要な医療，日常生活の世話を行う施設。

3　市町村による介護給付に関するサービス

市町村が指定・監督を行うサービスとして，以下のものがある。

（1）地域密着型サービス

近年は高齢者の単独世帯（いわゆる独居老人）が増加している。地域密着型サービスは，このような高齢者が，住み慣れた地域で生活を続けることを支援するためのもので，24時間体制でのサポートなどが盛り込まれている。このサービスを提供するのは市区町村の指定を受けた事業所で，原則としてその市区町村に住民票を有する人がこれを受けられる。

①定期巡回・随時対応型訪問介護看護：2012年4月の介護保険制度改正に伴い始まった地域密着型の新サービスで，ヘルパーや看護師が利用者宅を1日数回定期訪問しつつ，緊急時には24時間随時駆けつける。

②小規模多機能型居宅介護：利用者が通ってくることを中心として，場合によって，宿泊させたり利用者宅を職員が訪問したりすることで，在宅での生活を継続することを支援するサービスである。

③夜間対応型訪問介護（夜間ホームヘルプサービス）：定期巡回と通報による随時の対応を行う。定期巡回は，一晩で10人程度の利用者を訪問し，体位変換や排泄の世話などを行う。また，利用者のもつ「ケアコール端末」から常駐オペレータに通報が入ると，随時対応（ホームヘルプサービスを実施，必要時には医療機関・訪問看護ステーションが対応）する。

④認知症対応型通所介護（認知症デイサービス）：認知症の高齢者専門のデイサービスであり，グループホームや地域密着型介護老人福祉施設に併設され，少人数に対してサービスを提供する。

⑤認知症対応型共同生活介護（認知症高齢者グループホーム）：通常5～9人の認知症の高齢者を，家庭的な環境で共同生活させ，食事・入浴・排泄

などに援助を与えることによって，認知症高齢者の自立支援と介護する家族への支援を行う施設である。

⑥地域密着型特定施設入居者生活介護：30 人未満の小規模な有料老人ホームやケアハウスに入居している人に対し，ケアプランの作成を支援，機能訓練，日常生活・療養の世話をするサービスである。

⑦地域密着型介護老人福祉施設入所者生活介護：30 人未満の小規模介護老人福祉施設での介護サービスである。

⑧看護小規模多機能型居宅介護：小規模多機能型居宅介護と訪問看護の既存の在宅サービスを組み合わせて提供する。

(2) 居宅介護支援

介護支援専門員（ケアマネジャー）が，本人・家族の状況と希望に沿って，最適の介護サービス計画（ケアプラン）を作成することなどをいう。この際，自己負担はない。またケアプランは自分で作成することもできる。

▶▶ **4　住宅改修**

居宅の手すり，段差解消，トイレ改造などの小規模な住宅改修費を支給するものであり，住宅改修を行う際は，事前に申請しなければならない。

▶▶ **5　地域支援事業**

さらに市町村が実施するものとして，地域支援事業がある。これは市町村が主体となり，地域住民ができるだけ要支援・要介護とならないよう，また，介護が必要となっても住み慣れた地域の中で自立した日常生活を営むことができるよう，支援することを目的とする。主な事業内容は次のとおりである。

(1) 介護予防・日常生活支援総合事業

要支援者と虚弱高齢者に対して，介護予防・生活支援サービス事業（訪問型サービス，通所型サービス，その他生活支援サービス，介護予防ケアマネジメント）と一般介護予防事業（介護予防把握事業，介護予防普及啓発事業，地域介護予防活動支援事業。一般介護予防事業評価事業，地域リハビリテーション活動支援事業）を行うこととされている。

(2) 包括的支援事業（地域包括支援センターの運営）

・総合相談支援事業（地域の高齢者の実態把握，介護以外の生活支援サービスとの調整など）

・権利擁護業務（虐待の防止，権利擁護のために必要な支援など）

・包括的・継続的ケアマネジメント支援事業（支援困難事例に関する介護支援専門員への助言，地域の介護支援専門員のネットワークづくりなど）

・介護予防ケアマネジメント

(3) 包括的支援事業（社会保障充実分）

・在宅医療・介護連携推進事業

・生活支援体制整備事業（コーディネーターの配置，協議体の設置など）

・認知症総合施策の推進事業（認知症初期集中支援チーム，認知症地域支援推進員等）

・地域ケア会議推進事業

(4) 任意事業

市町村が地域の実状に応じ，創意工夫を活かして行う事業。例としては，以下のようなものがある。

・介護給付等費用適正事業（真に必要なサービス提供の検証，制度趣旨や良質な事業展開のための情報提供など）

・家族介護支援事業（介護教室，認知症高齢者見守り事業，家族介護継続支援事業）

・その他の事業（成年後見制度利用支援事業，福祉用具・住宅改修支援事業，地域自立生活支援事業など）

f 介護支援専門員（ケアマネジャー）

介護保険法の施行により制度化された職種であり，医師，保健師，看護師，介護福祉士などの国家資格を有し各資格の業務に5年間従事すると，都道府県が実施する介護支援専門員実務研修受講試験の受験資格が得られる。試験に合格すると，数日間の実務研修を受講することができ，この研修を修了すると，介護支援専門員の資格が与えられる。

介護支援専門員は，介護保険の利用者の立場に立って，介護サービス計画（ケアプラン）の作成の援助を行い，サービスを提供する事業者と連絡・調整を行う。介護支援専門員の資格は更新制で，5年ごとに再研修を受けなければならない。また介護支援専門員名簿管理支援システムも導入されており，それぞれの介護支援専門員が作成した介護サービス計画（ケアプラン）のチェックも行われている（二重指定制）。

● 文献 ●

1) 厚生労働統計協会編：国民衛生の動向，2022/2023，2023/2024
2) 内閣府編：令和5年版 高齢社会白書，2023

https://www8.cao.go.jp/kourei/whitepaper/w-2022/zenbun/04pdf_index.html（最終アクセス日：2023 年 10 月 15 日）

3）内閣府編：令和 5 年版 高齢社会白書, 2023　https://www8.cao.go.jp/kourei/whitepaper/w-2023/zenbun/05pdf_index.html（最終アクセス日：2023 年 10 月 15 日）

演習課題

以下の文において（　　　　　）内に適当な語句または数字を入れよ。

1. 後期高齢者医療制度の運営主体は市町村が加入する（　　　　　　）である。

2. 特定健診・特定保健指導は（　　　　　）にその実施を義務づけている。

3. 令和 4 年のわが国の高齢者（65 歳以上）は全人口の（　　　　　）％である。

4. 認知症は（　　　　　）型認知症，（　　　　　）性認知症，（　　　）型認知症および，（　　　）型認知症に分類できる。

5. 寝たきり高齢者とは，（　　　　　）歳以上で寝たきりの期間が（　　　　）カ月以上の者をいい，わが国ではその原因は（　　　　　）やけがなどが主である。

6. 介護保険の保険者は（　　　　　）であるが，第 1 号被保険者は市町村の地域内に住所を有する（　　）歳以上の者で，第 2 号被保険者は（　　）歳以上（　　）歳未満の医療保険加入者である。

7. 介護保険法における介護認定は要支援が（　　　　　）段階に，要介護が（　　　　）段階に分類されている。

第9章

感 染 症

❶ 感染症の成り立ち

ⓐ 感染と発病

　　感染（infection）とは，病原体（微生物）が宿主（ヒトや動植物）の体内に侵入して増殖することである。感染症とは，感染によって引き起こされるすべての疾病をいうが，人から人に直接または間接的に伝播する病気の場合には伝染病ともいう。感染は宿主に症状が現れない不顕性感染と，明らかに臨床症状を示す顕性感染に分類され，顕性感染が起きた場合，発病または発症という。宿主が病原体に曝露してから発病するまでの期間を潜伏期（incubation period）といい，潜伏期は病原体の種類によりほぼ一定しているため，疫学調査や予防上の意義は大きい。

ⓑ 感染症成立の条件

　　疫学の章で学んだ疾病成立のための，病因（agent），環境（environment），宿主（host）の3要因を，感染症について対応させると，感染源，感染経路，感受性宿主となる（図9-1）。これらの関係は，感染源（病原体）→感染経路→感受性宿主に侵入→病原体と親和性のある組織や臓器の細胞（受容体を持っている）に定着→増殖（集落を形成）→顕性感染（発症）または不顕性感染で示される。

　　宿主の抵抗力に対し病原体の増殖が勝ると発病（発症）し，病原体の力が強いと軽症から重症へと進み，さらに死を迎えることになる。一方，感染しても発症しない不顕性感染の場合，多くのヒトが発病までには至らない。

ⓒ 感染源

　　感染症の発生には，固有の病原体の存在が必要・不可欠である。

　　病原体はウイルス，クラミジア，リケッチア，細菌，原虫，寄生虫，真菌に大別される。これらは生物と無生物の中間に位置するものや，単細胞生物，多細胞

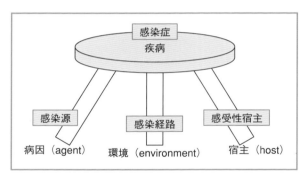

図9-1　感染症の3要因（疫学との比較）

生物などで形態，発育・増殖の方法，媒介性，宿主細胞への親和性，抗生物質の感受性などによって区分される。また，最近はプリオン（prion）と呼ばれる感染性タンパク質も狂牛病やクロイツフェルト・ヤコブ病の感染源として認知されてきた。表9-1に代表的な病原体の種類と疾患の関係を示した。

　病原体が自然に増殖し活動している場所を病原巣（reservoir of infection）という。感染源（source of infection）とは，実際に起こった感染が直接的にどこに由来するかを示すもので，病原巣自体の場合が多いが，菌に汚染された水・食品や器物などのこともある。

　病原巣には次のようなものがある。

①人間：多くは人間だけの伝染病（コレラ，結核，ハンセン病，性病，麻しん，B型肝炎など）。

②動物：人と脊椎動物を共通の宿主とする人畜（獣）共通感染症の場合が主なもので，野生動物や家畜，ときには爬虫類，魚，節足動物のこともある（狂犬病，日本脳炎など）。

③土壌そのほかの環境：破傷風，ガス壊疽など。

　人間が病原巣の場合は患者と保菌者（carrier：キャリア）がある。保菌者とは，現在症状は呈していないが病原体を保有している者をいい，健康保菌者，潜伏期保菌者，病後保菌者などがある。保菌者は無自覚に排菌している場合が多く，日常生活で多くの人と接触するので，危険な感染源として疾病予防上重視されている。

d　感染経路

　病原体が病原巣から新しい感受性宿主に侵入するまでの過程を感染経路（route of infection）といい，種々の感染様式に分類される。感染様式は直接感染

表 9-1 主な病原体の特徴と種類

病原体の区分		特性と種類
ウイルス	特性	核酸 RNA か DNA を 1 つ有する。宿主細胞内で複製（生細胞），抗菌薬無効
	種類 RNA	インフルエンザ，麻疹，流行性耳下腺炎，風疹，A 型肝炎，C 型肝炎，後天性免疫不全（エイズ），成人 T 細胞白血病，その他
	DNA	ヘルペス，サイトメガロ，EB，アデノ，B 型肝炎
クラミジア	特性	細胞絶対寄生性，宿主細胞に感染細菌が侵入して増殖細胞に変わる。テトラサイクリン系，その他の抗菌薬が有効
	種類	クラミジア・トラコマチス，クラミジア・シッタシ，クラミジア・ニューモニエ
リケッチア	特性	細胞絶対寄生性，感染はベクターが必要，抗菌薬が有効
	種類	リケッチア・プロワツェキイ，リケッチア・リケッチイ，その地
細菌	特性	人工培地に発育（ごく一部の細菌を除く），化学療法剤有効
	グラム陽性	黄色ブドウ球菌，溶血レンサ球菌，肺炎球菌，結核菌，炭疽菌，破傷風菌，ボツリヌス菌，
	グラム陰性	淋菌，髄膜炎菌，大腸菌，チフス菌，赤痢菌，腸炎ビブリオ，コレラ菌，百日咳菌，その他
	らせん状	ヘリコバクター，カンピロバクター，スピロヘータ（回帰熱ボレリア，梅毒トレポネーマ，出血黄疸レプトスピラ）
原虫	特性	単細胞原生動物
	種類	赤痢アメーバ，トキソプラズマ，膣トリコモナス，マラリア原虫，クリプトスポリジウム
寄生虫	特性	多細胞動物，強い病原性はないが，宿主の臓器などに寄生
	線虫類	回虫，ギョウ虫，アニサキス
	吸虫類	肺吸虫，日本住血吸虫，横川吸虫
	条虫類	エキノコッカス，広節裂頭条虫
真菌	特性	最下等の植物，菌糸，胞子，出芽などで増殖
	不完全菌類	カンジダ，クリプトコッカス，アスペルギルス，皮膚糸状菌類

と間接感染に大別される。（図 9-2）

　1　直接感染

第三者を介さず，直接に感受性宿主に侵入する場合をいう。直接感染は直接接触感染，飛沫散布，母子感染などに大別される。

①直接接触感染：性交，キスなどの性行為，輸血，動物に噛まれた傷，土壌から直接傷口に侵入。

②飛沫散布：患者またはキャリアとの対話や咳・くしゃみなどにより直接に飛沫を浴びて感染する場合で，呼吸器系疾患が主である。

③母子感染

・経胎盤感染（子宮内感染）：病原体が胎盤を通過して胎児に感染する。

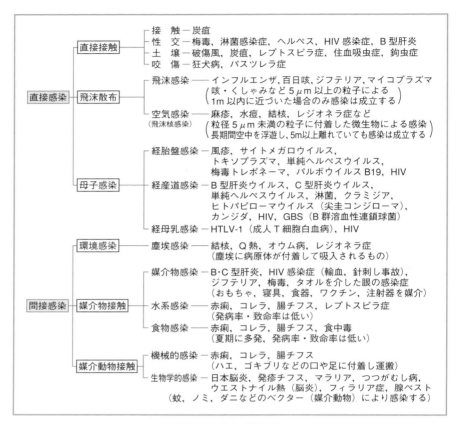

図 9-2　主な感染経路

・経産道感染：新生児が産道を通過する過程で感染する。

・経母乳感染：母乳を介して感染する。

　2　間接感染

病原体が第三者を介して感受性のある宿主に侵入する場合をいう。

①環境感染（塵埃感染）：塵埃に病原体が付着して吸入される。

②媒介物感染：病原体に汚染された水・飲食物および器具類などを介して感染する場合で，媒介物感染（おもちゃ，食器，注射器など），水系感染（汚染された水によって感染），食物感染に分類される。

③媒介動物感染：ハエ，ゴキブリ，蚊などによって感染する。

● 宿主の感受性

病原体が体内に侵入してもすべて個体に必ず感染が成立するとはかぎらない。感染に対する個体の感受性（succeptibility）は，免疫の状態，遺伝，年齢，

表9-2 後天性免疫の種類と特徴

		内　容	応　用　と　実　例
能動免疫	自然活動	過去の感染（不顕性も含む）により獲得した免疫（病後免疫）	長期持続：麻疹，水痘，風疹，ムンプス，百日咳など 短期持続：インフルエンザ，赤痢，淋病，溶連菌感染 感染免疫*：梅毒，マラリア
	人工活動	不活化ワクチン，生ワクチン，トキソイド，その他病原体の成分により獲得した免疫	不活化ワクチン：免疫維持のためには追加免疫が必要 　例：インフルエンザ，百日咳，日本脳炎など 生ワクチン：1回の接種で長期持続する 　例：BCG，麻疹，風疹 トキソイド：毒素をホルマリンで処理し免疫原性を失わせず無毒化したもの 　例：ジフテリア，破傷風，ガス壊疽
受動免疫	自然	経胎盤や母乳によって，母親から受けた新生児や乳児期の液性免疫（母児免疫）	新生児がウイルス感染症に罹患しにくい理由で，消退は6カ月くらい 　例：麻疹，風疹，急性灰白髄炎（ポリオ）
	人工	成人血清，回復期患者血清，γ-グロブリン注射により受けた免疫	注射後直ちに効力を発揮するが，持続は短い（1カ月） 　例：麻疹，B型肝炎

*感染免疫とは，病原体が体内に存在する時だけ強い免疫を有するもの。
医療情報科学研究所編：サブノート保健医療・公衆衛生　2013，メディックメディア，2013を改変

性，栄養などの諸条件に左右される。

　個体の免疫には先天性免疫（自然免疫）と後天性免疫がある。先天性免疫（自然免疫）は，生まれつきの抵抗力である。通常，免疫は後天性免疫を意味する。免疫はその獲得の様式から，次のように分類される。

▶ **1　先天性免疫（自然免疫）**

　自然に備わった生まれつきの免疫であり，病原体やワクチンなどの抗原曝露を受ける前から有している抵抗力。

▶ **2　後天性免疫（獲得免疫）**

①能動免疫

・自然活動免疫：自然感染後の免疫

・人工活動免疫：予防接種後の免疫

②受動免疫

・自然受動免疫：胎盤経由の母子免疫

・人工受動免疫：免疫グロブリン注射などによって受けた免疫。

　一般に能動免疫は強力で長期間持続するが，受動免疫の持続期間は短い。後天性免疫の種類と特徴を表9-2に示す。

② 感染症の予防

ⓐ 感染症予防の原則

　　感染症の予防対策は感染源，感染経路，感受性宿主の3要因に対して実施する。一方，感染症の予防の観点からも，一次予防から三次予防の段階が考えられる。病原体の種類により病気の進展も異なるので，予防対策の重点は病気により異なるが，一般には，感受性期では一次予防である予防接種のような特異的予防が，感染成立後では二次予防である早期発見・早期治療が特に重視される。

ⓑ 感染源対策

　　感染症発生時の防疫対策として最も重要なことは，感染源の発見とその隔離，除去であるが，感染源が国内に常在している場合と常に国外にある場合とで異なった対応がとられる。

▶▶　**1　国内感染症対策**

　　国内で発生する主な感染症については，各種の法令に基づいて患者の届出や隔離などの防疫対策がとられてきた。しかし，近年の感染症に関連する社会・保健・医療の状況の変化に伴い，新しい時代の感染症対策に向けた法体系の整備が緊要となった。

　　1999（平成11）年4月1日から，新たに「感染症の予防及び感染症の患者に対する医療に関する法律」（以下，感染症法と略）が施行されている。

　　この法律により主な感染症は，発生の予防，まん延の防止および患者の医療に関する総合的な対策が実施される。感染症法に定められている感染症の分類と性格の概要を表9-3に示す。

　　①届　　出：感染症法により1〜4類，新型インフルエンザ等感染症を診断した医師は，直ちに最寄りの保健所長を経由して都道府県知事に届け出なければならない（全数把握）。5類感染症のうち，麻疹などを除く全数把握対象疾患については，診断した医師による7日以内の届け出が定められている。

　　　　食品衛生法により，食中毒を診断した医師は直ちに最寄りの保健所長に届出を要する。また学校保健安全法に基づいて学校で予防すべき伝染病（学校伝染病）が3群に分けて定められている。これらは学校長に届け出を要し，学校長は必要に応じて出席を停止させることができる。

表 9-3　感染症の種類（感染症法に基づく分類）

令和 5（'23）年 5 月現在

対象となる感染症	
1 類感染症	エボラ出血熱，クリミア・コンゴ出血熱，痘そう，南米出血熱，ペスト，マールブルグ病，ラッサ熱
2 類感染症	急性灰白髄炎，結核，ジフテリア，重症急性呼吸器症候群（SARS），中東呼吸器症候群（MERS），鳥インフルエンザ（H5N1），鳥インフルエンザ（H7N9）
3 類感染症	コレラ，細菌性赤痢，腸管出血性大腸菌感染症，腸チフス，パラチフス
4 類感染症	【法】E 型肝炎，A 型肝炎，黄熱，Q 熱，狂犬病，炭疽，鳥インフルエンザ（鳥インフルエンザ（H5N1，H7N9）を除く），ボツリヌス症，マラリア，野兎病 【省令】ウエストナイル熱，エキノコックス症，オウム病，オムスク出血熱，回帰熱，キャサヌル森林病，コクシジオイデス症，サル痘，ジカウイルス感染症，重症熱性血小板減少症候群（SFTS），腎症候性出血熱，西部ウマ脳炎，ダニ媒介脳炎，チクングニア熱，つつが虫病，デング熱，東部ウマ脳炎，ニパウイルス感染症，日本紅斑熱，日本脳炎，ハンタウイルス肺症候群，B ウイルス病，鼻疽，ブルセラ症，ベネズエラウマ脳炎，ヘンドラウイルス感染症，発しんチフス，ライム病，リッサウイルス感染症，リフトバレー熱，類鼻疽，レジオネラ症，レプトスピラ症，ロッキー山紅斑熱
5 類感染症	【法】インフルエンザ（鳥インフルエンザおよび新型インフルエンザ等感染症を除く），ウイルス性肝炎（E 型肝炎および A 型肝炎を除く），クリプトスポリジウム症，後天性免疫不全症候群（AIDS），性器クラミジア感染症，梅毒，麻しん，メチシリン耐性黄色ブドウ球菌感染症 【省令】アメーバ赤痢，RS ウイルス感染症，咽頭結膜熱，A 群溶血性レンサ球菌咽頭炎，カルバペネム耐性腸内細菌科細菌感染症，感染性胃腸炎，急性出血性結膜炎，急性弛緩性麻痺，急性脳炎（ウエストナイル脳炎，西部ウマ脳炎，ダニ媒介脳炎，東部ウマ脳炎，日本脳炎，ベネズエラウマ脳炎およびリフトバレー熱を除く），クラミジア肺炎（オウム病を除く），クロイツフェルト・ヤコブ病，劇症型溶血性レンサ球菌感染症，細菌性髄膜炎，ジアルジア症，新型コロナウイルス感染症（病原体がベータコロナウイルス属のコロナウイルス［令和 2 年 1 月に，中華人民共和国から世界保健機関に対して，人に伝染する能力を有することが新たに報告されたものに限る］であるものに限る），侵襲性インフルエンザ菌感染症，侵襲性髄膜炎菌感染症，侵襲性肺炎球菌感染症，水痘，性器ヘルペスウイルス感染症，尖圭コンジローマ，先天性風しん症候群，手足口病，伝染性紅斑，突発性発しん，播種性クリプトコックス症，破傷風，バンコマイシン耐性黄色ブドウ球菌感染症，バンコマイシン耐性腸球菌感染症，百日咳，風しん，ペニシリン耐性肺炎球菌感染症，ヘルパンギーナ，マイコプラズマ肺炎，無菌性髄膜炎，薬剤耐性アシネトバクター感染症，薬剤耐性緑膿菌感染症，流行性角結膜炎，流行性耳下腺炎，淋病感染症
新型インフルエンザ等感染症	新型インフルエンザ，再興型インフルエンザ，新型コロナウイルス感染症，再興型コロナウイルス感染症
指定感染症	政令で 1 年間に限定して指定される感染症
新感染症	［当初］都道府県知事が厚生労働大臣の技術的指導・助言を得て個別に応急対応する感染症 ［要件指定後］政令で症状等の要件指定をした後に 1 類感染症と同様の扱いをする感染症

厚生労働統計協会編：国民衛生の動向，2023/2024

②隔　離：1 類感染症の患者・疑似症・保菌者および一部の 2 類感染症患者などについて必要と認められた場合，都道府県知事は感染症指定医療機関に入院させることができる。その目的は感染源となる患者と非感染者の接触を遮断し，二次感染を防止することである。患者や保菌者が調理，接客業な

表9-4　一般的消毒法と効果

	消毒法		方法	対象物	特記事項
物理的方法	加熱	火炎滅菌 乾熱滅菌 煮沸 高圧蒸気滅菌	焼却 180℃, 30分 100℃, 15分 加圧 (121℃, 30分)	再利用しないもの 金属, ガラス, 陶磁器 布, 食器, ガラス類 高温で変質しない器材	・汚物, 動物の死体 ・高熱空気による ・容易で一般的な消毒
物理的方法	照射	紫外線 超音波	直接照射のみ有効 30〜50 kHz	室内 (無菌室) 衣類 手指, 器具	・手術の手洗いなど
物理的方法	濾過		繊維フィルター 0.22〜0.45 μm のフィルター	空気 (浮遊微生物)	・無菌室 (バイオテクノロジー)
化学的方法	ガス	エチレンオキサイド ホルムアルデヒド	50〜60℃, 湿度30% 18℃, 湿度75%以上	室内, 器具, 布 室内, 器具	・最も強力な消毒薬 ・室内の密閉消毒など
化学的方法	薬液（ハロゲン系消毒薬）	さらし粉 次亜塩素酸 ヨードチンキ	遊離型塩素として 0.1〜11 ppm (飲料水) 50 ppm 手指 (器具, 衣類) 有効ヨウ素による	水道, 井戸, プール, 汚水, し尿, その他の排泄物 皮膚, 器具, 食品, 衣類, 排泄物 皮膚手術部位, 器具	・残留塩素量に注意 ・有機物が多いと効力減 ・塩素臭 ・過敏症に注意
化学的方法	薬液（ハロゲン系消毒薬）	アルコール	エタノール	皮膚, 手指, 器具	・芽胞には不適
化学的方法	薬液（ハロゲン系消毒薬）	クレゾール液	1〜3%水溶液	皮膚, 布, 器具	・低温で効力低下
化学的方法	薬液（ハロゲン系消毒薬）	石炭酸 (フェノール)	1% (手指, 皮膚) 3%水溶液	器具, 吐物, 排泄物	・喀痰・糞便の消毒 ・副作用強し (腎障害) ・異臭強く, 低温で効力低下
化学的方法	薬液（ハロゲン系消毒薬）	逆性石鹸 (陽イオン型活性剤)	0.5〜1.0% (器具) 原液〜3% (皮膚)	手指, 皮膚, 器具 水やアルコールに溶解	・殺菌力と洗浄力がある ・石鹸の混入不可
化学的方法	薬液（ハロゲン系消毒薬）	クロールヘキシジン	ヒビテン液など	手指, 皮膚, 器具	・石鹸との併用は不可
化学的方法	薬液（ハロゲン系消毒薬）	ホルマリン水		手指, 器具 (蛋白含有多いもの不適)	・臭気強く, 低温で効力低下
化学的方法	薬液（ハロゲン系消毒薬）	生石灰		吐物, 排泄物, 汚水	・屋外の水分の多いものに適用

どに従事している場合は, 就業を禁止することができる。結核についても都道府県知事または保健所を設置する市の市長は療養所などへの入所の措置をとることができる。

③消　毒：患者・保菌者の排泄物, そのほか病原体で汚染された物件はすべて消毒しなければならない。1〜3類感染症患者に関しては感染症法により消毒が規定されている。消毒法には, 表9-4に示すように焼却, 加熱, 日光消毒などの物理的方法と, 種々の消毒剤による化学的方法とがあるが, 対象物と病原体の性質にしたがって適当な方法で行う。

▶▶ **2　輸入感染症対策と国際協力**

近年, 海外で感染した帰国者などが国内に持ち込む輸入感染症が増加してい

る。その国内侵入を防ぐために，空港や海港など交通の関門で検疫法と国際保健規則（international health regulations；IHR）に基づき検疫（quarantine）が行われる。検疫法では，感染症法による1類感染症の疾病と新型インフルエンザ等感染症を定め，検疫を行う感染症として，ジカウイルス感染症，デング熱，マラリア，鳥インフルエンザ（H5N1，H7N9），チクングニア熱，MERS，新型コロナウイルス感染症（COVID-19）を検疫感染症に指定し，世界の情勢を踏まえた検疫体制の強化を図っている。

検疫によりこれらの疾病の患者または保菌者が発見された場合，入国停止，隔離，停留，消毒などの措置がとられる。さらに，検疫感染症に感染したおそれのある者に対する入国後の健康状態の確認を検疫所が行い，健康状態に異常を認めた者については検疫所長が都道府県知事等に通知する規定が設けられ，水際対策と国内対策の連携強化が図られている。

なお，WHOにおいて，2005（平成17）年には，国際保健規則（IHR）が改正され，これまでとは大きく方向転換し，特定の疾病に限らず地域の公衆衛生に及ぼす影響の重大性，国際的なまん延の可能性，国際交通規制の必要性などに照らし国際的な公衆衛生の脅威となりうるあらゆる健康被害事案が報告の対象となった。

ⓒ 感染経路対策

感染源となる患者やキャリアの排泄物や汚染物は，すべて滅菌または消毒して処理する必要がある。またインフルエンザのような経気道感染の予防については，換気を良くし，マスクの使用やうがいを心がけること。経口感染に対しては，手洗いの励行，食物の衛生的取り扱い，上水道の塩素消毒などの管理を徹底することが重要となる。また環境衛生の改善，すなわちネズミなどの病原体媒介動物，ハエ・蚊・ノミなどの昆虫の駆除なども重要となる。

ⓓ 感受性宿主対策

感受性宿主対策は，次の2つに分けられる。

①一般的抵抗力の増強：日頃から適正な栄養の摂取，過労の防止，十分な休養と睡眠，積極的な体力トレーニングなどにより，抵抗力の増強に努める。

②特異的予防：予防接種は宿主に特異的免疫を与え，感染を防ぐうえで最も効果的な方法である。

予防接種（vaccination）の目的は各個人に免疫を与えることにより，個人の伝

染病罹患を防ぐとともに，集団の免疫水準を維持し，集団を伝染病の流行から守ることである。

　公衆衛生対策上極めて有効な手段と考えられ，従来わが国では，集団防衛が主な目的とされていたが，近年個人防衛の意義が重視されるようになった。

▶ 1　ワクチン（vaccine）の種類

①弱毒生菌ワクチン：病気を引き起こす能力（毒力）は失っているが，感染力と抗体産生能は保持しているようなウイルスや細菌を生きたままワクチンとして利用したものである。接種後は自然感染と同じ仕組みで強力な免疫が得られるが，生きた微生物なので適正な取り扱いと副反応にも注意を払う必要がある。例として BCG，麻疹，風疹，ムンプス，水痘などがある。

②不活化ワクチン：病原体を死滅させ，免疫毒性のみを保たせたもの（不活化ワクチン），免疫原性を有する部分のみ精製してワクチン（コンポーネントワクチン）としたものがある。強固な免疫を獲得するためには，何回かの接種による基礎免疫と追加免疫が必要である。例として，日本脳炎，B型肝炎，インフルエンザ，ポリオ，百日咳（コンポーネントワクチン）などがある。

③トキソイド：細菌が産生する毒素を取り出し，免疫原性のみを残して無毒化したものである。不活化ワクチンと同様に追加免疫が必要である。例としてジフテリア，破傷風などがある。

④遺伝子ワクチン：新型コロナウイルスに対処するため開発が進められてきた mRNA ワクチンは，疾患固有の抗原を符号化する mRNA を導入し，宿主細胞のタンパク質合成機構を利用して免疫反応を誘発する抗原を生産する。体内にこのような外部の抗原が生産されると，免疫系がウイルスの抗原を認識して記憶する準備を行い，同じ抗原を使用して将来的なウイルス感染に対して戦う準備を整えることができるとされている。

▶ 2　予防接種の種類

　わが国では予防接種法により予防接種が実施されており，「法律による予防接種」（公費負担）と「任意の予防接種」（自己負担）に分類される。法律による予防接種には定期の予防接種と臨時の予防接種があり，定期接種の A 類の疾患群は集団の予防，B 類は個人の予防を目的としている。また任意接種は希望者に対する予防を目的としている。予防接種は市町村長（臨時接種は都道府県知事が必要と認めるときは市町村長に行わせることができる）が行うこととされている。

　予防接種法に定められている対象疾患を表 9-5 に示す。この法律では予防接種の対象年齢，接種時期，接種方法などが定められている。なお，副作用などの

表 9-5 定期接種の対象疾患と対象者

	対象疾病	対象者（接種時期）※1	標準的接種期間※2
A類疾病	Hib 感染症	生後 2 月から生後 60 月に至るまで	初回接種：生後 2 月から生後 7 月に至るまでに開始（3 回） 追加接種：初回接種終了後 7 月から 13 月までの間隔をおく（1 回）
	小児の肺炎球菌感染症	生後 2 月から生後 60 月に至るまで	初回接種：生後 2 月から 7 月に至るまでに開始（3 回） 追加接種：初回接種終了後 60 日以上の間隔をおいて生後 12 月から生後 15 月に至るまで（1 回）
	B 型肝炎<政令>	1 歳に至るまで	生後 2 月に至った時から生後 9 月に至るまでの期間（3 回）
	ジフテリア・百日せき・急性灰白髄炎（ポリオ）・破傷風	第 1 期：生後 3 月から生後 90 月に至るまで 第 2 期：11 歳以上 13 歳未満（第 2 期はジフテリア・破傷風のみ）	第 1 期初回：生後 3 月に達した時から生後 12 月に達するまでの期間（3 回） 第 1 期追加：第 1 期初回接種終了後 12 月から 18 月までの間隔をおく（1 回） 第 2 期：11 歳に達した時から 12 歳に達するまでの期間（1 回）
	結核（BCG）	1 歳に至るまで	生後 5 月に達した時から生後 8 月に達するまでの期間（1 回）
	麻しん・風しん※3	第 1 期：生後 12 月から生後 24 月に至るまで 第 2 期：5 歳以上 7 歳未満のうち，就学前 1 年	第 1 期：生後 12 月から生後 24 月に至るまで（1 回） 第 2 期：5 歳以上 7 歳未満のうち，就学前 1 年（1 回）
	水痘<政令>	生後 12 月から生後 36 月に至るまで	1 回目：生後 12 月から生後 15 月に達するまで 2 回目：1 回目の注射終了後 6 月から 12 月の間隔をおく
	日本脳炎※4	第 1 期：生後 6 月から生後 90 月に至るまで 第 2 期：9 歳以上 13 歳未満	第 1 期初回：3 歳に達した時から 4 歳に達するまでの期間（2 回） 第 1 期追加：4 歳に達した時から 5 歳に達するまでの期間（1 回） 第 2 期：9 歳に達した時から 10 歳に達するまでの期間（1 回）
	ヒトパピローマウイルス感染症	12 歳となる日の属する年度の初日から 16 歳となる日の属する年度の末日まで	13 歳となる日の属する年度の初日から当該年度の末日までの間（3 回）
B類疾病	インフルエンザ	①65 歳以上の者 ②60 歳から 65 歳未満の慢性高度心・腎・呼吸器機能不全者等	
	高齢者の肺炎球菌感染症<政令>※3	①65 歳の者 ②60 歳から 65 歳未満の慢性高度慢性高度心・腎・呼吸器機能不全者等	

※1 長期にわたり療養を必要とする疾病にかかったこと等によりやむを得ず接種機会を逃した者は，快復時から 2 年間（高齢者の肺炎球菌感染症のみ 1 年間．一部上限年齢あり）は定期接種の対象．
※2 接種回数は，標準的接種期間に接種を行った場合のもの．
※3 風しんは令和 3 年度までの間，高齢者の肺炎球菌感染症は令和 5 年度までの間，対象者を拡大する経過措置を設けている．
※4 日本脳炎について，平成 7 年度〜平成 18 年度生まれの者（積極的勧奨の差し控えにより接種機会を逃した者）は，20 歳になるまで定期接種の対象．
厚生労働省：接種類型と定期接種化プロセスについて

健康被害の救済については，医療費の負担，遺族年金などの給付が定められている。

e 感染症流行予測調査事業

感染症流行予測調査事業は，集団免疫の現況把握および病原体の検索などの調査を行い，各種疫学資料と併わせて検討し，予防接種事業の効果的な運用を図り，さらに長期的視野に立ち総合的に疾病の流行を予測することを目的としている。この事業は各都道府県の地方衛生研究所と国立感染症研究所との緊密な連携の下に，各病原微生物の発生動向調査と一般集団の免疫状況を知るための血清疫学調査とを全国的規模で行うことによって病原体の動きを的確に把握し，インフルエンザワクチン株選定や長期的なワクチン事業の方針決定に寄与している。この事業は，1961（昭和36）年のポリオ生ワクチンの導入を契機に，翌年からポリオを対象として実施された後，次第に対象が拡大され，2023（令和5）年5月現在，ポリオ，インフルエンザ，日本脳炎，風しん，麻しん，ヒトパピローマウイルス感染症，水痘，B型肝炎，肺炎球菌感染症，百日咳，ジフテリア，破傷風，ロタウイルス感染症，新型コロナウイルス感染症の調査を行っている。

この事業による調査は，感染源調査，感受性調査，その他の疫学調査からなっている。感染源調査は，健康者あるいは患者から得られた糞便などの検体について，ポリオウイルスなどを分離するとともに，それらが野性株であるかワクチン由来株であるかを鑑別するものである。感受性調査は，健康者を対象として年齢別，地域別に各疾病に対する抗体保有状況を調べるほか，特定の集団の免疫力保有状況の時間的推移を調査している。

感染症の流行状況と国民の免疫水準を調査するこの事業は，感染症対策上，重要な役割を担っている。

f 感染症発生動向調査事業

感染症に対する適切な対策を講じ，感染症の流行を防止するため，1981（昭和56）年7月に感染症発生動向調査事業が開始された。この事業は，主に小児の急性感染症を対象として，全国各地に定点医療機関（約3,000）を設定し，全国的な患者の発生状況に関する情報を週ごとに収集するとともに，各都道府県の地方衛生研究所などにおける病原体の検索結果に関する情報を月ごとに収集するもので，1987（昭和61）年12月までは麻しん様疾患，風しん，水痘，流行

性耳下腺炎, 百日咳様疾患, 溶連菌感染症, 異型肺炎, 乳児嘔吐下痢症, 感染性下痢症, 手足口病, 伝染性紅斑, 突発性発疹, ヘルパンギーナ, 咽頭結膜炎, 流行性角結膜炎, 急性出血性結膜炎, 髄膜炎, 脳脊髄炎の18疾患を対象として実施し, 大きな成果を上げた。

1987 (昭和62) 年1月には対象をウイルス肝炎, 性感染症 (STI) などの成人の感染症に拡大するとともに都道府県・指定都市に設置されたコンピュータと全国の保健所に設置されたパソコンを活用し, これらと厚生省 (当時) のコンピュータとをオンラインで結ぶことによって, 患者発生情報の迅速な収集と還元を行うこととなった。

平成11年の感染症法の施行に伴い, 感染症発生動向調査体制も抜本的に改められた。その後法改正により, 対象疾病の追加などの変更が加えられ, 感染症法が対象とする1〜5類感染症と新型インフルエンザ等感染症の計111疾患, 2〜5類感染症の疑似症について, 一元的に発生情報の収集, 分析, 提供・公開をしている。

具体的には, 全数把握対象疾患として, 1〜4類感染症と新型インフルエンザ等感染症, 全数把握の5類感染症が規定されている。また, 定点把握対象疾患として定点把握対象の5類感染症が規定されている。定点把握対象の疾患については, インフルエンザ定点 (約5,000カ所) や小児科定点 (約3,000カ所), 眼科定点 (約700カ所), 性感染症定点 (約1,000カ所), 基幹定点 (約500カ所) などの定点医療機関の協力のもとに情報が集められている。

感染症発生情報は, 感染症週報 (Infectious Diseases Weekly Report ; IDWR) として公開・提供されている。

③ 院内感染

医療施設内における感染症の発生をいう。入院時には感染していない状態にあり, 施設内において感染し発症する場合や, 退院後に発症する場合がある。入院患者に限らず, 医療従事者も対象に含まれる。結核やメチシリン耐性黄色ブドウ球菌 (MRSA), レジオネラ症, B型肝炎などの報告がある。また医療従事者の針刺し事故による感染もあるため, 院内の感染管理は極めて重要である。

ⓐ 院内感染の予防

米国疾病管理・予防センター(CDC)発行の隔離予防策に関する包括的な体系

を元に，主に以下の標準予防策と感染経路別対策の2つが重要視されている。

▶▶ **1　標準予防策（スタンダードプレコーション）**

標準予防策の概念は，感染の有無に関わらず入院患者すべてに適用される予防対策であり，患者の血液や体液，分泌・排泄されるすべての湿性物質（尿・唾液・鼻汁・便・膿），粘膜，創傷の皮膚は感染のおそれがあると見なして対応・行動する方法である。

具体的には，手洗いの励行，手袋やマスク・フェイスシールドなど防護用具の着用，針刺し事故，各種器具の取り扱いや廃棄，環境対策，リネンの運搬と清潔，血液の取り扱い，環境に配慮した患者配置などの個々の対策をいう。

▶▶ **2　手指衛生（手洗い）**

患者との接触前後や治療器具に触れる前など，皮膚の常在菌や汚染を取り除く目的で必要とされる。アルコールベースの手指消毒薬を用いるのが望ましい。

▶▶ **3　感染経路別予防対策**

感染経路を遮断する対策であり，特に容易に感染が成立する感染症を対象に適用される。

①空気感染対策：病原体が外部にもれないように陰圧をかけた個室に患者を収容し，医療従事者はN95マスク着用で医療行為を行う。　例）麻しん，水痘，結核

②飛沫感染対策：患者同士を1m以上離して収容する。医療行為はサージカルマスクを着用して行う。　例）マイコプラズマ

③接触感染対策：聴診器や血圧計などの器具を感染者に専用化し，他人と共有しない。エプロンや手袋を着用して医療行為を行う。　例）MRSA

▶▶ **4　抗菌薬の適正使用**

抗菌薬の乱用は，耐性菌を増加させたり，多剤耐性菌を産出する危険性がある。そのため，個人防衛を最重視しながらバランスよく薬剤を選択・組み合わせて投与することが求められている。

ⓑ 院内感染対策組織

院内感染の対策には専門的知識を持つ院内感染対策チーム（infection control team；ICT）が重要な役割を果たす。ICTには院内感染対策医師（infection control doctor；ICD）や院内感染対策看護師（infection control nurse；ICN）のほか，すべての職員が参加し，総合的な視点に立った監視や予防対策が必要とされている。

④ 最近の感染症の動向

　　近年，死因における感染症の割合は著しく低下してきたが，罹患状況からみると感染症は必ずしも減少しておらず，特に乳幼児期における比重は大きい。また感染症の構成にも大きな変化がみられ，古典的な急性伝染病，特に消化器系伝染病，昆虫媒介性伝染病，結核などは減少してきたが，ウイルス性の急性感染症や細菌性食中毒などの発生は少なくない。さらに，胎児・新生児に影響を及ぼすウイルス性母子感染，肝硬変・肝がんへ高率に進展する慢性ウイルス肝炎，抵抗力減弱宿主における日和見感染や院内感染，新型コロナウイルス感染症などの海外からの輸入感染症，ラッサ熱，エボラ出血熱などのウイルス性出血熱，多くの性感染症（sexually transmitted infection；STI）およびエイズなど，多様な感染症が新たな問題となってきている。

　　このように，近年新たに問題になってきた感染症は新興感染症（emerging infectious disease）と呼ばれ，WHOによると新興感染症の定義は「かつては知られていなかった，この20年間に新しく認識された感染症で，局地的に，あるいは国際的に公衆衛生上の問題となる感染症」としている。

　　また，一度は著しく減少したが近年再び増加し問題となっている感染症を再興感染症（re-emerging infectious）と呼び，結核，コレラ，マラリア，抗菌薬耐性菌感染症などがその例である。特に結核は，最近，学校，病院や職域における集団発生や多耐性菌の出現が増加し，対策が強化されている。また院内感染においては近年，メチシリン耐性黄色ブドウ球菌（MRSA）の全国的なまん延が注視されている。さらに近年では，中東呼吸器症候群（MERS），新型コロナウイルス感染症（COVID-19）などのウイルス性疾患による世界的流行が懸念されている。

WHOによる再興感染症の定義は「既知の感染症で，既に公衆衛生上の問題とならない程度までに患者が減少していた感染症のうち，この20年間に再び流行しはじめ，患者数が増加したもの」である。

⑤ 主な感染症

　　従来，わが国の伝染病は1897（明治30）年に制定された伝染病予防法によってさまざまな対策がとられてきたが，1999（平成11）年4月に感染症の予防及び感染症の患者に対する医療に関する法律（感染症法）が施行され，国内に常在しない感染症の病原体が船舶や航空機を介して国内に侵入することを防ぐ目的として，検疫法に基づいて実施されている。以下に主な感染症の特徴と動向を示す。

ⓐ エボラ出血熱（Ebola hemorrhagic fever）

エボラ出血熱は，エボラウイルスによる全身性感染症で病名が示すとおり出血症状を呈することが多い。しかし，必ずしも出血症状を伴うわけではないことなどから，近年ではエボラウイルス病（Ebola virus disease；EVD）と呼称されることが多い。2014年11月の西アフリカ諸国におけるEVDの流行は同年3月ギニアでの集団発生から始まり，住民の国境を越える移動により隣国のリベリア，シエラレオネへと流行地が拡大し，2014〜2016年の間に死亡数11,130人と過去最大の流行となった。

WHOは2014年8月8日に，本事例をPublic Health Emergency of International Concern（国際的に懸念される公衆の保健上の緊急事態）とし，流行国などにさらなる対応の強化を求めた。

ⓑ デング熱（Dengue fever）

デング熱は蚊が媒介する感染症である。日本にはデング熱の主たる媒介蚊のネッタイシマカは常在していないが，媒介能力があるヒトスジシマカは日本のほとんどの地域（秋田県および岩手県以南）に生息している。ヒトスジシマカは，日中，屋外での活動性が高く，活動範囲は50〜100m程度である。国内の活動時期は概ね5月中旬〜10月下旬頃までである。デング熱は4類感染症に指定されており，医師が患者を診断した場合は，最寄りの保健所に直ちに届け出る必要がある。

国内で感染したデング熱症例として，2014年8月に約70年ぶりに東京都内で感染したと思われる患者が報告された。その後も海外渡航歴のないデング熱症例が2014年で160例報告された。近年は海外からの輸入例として毎年200例前後報告されている。

ⓒ 重症急性呼吸器症候群（SARS）

重症急性呼吸器症候群（severe acute respiratory syndrome；SARS）は，コロナウイルス科のSARS関連コロナウイルス（SARS-associated coronavirus）を病因とする感染症であり，非定型肺炎を特徴とする。現在のところ治療法は確立されていない。

2002年11月以降の中国，香港などでの流行があり，SARS終息宣言まで全世界で，8,098人（死亡数774人）の報告例があった。わが国では2003（平成15）年，1類感染症に追加され，2007（平成19）年に2類感染症に変更された。SARSは呼吸器感染であり，多くの場合には症例をケアする医療従事者や家族など近接者に限って伝播することが観察されるため，主な伝播経路は気道分泌物による飛沫感染であると推定されている。

SARS患者をケアした医療従事者のケースコントロール研究は，①マスクの使用が医療従事者へのSARS伝播を顕著に減少させること，②サージカルマスクでもN95マスクでも有効であるが，紙マスクは無効であること，などを示し

た上で，SARS はもっぱら飛沫により伝播すると考えられ，エアゾル化のない場合には飛沫予防策と接触予防策を行うことが重要であることを報告している。

ⓓ 痘そう（天然痘，Smallpox）

痘そうは，ポックスウイルス科オルトポックスウイルス属の Variola virus（Smallpox virus：天然痘ウイルス）を病因とする感染症である。天然痘ウイルスに感染すると 7〜17 日の潜伏期間を経て，倦怠感，発熱，麻痺，嘔吐，頭痛と背痛などを生じ，また丘疹が生じて顔から手足に広がり，全身に水膿疱を形成する。インドにおける調査では通常型天然痘の致死率は 30％と報告されている。

痘そうは過去に世界中に流行をもたらしたが，1979 年 10 月に世界的な根絶宣言が発表された。しかし，バイオテロリズムに悪用される恐れへの警戒が必要であり，2003 年に 1 類感染症へ追加された。

ⓔ ペスト（Pest）

ペストの病原体はペスト菌であり，中世ヨーロッパでは黒死病として猛威をふるった。現在は南アフリカ，アジア，南米の一部の地域に毎年 1,000 例程度の発生が報告されている。そのうち最も発生例が多いのが南アフリカで，世界の年間平均発生率の半数以上を占める。わが国では 1926（大正 15）年横浜の 8 例が報告されて以来，国内発生も輸入例もない。

ⓕ 腸管出血性大腸菌感染症（EHEC）

腸管出血性大腸菌感染症(enterohemorrhagic Eschericia coli infection；EHEC)は 1982 年アメリカ合衆国で 2 件の集団発生（ファーストフード店のハンバーガーにおける）が報告されたのが最初で，その後カナダ，英国などから発生報告がある。日本でも近年，集団・散発事例が確認され，発生報告も増えつつある。1996（平成 8）年には国内で多数の散発，集団事例が報告され，患者総数は 17,500 人を超え，12 名の死者を出した。その後，集団発生は減少したが，年間約 1,500 例の患者と 600 例あまりの保菌者が報告され，数人の死者が出ている。2017（平成 29）年 9 月には感染者が 2,568 人と報告された。

育児業務に従事する人達あるいは母親の保菌から感染することが多い。牛乳，哺乳びんの汚染が原因となる，あるいは入浴の際に感染する場合もある。主な感染源は患者の糞便，それにより汚染された食品，水，器物，手指などである。

ⓖ 高病原性鳥インフルエンザ

高病原性鳥インフルエンザ（highly pathogenic avian influenza）は，病原性の高いエビアンインフルエンザウイルスによるトリの感染症であり，まれにヒトにも発生するため，2類感染症に分類されている。エビアンウイルスのヒトへの感染が確認されたのは1996年のイギリスで，水鳥を飼育していた女性の結膜炎からA（H7N7）型が検出された。また，1997年には香港で呼吸器不全によって死亡した3歳の幼児からA（H5N1）型のエビアンインフルエンザウイルスが検出された。この流行を終息させるため150万羽の家禽が処分された。エビアンインフルエンザが遺伝子交雑によりヒトへの感染力を強めた場合，インフルエンザの大流行が発生する可能性があり，世界的に警戒されている。

ⓗ インフルエンザ（H1N1）（Influenza）

2009年4月，メキシコで豚インフルエンザ（A/H1N1）がヒトへの病原性を獲得し，さらに，ヒト-ヒト感染の流行がメキシコからアメリカ合衆国へと拡大した。その後，流行は世界中に拡大し，6月にはWHOはフェーズ6（汎流行状態）を宣言した。わが国では，厚生労働省がA/H1N1を感染症法による新型インフルエンザに指定し，空港検疫により国内への侵入阻止を試みたが，5月には国内発症例が散発し，各地で流行が拡大した。年齢階級別では5〜14歳に受診者が集中していた。

厚生労働省の推計によると，同2009（平成21）年7月から2010（平成22）年3月まで，国内で約2,061万人の新型インフルエンザ患者が医療機関を受診したと報告されている。実際には，これ以上の感染者・患者が存在した可能性が高い。この流行は2009年11月下旬に受診者のピークがあり，2010年3月以降は急激に減少し，夏以降は散発的な報告があるのみである。

死亡事例は世界的にみて，わが国は人口10万人当たり0.2，アメリカ合衆国3.3，オーストラリア8.6（WHO報告）と著しく低く，治療や防疫体制を評価する報告もみられた。重症化する事例は15歳未満の小児，40歳以上の成人（中高年）に多いが，死亡例は40歳以上に集中している。ワクチン開発が国内外で急がれた結果，2009年秋から輸入ワクチンの接種を，免疫学的弱者と医療従事者を優先対象とした任意接種として実施された経緯がある。

表9-6 結核登録者に関する定期報告（令和3年）

<table>
<tr><th colspan="2"></th><th>内　容</th><th>特　記　事　項</th></tr>
<tr><td rowspan="3">新登録患者</td><td>新登録患者数</td><td>約1万1,519人
（前年より1,130人減）</td><td>・令和3年の1年間に新たに保健所に登録された患者
・年々減少傾向であったが，平成9年から増加し，平成11年に「結核緊急事態宣言」。その後年々減少している
・すべての年齢層で減少傾向であるが，特に70歳以上は最も多い</td></tr>
<tr><td>罹患率</td><td>9.2（人口10万対）</td><td>・先進諸国の中では依然として最も高い水準である</td></tr>
<tr><td>菌塗抹陽性肺結核患者数</td><td>4,127人
（前年より488人減）</td><td>・菌喀痰塗抹は感染源として重要である</td></tr>
<tr><td></td><td>総登録患者数</td><td>2万7,754人
（前年より3,797人減）</td><td></td></tr>
<tr><td rowspan="4">患者死亡数</td><td>死亡者数</td><td>1,845人</td><td></td></tr>
<tr><td>死亡率</td><td>1.5（人口10万対）</td><td>・大正〜昭和初期200以上，昭和50年より10以下
・近年，減少している</td></tr>
<tr><td>死亡率の年次推移</td><td>昭和25年まで1位
令和元年は31位</td><td>・欧米に比べまだ高い</td></tr>
<tr><td>死亡率の国際比較</td><td>欧米に比べまだ高い</td><td></td></tr>
</table>

ⓘ 結核（Tuberculosis）

　　病原体は結核菌であり，感染源は肺結核患者の喀痰がほとんどと考えられている。わが国では，2007（平成19）年4月から感染症法の第2類に追加され，総合的な対策がとられている。感染様式は感染源となる患者が咳やくしゃみによって気道から喀出するしぶき（気管支分泌物のエアゾル）に菌が1〜数個含まれており，これが空中を浄遊している間に水分が蒸発し，ほとんど裸の菌の状態（飛沫核）になっている。これを直接吸い込むことによって感染が起こる。

　　結核の起源は古く，人類の歴史を通じてまん延し続けてきた。わが国においては，1950（昭和25）年までは死因の第1位を占め，国民病といわれるほどまん延していた。その後，生活水準の向上と，戦後次々に投入された近代的な対策の効果によって流行は順調に低下を続けた。しかし1997（平成9）年以降，再び罹患率が上昇した。厚生省（当時）は「結核緊急事態宣言」を1999（平成11）年7月26日に発表し，現在でもその予防と対策に力を入れている。わが国の結核の現状を表9-6に示す。

　　わが国の結核対策は，感染症法に基づいて行われており，健康診断，予防接種，患者管理，結核医療を根幹として体系的に実施されている。予防接種法ではBCGの接種を定期の予防接種として定め，生後12カ月に達するまでの間にBCGが直接接種されている。治療は服薬中断や医療脱落者の不完全な治療によ

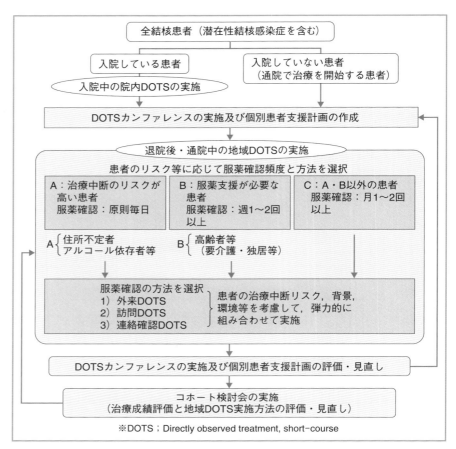

図9-3 日本版21世紀型DOTS戦略推進体系図
厚生労働統計協会編：国民衛生の動向，2023/2024

る結核再発や薬剤耐性化を防ぐために，主治医と保健所に服薬管理を行わせる
直接服薬確認療法（directly observed treatment, short-course；DOTS）を推進
させている。日本版21世紀型DOTS戦略推進体系図を図9-3に示す。

j AIDS（後天性免疫不全症候群）

エイズ（AIDS）とは，後天性免疫不全症候群（acquired immunedeficiency
syndrome）の略称であり，ヒト免疫不全ウイルス（human immunodeficiency virus；
HIV）の感染による免疫不全症候群を意味する。エイズは1981（昭和56）年に
最初の報告が行われた。HIVはレトロウイルス（RNAからDNAをつくる逆転写
酵素を持つので"レトロ"［逆の］ウイルスと名付けられた）に属し，感染すると
初期には，一時的に発熱などかぜ様の症状がでる。その後数年～10年して発熱，
下痢，リンパ節腫脹などが起こり，さらに日和見感染が認められるようになる。

日和見感染としては，真菌による口腔・食道のカンジダ症，原虫によるニューモシスチス肺炎などがしばしば認められる。ニューモシスチス肺炎が進行すると呼吸不全となり，死に至りやすい。

日本では 2017（平成 29）年 12 月末現在の届出は，HIV 感染者 19,896 件，AIDS 患者 6,936 件である。

世界の HIV 感染者・AIDS 患者は UNAID（国連エイズ計画）によると 2017 年 12 月末現在 3,690 万人と報告されており，新規 HIV 感染者は 180 万人，エイズによる死亡者は年間 94 万人と推定されている。

WHO は世界的 AIDS まん延防止と患者・感染者に対する差別・偏見の解消を目的として毎年 12 月 1 日を「世界エイズデー」と定め，AIDS に関する啓蒙活動を実施している。

ⓚ 中東呼吸器症候群（MERS）

中東地域に流行のみられる肺炎で，軽症肺炎から重症呼吸窮迫症候群のような重症肺炎までさまざまである。

2012（平成 24）年 9 月に中東から帰国したイギリス人の重症肺炎患者から Middle East respiratory syndrome coronavirus（MERS-CoV）が分離されたとの報告例があり，この事例以降，中東地域住民や，渡航暦のある肺炎患者から同様のウイルスが相次いで分離されている。ヒトコブラクダの唾液から MERS-CoV が分離されたとの報告があり，ヒトコブラクダとの濃厚接触が感染の原因と考えられている。厚生労働省は 2015（平成 27）年 1 月から MERS を 2 類感染症，検疫感染症に指定している。

ⓛ 新型コロナウイルス感染症（COVID-19）

新型コロナウイルス感染症（coronavirus disease 2019；COVID-19）は，2019 年，中国の武漢で発生したとの報告があり，WHO により命名された名称で，ウイルスの分類上は SARS-CoV-2 である。SARS-CoV-2 は RNA ウイルスの中で最大のゲノム（遺伝子）を有しており，プラス鎖一本鎖の RNA を遺伝子としている。

現在感染が拡大しているコロナウイルスなどのウイルスの感染経路は，握手やハグなどで生じる直接接触感染，ドアノブや家庭電気製品などに触れることにより生じる間接接触感染および吸入性エアロゾルを介した感染などとされている。吸入性エアロゾルを介した感染は，咳やくしゃみ，発声に伴って排出される飛沫（5 μm 以上の液滴による飛沫感染）と，それらの水分が蒸発して残る飛沫核（5 μm 未満の液滴粒子）による空気感染または飛沫核感染に分類される。

COVID-19 は世界的に流行しており，その感染者は 6 億 9,000 万人を超え，死

表 9-7 主な人畜共通感染症

疾病	感染動物　（　）内は感染媒介動物
サルモネラ症	ネズミ，カメ
オウム病	オウム，インコ，ハト
ブルセラ症	ウシ，ヤギ
ラッサ熱	マストミス（多乳房ネズミの一種）
日本住血吸虫症	宮入貝から遊出したセルカリアの軽皮感染
トキソプラズマ	ネコ，ブタ，イヌ
アニサキス症	海産魚，スルメイカ
肝吸虫症	コイ，フナ
狂犬病	イヌ，キツネ，アライグマ
つつが虫病	ネズミ（つつが虫の幼虫）
包虫症	キタキツネ（エキノコックス症）

亡者数は 690 万人を超えている（いずれも 2023 年 10 月現在）。この疾患に対しては，ワクチンの接種，三密（密集，密接，密閉）を避ける，換気をよくするなど，さまざまな対処法が実施されている。

ⓜ 性感染症（STI）

　性感染症（sexually transmitted infection；STI）は性行為によって伝染する感染症をいう。従来は sexually transmitted diseases（STD）が性感染症一般の呼称として用いられたが，不顕性感染であるものを包括して現在は STI が用いられている。主な STI は性器クラミジア感染症，エイズ（AIDS），梅毒，淋菌感染症，性器ヘルペス感染症，尖圭コンジローマがあり，感染症法の 5 類に規定されている。これらのうち，クラミジア感染症は男女ともに増加傾向，エイズ・淋菌感染症・尖圭コンジローマも増加傾向を示しており，今後の性教育，性感染症の予防の重要課題となっている。

ⓝ 人畜共通感染症（zoonosis）

　ヒトとヒト以外の脊椎動物の双方が罹患する感染症。動物からヒトだけでなく，ヒト本来の感染症が動物に伝搬するものも含まれる。"zoonosis" の日本語訳として人獣共通感染症，人畜共通感染症，など複数の呼び名がある。人畜共通感染症には，動物由来感染症が含まれ，これは，動物からヒトに感染する病気を特に示している。現在，世界で約 180 種類が知られているが，表 9-7 にわが国に関係の深い主な疾患を示す。

　近年，わが国における人畜共通感染症の特徴を以下に示す。

　①ペット動物からの感染の増加：イヌ，ネコ，オウムなどの小鳥，ミドリガメなど。

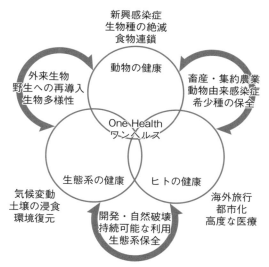

図9-4　One Health の考え方
WWF ジャパン：「ワンヘルス（One Health）」〜次のパンデミックを防ぐカギ
https://www.wwf.or.jp/activities/basicinfo/4546.html

②開発による自然環境と生態系の変化の影響：つつが虫病や北海道の包虫症の増加。

③ペット販売業者，食肉処理現場従業員，獣医師などの職業上の罹患の増加。

④食生活の多様化による種々の感染の増加，雑多な獣・鳥肉や魚介類の生食による寄生虫症やサルモネラなどの感染。

ⓞ One Health（ワンヘルス）

　ワンヘルスとは，「人の健康」「動物の健康」「環境の健全性」を一つの健康と捉え，一体的に守っていくという考え方である（図9-4）。

　すなわち，野生動物から家畜や人に感染する動物由来感染症（人畜共通感染症）は，自然破壊と深い関わりをもっているということであり，次のような「段階」によって生じ，拡大していると考えられている。

　①大規模な開発によって，森林などの自然が広く消失

　②それまで人が立ち入らなかった自然の奥地にまで人が侵入

　③そこに敷設された道路や農地で，人や家畜が感染症の病原体をもつ野生動物と接触

　④新たな動物由来感染症が発生

　⑤感染した人や家畜，また密猟された野生動物が別の場所に移動，移送

　⑥移動した先で新たな感染症を広げ，ウイルスも変異

⑦アウトブレイク（集団発生），エピデミック（流行），パンデミック（世界的な流行）の発生

● 文献 ●

1) 岡部信彦 他編：感染症予防必携（第3版），日本公衆衛生協会，2015
2) 岡部信彦 他編：予防接種の手びき〈2022-23年度版〉近代出版，2022
3) 国立予防衛生研究所学友会編：ワクチンハンドブック，丸善，1994
4) 厚生労働統計協会編：国民衛生の動向，2023/2024

演習課題

以下の文において（　　　）内に適当な語句または数字を入れよ。

1. 疫学の3要因である病因・環境・宿主を，感染症について対応させると（　　　），（　　　），（　　　）となる。
2. 病原体が病原巣から新しい感受性宿主に侵入する過程を（　　　）という。
3. 性行為，動物にかまれた傷，土壌から直接傷口に病原体が侵入する感染の方式を（　　　）という。
4. 個体の免疫には，生まれつきの免疫である（　　　）免疫と自ら獲得する（　　　）免疫がある。
5. 感染症の発生動向に関しては全国的な流行予測が不可欠であり，ウイルス疾患などを対象とした（　　　）事業が実施されている。
6. 海外で感染した帰国者などが国内に持ち込む輸入感染症の国内侵入を防ぐために，空港や海港などで行われる（　　　）がある。わが国では，（　　　）法により，感染症法による1類感染症の疾病およびH5N1・H7N9型インフルエンザ，デング熱，マラリア，新型コロナウイルス感染症などが指定されている。
7. 病気を引き起こす能力（毒力）は失っているが，感染力と抗体産生能は保持しているようなウイルスや細菌を生きたままワクチンとして利用したものを（　　　）ワクチンという。
8. 病原体がヒトとヒト以外の脊椎動物で共通な感染症を（　　　）感染症という。その例としてアニサキス症，つつが虫病，狂犬病などがある。
9. 定期の予防接種にはA類として（　　　），（　　　），（　　　），（　　　），（　　　），（　　　），（　　　），（　　　），（　　　），（　　　），（　　　），（　　　），（　　　），（　　　）などがあり，B類として（　　　），（　　　）がある。
10. BCGは（　　　）ワクチンである。
11. 感染症法において，細菌性赤痢は（　　　）類感染症である。

第10章

食品衛生

① 食品衛生

ⓐ 食品衛生の意義

食品の安全性を確保することは，人びとが生命を維持し，健康を保持・増進するために必要不可欠である。わが国では 1947（昭和 22）年に制定された食品衛生法によって飲食に起因する衛生上の危害の発生を予防する目的から，食品などの検査制度や食品添加物の指定，栄養成分などの表示制度のほか，飲食物営業に対する許可，食品衛生の指導を担う食品衛生監視員，中毒患者の届出などが規定されており，その対象は食品のみに限らず，食品添加物，器具・容器包装，幼児用の玩具や洗剤なども含まれている。

近年，食生活に関する環境は，輸入食品の増加や加工食品の多様化など，大きく変化している。また腸管出血性大腸菌 O157 による食中毒の発生，BSE（牛海綿状脳症）に対する安全策，遺伝子組換え食品の表示など，さまざまな問題を通じて，国民の食の安全に対する意識も高まりをみせている。

このような背景に基づいて，消費者保護を基本とした包括的な食品の安全確保を目的とした食品安全基本法が制定され，食品安全行政にリスク分析の手法を導入・実施する食品安全委員会が 2003（平成 15）年に内閣府に設置された。

ⓑ 食中毒の定義

食中毒とは，有毒・有害な微生物や化学物質を含む飲食物を摂った結果生じる健康障害であり，有害物質を含む食品を摂取することで起こる嘔吐，腹痛，下痢，ときに発熱を伴う急性胃腸炎，急性神経麻痺をいう。

食中毒は，食品中の自然毒，化学物質，細菌と細菌毒素および下痢原性ウイルスの摂取に起因する急性疾患（いわゆる経口伝染病を除く）とされている。

しかし，①食品中の有害物質の反復摂取や過食，②潜伏期の長い病原微生物による健康障害，③感染性が強く発病した際には重篤になりやすいある種の感

染症などは，飲食に起因する急性の健康障害であっても，食中毒には含めない。

ⓒ 食中毒の分類

　　食中毒はその原因によって，病原微生物性食中毒（細菌，ウイルス，真菌など
による），自然毒による食中毒および化学性食中毒に大別される（表 10-1）。病
原微生物性食中毒は，飲食物により病原微生物が体内に入り健康障害を起こす
ことである。化学性食中毒は，食品および食品に関する器具・容器・包装などに
含まれる化学物質による食中毒である。自然毒による食中毒は，動植物が本来
もっている有毒成分によって起こる食中毒である。なお，食品衛生法では，食中
毒の原因となる微生物，動植物，化学物質を総称して「食中毒病因物質」と呼ん
でいる。

ⓓ 食中毒の発生状況

　　主な病因物質別にみた食中毒患者数の年次推移を図 10-1 に，食中毒の事件
数・患者数などの年次推移を表 10-2 に示した。平成 20 年以降，患者数は
10,000〜20,000 人を推移している。2022（令和 4）年の食中毒の事件数は 962
件，患者数は 6,856 人で，うち 5 人が亡くなっている。
　　2022（令和 4）年の病因物質別食中毒事件・患者・死者数を表 10-3 に示した。
5 月頃から 10 月頃までは細菌性食中毒が多く発生し，12 月頃からの冬期を中心に
ノロウイルスによる食中毒が多発した。病因物質の判明したものは 99.1％であ
り，このうち，アニサキスを病因物質とするものが全体の 59.4％，次いでカンピ
ロバクターが 19.4％となっている。また，患者数ではノロウイルスが全体の

表 10-1　食中毒の分類

大 項 目	中 項 目	小 項 目
病原微生物性 食中毒	細菌性食中毒：感染型 （広義）	サルモネラ属菌，病原性大腸菌（EPEC, ETEC, EIEC, EHEC, EAEC）， カンピロバクター，腸炎ビブリオ
	細菌性食中毒：毒素型 （食品内・生体内）	黄色ブドウ球菌，セレウス菌，ウェルシュ菌，ボツリヌス菌
	ウイルス性食中毒	ロタウイルス，ノロウイルス，腸管アデノウイルス
	真菌性食中毒	アスペルギルス，ペニシリウム，フザリウム
化学性食中毒	食品添加物 農薬 食品変質 事故による食品汚染	例：チクロ，AF2 など 例：BHC，DDT など アレルギー様食中毒（例：サバ） 例：森永ヒ素，カネミ油症など
自然毒による 食中毒	植物性自然毒	毒キノコ，青梅，ジャガイモの芽，毒ムギ，毒ゼリ，ヒガンバナ
	動物性自然毒	毒フグ，カキ，バイ貝，イ貝，アサリ

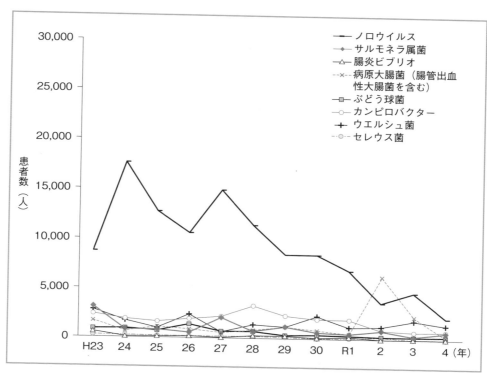

図 10-1　主な病因物質別にみた食中毒患者数の年次推移
厚生労働省編：食中毒発生状況，令和 4 年度版

表 10-2　食中毒件数・患者数・罹患率・死者数・死亡率の年次推移

		事件数	患者数	罹患率（人口 10 万対）	1 事件当たり患者数	死者数	死亡率（人口 10 万対）
平成 15	('03)	1,585	29,355	23.0	18.5	6	0.0
16	('04)	1,666	28,175	22.1	16.9	5	0.0
17	('05)	1,545	27,019	21.1	17.5	7	0.0
18	('06)	1,491	39,026	30.5	26.2	6	0.0
19	('07)	1,289	33,477	26.3	26.0	7	0.0
20	('08)	1,369	24,303	19.2	17.8	4	0.0
21	('09)	1,048	20,249	15.9	19.3	—	—
22	('10)	1,254	25,972	20.3	20.7	—	—
23	('11)	1,062	21,616	16.9	20.4	11	0.0
24	('12)	1,100	26,699	20.9	24.3	11	0.0
25	('13)	931	20,802	16.3	22.3	1	0.0
26	('14)	976	19,355	15.2	19.8	2	0.0
27	('15)	1,202	22,718	17.9	18.9	6	0.0
28	('16)	1,139	20,252	16.0	17.8	14	0.0
29	('17)	1,014	16,464	13.0	16.2	3	0.0
30	('18)	1,330	17,282	13.7	13.0	3	0.0
令和 元	('19)	1,061	13,018	10.3	12.3	4	0.0
2	('20)	887	14,613	11.6	16.5	3	0.0
3	('21)	717	11,080	8.8	15.5	2	0.0
4	('22)	962	6,856	5.5	7.1	5	0.0

厚生労働省編：食中毒統計調査，令和 4 年度版

表10-3 病因物質別の食中毒事件・患者・死者数

2022（令和4）年

	件　数	%	患者数	%	死者数	%
総　数	962	100.0	6,856	100.0	5	100.0
病因物質判明	953	99.1	6,754	98.5	5	100.0
病因物質不明	9	0.9	102	1.5	—	—
細　菌	258	27.1	3,545	52.5	1	20.0
サルモネラ属菌	22	2.3	698	10.3	—	—
ぶどう球菌	15	1.6	231	3.4	—	—
ボツリヌス菌	1	0.1	1	0	—	—
腸炎ビブリオ	—	—	—	—	—	—
腸管出血性大腸菌（VT産生）	8	0.8	78	1.2	1	20.0
その他の病原大腸菌	2	0.2	200	3	—	—
ウェルシュ菌	22	2.3	1,467	21.7	—	—
セレウス菌	3	0.3	48	0.7	—	—
エルシニア・エンテロコリチカ	—	—	—	—	—	—
カンピロバクター・ジェジュニ/コリ	185	19.4	822	12.2	—	—
ナグビブリオ	—	—	—	—	—	—
コレラ菌	—	—	—	—	—	—
赤痢菌	—	—	—	—	—	—
チフス菌	—	—	—	—	—	—
パラチフスA菌	—	—	—	—	—	—
その他の細菌	—	—	—	—	—	—
ウイルス	63	6.6	2,175	32.2	—	—
ノロウイルス	63	6.6	2,175	32.2	—	—
その他のウイルス	—	—	—	—	—	—
寄生虫	577	60.5	669	9.9	—	—
クドア	11	1.2	91	1.3	—	—
サルコシスティス	—	—	—	—	—	—
アニサキス	566	59.4	578	8.6	—	—
その他の寄生虫	—	—	—	—	—	—
化学物質	2	0.2	148	2.2	—	—
自然毒	50	5.2	172	2.5	4	80.0
植物性自然毒	34	3.6	151	2.2	3	60.0
動物性自然毒	16	1.7	21	0.3	1	20.0
その他	3	0.3	45	0.7	—	—

資料　厚生労働省「食中毒統計調査」
注　　各物質の「%」は「病因物質判明」を100とした割合である。
厚生労働統計協会編：国民衛生の動向，2023/2024

32.2%を占めている。

病原微生物性食中毒

▶▶　1　細菌性食中毒：感染型

　　食品中で増殖した原因菌を摂取し，腸管内での菌の増殖によって起こる食中毒である。

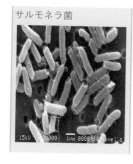
サルモネラ菌

①サルモネラ食中毒：サルモネラは周毛性べん毛をもったグラム陰性の無芽胞桿菌である。サルモネラ属には2,500種以上の血清型が知られている。わが国における1988（昭和63）年までのサルモネラ食中毒の主要な病因菌は，血清型ティフィムリウム（ネズミチフス菌）であったが，1989（平成元）年以降は血清型エンテリティディスによるものが急増した。これは，欧米からの汚染された種鶏（ひな）および飼料輸入に端を発し，鶏卵汚染の増大が引き起こされたためと考えられている。潜伏期は6～48時間で，主症状は嘔吐，腹痛，下痢である。サルモネラはほとんどの動物が保菌しているので，食品汚染を完全に防止することは不可能に近い。ただし，熱に弱く75℃で1分以上の加熱によって死滅する。したがって，食品への十分な加熱が発生防止の要点となる。

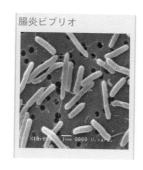
腸炎ビブリオ

②腸炎ビブリオ食中毒：腸炎ビブリオは1950（昭和25）年に発生したシラス食中毒の原因菌として，わが国で発見された食中毒菌である。グラム陰性の桿菌で菌体の一端に1本のべん毛をもつ。3％前後の食塩濃度でよく増殖する海水細菌である。したがって，本菌による食中毒の原因食品は，主に海産の魚介類およびその加工品と調理器具や手指を介して二次汚染された食品である。潜伏期は8～20時間で，主症状は腹痛，下痢，嘔吐，発熱であり，通常2～3日で回復する。経口摂取された腸炎ビブリオは腸管内で増殖し，数種の病原因子を産生するが，最も重要な病原因子は耐熱性溶血毒（Vp-TDH）であり，この毒素によって下痢などの食中毒症状が起こるものと考えられている。予防法は魚介類の低温保存，調理器具を介した二次汚染の防止，また，真水に対する抵抗性が弱いため，調理前に魚介類を水道水で洗うことも有効である。

③病原大腸菌食中毒：大部分の大腸菌は腸管内で病原性を発揮しないが，なかには下痢を引き起こすものがあり，次の5種類に分類される。

(a) 病原性大腸菌（Entero Pathogenic Esherichia Coli；EPEC）

(b) 毒素原性大腸菌（Entero Toxigenic Esherichia Coli；ETEC）

(c) 細胞侵入性大腸菌（Entero Invasive Esherichia Coli；EIEC）

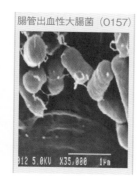
腸管出血性大腸菌（O157）

(d) 腸管付着性大腸菌（Entero Adherent Esherichia Coli；EAEC）

(e) 腸管出血性大腸菌（Entero Hemorrhagic Esherichia Coli；EHEC）

　食品衛生法では，(e) のEHECを除く (a)～(d) の大腸菌が食中毒菌として指定され，一括して「病原大腸菌」として取り扱われる。一方，EHECはいわゆるO157で，「感染症の予防および感染症の患者に対する医療に関

する法律」では,「3種感染症」に類型されている。

　主要症状は原因菌によって異なる。EPEC はサルモネラ菌による食中毒に類似しており,感染経路,主症状,予防はサルモネラ食中毒に準じる。EIEC は赤痢に似た症状がみられる。ETEC は主に東南アジアの発展途上国への旅行後に発症する「旅行者下痢症」の主要原因菌と考えられている。ETEC 食中毒および EHEC 感染症は,規模の大きい集団発生例が多いため,給食や弁当調理・製造における食品の品質管理方式として考案された Hazard Analysis and Critical Control Point；HACCP（ハセップ）の導入による予防対策が求められる。

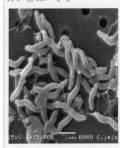
カンピロバクター

④カンピロバクター食中毒：ヒトの下痢症状と関係のある菌種はカンピロバクター・ジェジュニおよびコリ（jejuni and coli）の2種である。グラム陰性の湾曲桿菌でべん毛をもち,酸素濃度3〜15％で発育可能な微好気性で,25℃以下の温度では増殖しない。家畜,ペットなどの動物の腸内に存在することから,食肉が主な食中毒原因食品である。特に鶏肉はカンピロバクター・ジェジュニによる汚染頻度が高い。潜伏期間は2〜7日,主症状は下痢,腹痛,嘔吐である。多くの場合,1週間程度で回復する。鶏肉や豚肉は十分な加熱調理が重要である。

▶▶ 2　細菌性食中毒：毒素型（食品内）

食品中で増殖した原因菌によって産生・蓄積された外毒素を摂取することによって起こる食中毒である。

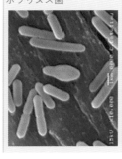
ボツリヌス菌

①ボツリヌス菌食中毒：ボツリヌス菌は芽胞形成性の周毛性べん毛をもったグラム陽性,偏性嫌気性の大型桿菌である。産生する神経毒の抗原性によって A〜G 型の7種に分類される。このうちヒトの食中毒の原因となるのは A,B,E 型菌である。ボツリヌス菌食中毒は致死率が高く,わが国では飯寿司（いずし）,ハス寿司などの魚肉発酵食品が E 型菌により汚染されたことによる食中毒や,辛子レンコンを原因食品とする A 型菌による集団食中毒が発生している。潜伏期は12〜38時間,主症状はめまい,視力低下,言語障害など神経障害が中心で,進行すると呼吸困難を引き起こし,死に至る。毒素は80℃,30分間の加熱で失活するため,加熱すれば食中毒の心配はない。ただし,飯寿司のように加熱せずに賞味する貯蔵食品や真空パックの食品などには十分な配慮が必要である。

②黄色ブドウ球菌食中毒：黄色ブドウ球菌は非運動性のグラム陽性球菌で,ブドウの房状に配列する。健康なヒトの皮膚,鼻腔,手指,頭髪にも存在す

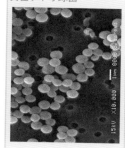

黄色ブドウ球菌

るが，食品汚染の主要な原因は，調理従事者の手指の黄色ブドウ球菌による化膿巣である。黄色ブドウ球菌によって産生される毒素は黄色ブドウ球菌エンテロトキシンといい，A〜Eの5型に分類され，100℃で加熱しても失活しないタンパク質毒素である。なお，エンテロトキシンを産生する菌として，黄色ブドウ球菌，コレラ菌，セレウス菌などが知られているが，それぞれの菌が産生するエンテロトキシンに菌名を冠して区別しており，黄色ブドウ球菌が産生するものを，黄色ブドウ球菌エンテロトキシンという。

潜伏時間は1〜6時間と短く，主症状は吐き気，嘔吐，腹痛，下痢である。黄色ブドウ球菌による食中毒は，調理従事者に起因することが多い。防止策としては，手指に傷のあるときは調理作業を行わないこと，作業時の手洗い，マスク，三角巾，帽子の着用が大切である。

▶▶ 3　細菌性食中毒：生体内毒素型

食品とともに摂取された原因菌またはその芽胞が腸管内で増殖し，生産されたエンテロトキシンの作用によって起こる食中毒である。感染型食中毒と毒素型食中毒の両者の特徴があるので中間型食中毒ともいわれる。セレウス菌やウェルシュ菌などの土壌細菌によって引き起こされることが知られている。

▶▶ 4　ウイルス性食中毒

ウイルスの感染による食中毒である。従来，形態学的に小さな球形のウイルスを小型球状ウイルス（small round structured virus；SRSV）と呼んでいたが，SRSV遺伝子解析技術の進歩により，SRSVのほとんどがノロウイルスであることが解明されている。他の食中毒菌とは異なり，食品中で増殖することはない。ノロウイルスの感染は，ヒトの糞便中に排泄されたノロウイルスが下水処理場から河川を通り海に流れ込み二枚貝（特にカキの中腸腺）に蓄積し，この汚染された貝を食べることによって起こる場合と，ノロウイルスに感染した調理従事者による二次汚染によって生じる場合があると考えられている。ノロウイルスは感染者の腸内で増殖し，24〜48時間の潜伏期を経て発症する。

主な症状は，下痢，嘔吐，腹痛，吐き気，発熱などで，一般には1〜2日で回復する。生食用カキが供給される11〜3月に多発する。予防策はカキの生食を控えることで，カキフライでも十分加熱する必要がある。

小型球状ウイルス
直径25〜35nm（ナノメートル：1nmは1mmの100万分の1）

ノロウイルス

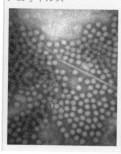

▶▶ 5　真菌性食中毒

日本の湿度の高い気候はカビ（真菌類）の産生に好適である。カビ類は抗菌性を有する物質を産生することもあるが，ヒトに対して有害な物質を産生する場合が多い。このようなカビが産生する毒素によって起こる健康障害をマイコト

キシコーシスという。最近, 特に発がん性を有するカビ類が多数発見され, 重要視されている。

①アフラトキシン：アスペルギルス（Aspergilus flavus）というカビの産生する毒には多くの類縁体がある。そのうちアフラトキシン B_1 は催奇形性, 発がん性が認められている。疫学調査でも肝臓がん発症率とアフラトキシン B_1 推定摂取量の間に相関が認められている。この毒は輸入落花生からときどき検出される。

②黄変米毒素：ペニシリウム（Penicillum）が米に寄生して黄変米をつくる。毒素として神経毒となるシトリオビリデン, 肝臓毒となるルテオスキリン, シクロクロロチンなどが判明している。

f 細菌性食中毒の予防三原則

▶▶ 1 食品の細菌汚染防止

自然界には, いたるところに無数の細菌が生息しているので, 大部分の食品はその生産・製造工程や輸送, 保存の過程で細菌に汚染されることになる。そこで細菌汚染の防止には, 清潔な調理室とその維持, 調理前および調理中の手洗い, 調理済食品の衛生的保管に注意することが重要になる。

▶▶ 2 食品中での細菌の増殖防止

細菌性食中毒の発生は, 食品中での菌の増殖あるいは増殖した菌によって産生された毒素の摂取に起因している。細菌の増殖に関与する要素のなかで, 最も重要な因子は温度である。ほとんどの食中毒菌は中温菌であり, 5℃以下で保存すれば短期間では増殖しない。したがって食品の低温保存は手短な菌の増殖防止法といえる。また, 加熱調理から摂取するまでの時間が長くなると菌の増殖の可能性が高まるため, 調理後の迅速摂取も対策の一つである。

▶▶ 3 加熱処理

黄色ブドウ球菌食中毒は, 菌の産生する熱に強いエンテロトキシンに起因するため, 加熱しても食中毒を避けることはできない。しかし, サルモネラ, 腸炎ビブリオ, 病原性大腸菌などによって起こる感染型の食中毒やボツリヌス中毒は, 食品の加熱処理を完全に行うことで防止できる。

g 自然毒による食中毒

▶▶ 1 フグ中毒

わが国で, 食用に供される10数種のフグの大部分は卵巣, 肝臓などに毒素で

あるテトロドトキシン（tetrodotoxin）を含有している。テトロドトキシンによる中毒症状は食後20分から3時間くらいのうちに口唇部および舌端に軽いしびれをきたし，次いで頭痛，腹痛，嘔吐などが発生し，運動不能となり，知覚麻痺，発声障害などが起こり，呼吸停止により死亡する。元来，テトロドトキシンはフグに固有の毒素と考えられていたが，最近の研究で海洋に生息する細菌がテトロドトキシンをつくり，それが食物連鎖によってフグの体内に取り込まれることが明らかになった。

▶▶ 2　毒キノコ中毒

自然毒による食中毒のなかで，患者発生数の最も多いのが毒キノコ中毒である。わが国には約300種の食用キノコと約30種の有毒キノコが存在し，有毒キノコを食べることにより食中毒が発生する。最も患者発生数の多い毒キノコはツキヨタケで約40％を占め，次いでクサウラベニタケ，イッポンシメジによる食中毒が多い。これらによる食中毒は嘔吐，下痢，腹痛などの胃腸症状を呈する。ベニテングタケ，テングタケなどは興奮状態，精神錯乱，幻覚，視力障害などの神経症状をきたす。しかし，いずれも死亡することはほとんどない。これに対し，タマゴテングタケ，ドクツルタケなどを食すると食後6〜12時間で発病し，嘔吐，下痢，脱水症状，痙攣，昏睡などに陥り，死亡することがある。

▶▶ 3　その他の自然毒による食中毒

その他の動物性食中毒には，イガイ，ホタテガイなどの二枚貝が，ある種のプランクトンの有する毒素サキシトキシン（saxitoxin）をとり込み有毒化しフグ中毒様症状を呈する麻痺性貝毒による食中毒，プランクトンの脂溶性毒素を二枚貝がとり込んで起きる下痢性貝毒による食中毒などがある。植物性食中毒には，ジャガイモの発芽部位に含まれる毒成分であるソラニン（solanin）を食べることにより発生する食中毒，チョウセンアサガオやトリカブトなどのアルカロイドを含む植物を食べることにより発生する食中毒などがある。

ⓗ 化学性食中毒

▶▶ 1　アレルギー性食中毒

食品に細菌が繁殖し，食品中のアミノ酸にその細菌の脱炭酸酵素が作用して，アミンを生じることによる食中毒が，アレルギー性食中毒である。特に重要な原因物質はヒスタミンで，ヒスチジン含有量の多いサバ，サンマ，イワシなど赤身の魚の加工品にProteus moranii などが繁殖し，ヒスタミンが多量に生成される事例が多い。臨床症状は特異体質の人に発病する食事性アレルギー症状に類

似しており，食後30〜60分で額部，頸部または全身に熱感，紅斑，発疹を生じ，頭痛，発熱，嘔吐，下痢などを伴うことがある。

▶▶ 2 有害化学物質による食中毒

歴史的に有害化学物質による食中毒の代表的なものはメチルアルコールで，戦後の混乱期に偽造酒として出回り多くの中毒を出した。毒性は代謝物であるホルムアルデヒドと蟻酸によるもので，視神経が冒され失明する。また人工甘味料として用いられていたチクロや防腐剤AF2に発がん性のあることが認められ，それぞれ1969（昭和44）年，1974（昭和49）年に使用禁止になっている。1968（昭和43）年には西日本一帯に米ぬか油の摂取による障害（油症）が発生した。この原因は油を加熱脱臭する工程で熱媒体として用いられていたPCB（ポリ塩化ビフェニル）がパイプに生じた穴から漏れ出して油に混入し，その油を食べた人が皮膚への色素沈着，角化，吹出物，肝障害，脂質異常症など種々の症状を呈した事件である。患者1,500名以上，死者51名を出している。さらに1955（昭和30）年には西日本を中心に調整粉乳による乳児のヒ素中毒事件が発生している。これはヒ素を含む不純な乳質安定剤が用いられたためで，中毒者1万人以上，死者131名を出す世界最大の有毒化学性食中毒事故となった。

▶▶ 3 農薬による食中毒

農薬を散布した直後に収穫した野菜などをよく洗わずに食すると，中毒が発生することがある。また，使用された農薬が農作物に移行し，それが残留したものを食べることでも発生する。そこで，食品衛生法では毒性試験で得られた各種農薬の最大無作用量を参考にして，農薬の残留基準を設定している。

② 食品衛生管理

近年全世界的に，食品の安全性が問題となっている。プリオン異常による狂牛病，大腸菌O157による集団食中毒事件，黄色ブドウ球菌による大規模食中毒事件，遺伝子組換え食品に対する不安など，さまざまな問題が発生している。これらの問題に対処するため，世界各国は消費者保護と安全性評価のために食品衛生行政の改革に取り組んでいる。

ⓐ 食品衛生法

食品衛生法は食品の安全性の確保のために公衆衛生上必要な規制や措置を講じることで，飲食による危害の発生を防止し，国民の健康を保護することを目

的とした法律であり，食品，添加物，器具および容器包装を対象として，有害食品などの販売禁止，規格基準の設定，食品関係営業者に対する営業許可などを規定している。また，これらの監視指導を行うために「食品衛生監視員」を置くことを定めている。

2012（平成24）年には，腸管出血性大腸菌食中毒の発生原因として問題視された牛肝臓の生食について，安全に食する有効な予防策が見いだされないことから，食品衛生法に基づいて生食用牛肝臓を販売・提供することが禁止された。

ユッケ，牛刺し，牛タタキなど生食用牛肉（内臓を除く）については，腸管出血性大腸菌食中毒の防止のため，2011（平成23）年に「規格基準」，「表示基準」，「調理基準」が消費者庁および厚生労働省によって策定された。

2018（平成30）年には，食をとりまく環境変化や国際化等に対応し，食品の安全性を確保するため，食品衛生法の改正が行われた。改正の概要としては，2019（令和元）年4月，広域的な食中毒発事への対策強化のために，関係者で構成する広域連携協議会が厚生労働大臣によって設置され，国や都道府県が相互に連携・協力を行う仕組が設けられた。次いで，2020（令和2）年6月に，原則としてすべての食品等事業者に，一般衛生管理に加え「HACCPに沿った衛生管理」（表10-4）が制度化され，1年間の猶予期間の後，2021（令和3）年6月に完全義務化された。加えて，厚生労働大臣が定める特別の注意を必要とする成分を含む食品によって健康被害が発生した場合，事業者から行政へ，その情報を届け出る「健康被害情報の届出」を義務化した。また，食品用器具・容器包装について，安全性を評価した物質のみ使用可能とするポジティブリスト制度が導入された。輸出入食品の安全性確保については，証明書の添付や発行に関する事務に係る規定が創設された。その他，2021（令和3）年6月には，営業許可制度の見直しと，営業届出制度が創設されたほか，事業者が食品の自主回収（リコール）を行う場合には，自治体を通じた国へのリコール情報報告が義務化された。

ⓑ 食品安全基本法

2001（平成13）年9月，国内初の牛海綿状脳症（BSE）感染牛が確認されたことを契機に，食品のリスク分析の導入とリスク評価機能を中心とする機関として，食品安全委員会が内閣府に設立された。また，消費者の保護を基本として食品の安全を確保するための包括的な法律として食品安全基本法が制定され，2003（平成15）年より施行されている。

食品安全基本法の基本理念は，食品供給過程の各段階における安全性を確保し，国民の健康への悪影響を未然に防止することを目的としている。この目的を達成するために，国，地方公共団体，食品関連事業者の責務に加え，消費者の

役割も定めている。基本的な方針としては、「科学的知見に基づく食品健康影響評価（リスク評価）の実施」「評価結果に基づく施策の策定（リスク管理）」「施策の実施にあたっての関係者との情報や意見の交換（リスクコミュニケーション）」を連携させながら、食品の安全性を図ろうとしている。

牛海綿状脳症（BSE）対策としては、食用として処理されるすべての牛を対象としたBSE検査の実施と特定部位（頭部［舌・頬肉を除く］、脊髄、扁桃、回腸遠位部）を除去する体制が確立され、2002（平成14）年にはBSE対策特別措置法が制定された。

なお、24カ月齢以上の牛のうち、生体検査で神経症状が疑われるものなどについては引き続きBSE検査が実施されるが、2017年4月より、健康牛のBSE検査は廃止された。

> **牛の個体識別のための情報管理および伝達に関する特別措置法**
> 平成15年に成立したこの法律により、施行日に生存している牛およびそれ以降に生まれた牛のすべてに10桁の個体識別番号を付すことが義務づけられ、翌年12月からはこの番号が表示された牛肉が販売されている。

ⓒ JAS法

JAS法は、飲食料品や林産物などの製品の基準を表わす「JAS規格制度」と、消費者が食品を選択する際に役立つ情報が記載されている「品質表示基準制度」から構成されている。「JAS規格制度」によって製品にJASマークをつけることができる業者は、農林水産大臣の指定を受けた登録認定機関から、製造施設、品質管理、生産工程管理などの体制が十分であることの認定を受ける必要がある。

JASマークには、

①一般JAS：品質についてJAS規格を満たす。

②特定JAS：特別な生産や製造方法についてのJAS規格を満たす。

③有機JAS：有機農産物のJAS規格を満たす。

④生産情報公表JAS：餌や動物用医薬品などの情報が公表されている牛肉や豚肉、原材料や製造過程の情報が公表されている加工食品等に用いられる。

⑤定温管理流通JAS：製造から販売まで一貫して一定の温度を保って流通させるという、流通の方法に特色がある加工食品につけられる。

などがある。一方、「品質表示基準制度」は、生鮮食品の原産地等の品質に関する表示の基準を定める「生鮮食品品質表示基準」、加工食品の原材料等の品質に関する表示の基準を定める「加工食品品質表示基準」から構成されている。

ⓓ 食品汚染の監視

食品汚染の監視は食品衛生法で定められている。わが国では、残留農薬、抗菌薬などの残留医薬品、PCBなどについて継続監視を行っており、食品汚染の防

大量調理施設衛生管理マニュアル（厚生労働省）
①飲用適の水＊で３回水洗いする。
②スポンジタワシに中性・弱アルカリ性洗剤をつけてよく洗浄する。
③飲用適の水＊でよく洗剤を流す。
④80℃で５分間以上またはこれと同等の方法で殺菌する。
⑤よく乾燥させる。
＊40℃程度の微温水

表10-4　危害分析・重要管理点（HACCP）システム導入のための原則と手順

1. HACCP専門家チームの編成
2. 製品の特徴，特に食中毒についての記述
3. 製品の使用方法についての記述
4. 製造工程一覧図，施設の図面および標準作業手順の作成
5. 現場の確認
6. 危害要因分析（hazard analysis）（原則1）
7. 重要管理点の設定（critical control point）（原則2）
8. 製造調理条件に関する管理基準の設定（critical limit）（原則3）
9. モニタリング方法の設定（monitoring）（原則4）
10. 管理基準が不適切な場合の改善措置の設定（corrective action）（原則5）
11. HACCPの実行状況検証方法の設定（verification）（原則6）
12. 記録の維持管理（record keeping）（原則7）

止に努めている。

　また，食品流通の国際化に伴ってFAO/WHO合同食品規格委員会は1993年に，各国が「危害分析・重要管理点（Hazard Analysis and Critical Control Point；HACCP）システム」を導入するよう強く求めている。わが国においても，1996（平成8）年，食品衛生管理の手法としてHACCP方式が承認された。

　危害分析（HA）とは，その業種において食品衛生上何が問題かを，過去の事例および試験・検査成績などをもとに明らかにすることであり，重要管理点（CCP）とはその危害防止のための重要な部分のことで，それを明らかにし，どのように管理するかである。HACCPのシステム導入のための7原則12手順を表10-4に示した。さらに，2001（平成13）年には遺伝子組換え食品の安全性審査の法的義務化が図られるようになった。

　また，集団給食施設等における食中毒を予防するために，厚生労働省はHACCPの概念に基づいて，1997（平成9）年に大量調理施設衛生管理マニュアルを作成した。このなかで食材料の受け入れ，下処理，加熱調理，加熱調理後の食品および非加熱調理食品の二次汚染に対する管理等について示された。2017（平成29）年には，一般衛生管理の徹底のための改正が行われ，特にノロウイルスを念頭に置いた調理従事者の健康状態の確認や管理について明示された。

ⓔ 家庭用品の安全対策

　台所で使用しているまな板や包丁の洗浄や消毒は，衛生対策として日常的に実施する必要がある。特にまな板は二次汚染を引き起こしやすいため，取り扱いには注意が必要である。木製のまな板は，細くて深い包丁傷ができるため十分な洗浄を行い表面を削る必要がある。プラスチックやゴム製のまな板は木製

まな板に比べ，包丁傷が浅いので，布巾や塩素系漂白剤で殺菌・消毒が可能である。また，まな板を加熱済み食品用と未加熱食材の下ごしらえ用に分けて使用する。

一方，包丁は食材が変わるごとに洗浄し，熱湯をかけ消毒する。また，包丁の柄は食品をさわった手で握ることが多く，汚染されやすいため注意を要す。

f 食品包装容器，缶詰，食器の安全性

現在，規制のある材料にはプラスチック，陶磁器，ホーロー引き，ガラス，ゴム，金属缶に加え，これらの原材料を用いて製造される清涼飲料水やレトルト食品，乳製品の容器についても規制がなされている。陶磁器，ホーロー引き，ガラス製品，金属缶では有害物質として鉛，カドミウム，アンチモン，ヒ素，スズなどが問題となる。

また食器および容器で用いられるプラスチックには，熱硬化性のフェノール樹脂，メラミン樹脂，ポリウレタン樹脂，熱可塑性のあるポリスチレン，ポリカーボネート樹脂，ポリエチレンなどがある。プラスチック素材は原材料と溶出物の健康影響が問題とされ，特定の実験により規制値が設けられており，基準値以内であれば使用が許可されている。今後も個別規格が設定されていない合成樹脂やその他新しい素材について，必要に応じて規格基準が設定されることが予想される。

g 食品の放射能汚染に対する対策

シーベルト：放射線による人体への影響の大きさを表わす単位。
ベクレル：放射性物質が放射線を出す能力の強さを表わす単位。

厚生労働省は食品の安全性と安心を確保するために，2012（平成24）年に長期的な観点を配慮した食品の放射性セシウム基準値を設定した。基本的な考え方は，食品からの被ばく線量の上限を年間1ミリシーベルトと定め，一般食品，乳児用食品，牛乳，飲料水の4食品群別に基準値（ベクレル/kg）を策定している（表10-5）。すなわち，年間の被ばく線量の上限値1ミリシーベルトから，飲料水による被ばく線量（約0.1ミリシーベルト）を引き，残りの線量を一般食品（乳幼児用食品，牛乳を含む）に割り当てている。

一般食品の基準値は，まず年齢や性別に対象を10群に分類して，それぞれの群ごとに一般食品の摂取量と体格や代謝を考慮した係数を用いて群別の限度値を算出し，その結果から乳幼児をはじめ，すべて

表 10-5　放射性セシウムの新基準値

食品群	基準値 （単位：ベクレル/kg）
一般食品	100
乳児用食品	50
牛乳	50
飲料水	10

※放射性ストロンチウム，プルトニウムなどを含めて基準値を設定
厚生労働省医薬食品局食品安全部

の世代を配慮した基準値として100ベクレル/kgと定めている。乳幼児食品および牛乳の値は、放射線への感受性が高い可能性のある子どもへの配慮から一般食品の半分の50ベクレル/kgとしている。乳幼児用食品の範囲は、乳幼児用調整粉乳（粉ミルク）、乳幼児向け飲料および食品、ベビーフード、服薬補助ゼリー、栄養食品などである。牛乳の範囲は、牛乳、低脂肪乳、加工乳、乳飲料、乳酸菌飲料、発酵乳、チーズなどである。飲料水の基準値は、すべての人が摂取し代替がきかず、摂取量が多いことに配慮して、WHOが示している基準を踏まえ10ベクレル/kgとしている。

● 文献 ●

1) 厚生労働統計協会編：国民衛生の動向，2023/2024
2) 堀江正一，尾上洋一編著：図解食品衛生学（第6版）―食べ物と健康，食の安全性，講談社，2020
3) 後藤政幸，熊田　薫，熊谷優子編著：栄養管理と生命科学シリーズ　食品衛生学，理工図書，2021
4) 中村好志，西島基弘編著：食品安全学（第2版），同文書院，2010
5) 厚生労働省：食品衛生法の一部改正に関する法律（平成30年6月13日公布）の概要，2018
6) 厚生労働省：大量調理施設衛生管理マニュアル，平成29年6月16日生食発0616第1号，2017
7) 日本栄養士会編：管理栄養士・栄養士必携―データ・資料集　2023年度版，第一出版，2023
8) 公益社団法人日本食品衛生協会：HACCP導入の手引き，2015
9) 新宮和裕：HACCP実践のポイント改訂2版，日本規格協会，2017
10) 厚生労働省：食品中の放射性物質への対応，http://www.mhlw.go.jp/shinsai_jouhou/shokuhin.html

演習課題

以下の文において（　　　　）内に適当な語句または数字を入れよ。

1. 食中毒はその原因によって（　　　　　）食中毒，（　　　）による食中毒，
   （　　　）食中毒に大別される。
2. 食中毒の発生状況をみると5月から10月には（　　　）食中毒が多く，12月
   から冬季を中心に（　　　　　　）による食中毒が多い。
3. 黄色ブドウ球菌によって産生される毒素は（　　　　　　　）であり，100℃で加
   熱しても失活しない。
4. （　　　　　）は家畜，ペットなどの動物の腸内に存在することから，食肉が
   主な食中毒原因食品である。
5. フグ毒による食中毒は致命率が（　　　）く，（　　　）季に多く発生する。
6. フグ毒の毒素は（　　　　　　　）である。
7. 牛の肝臓を安全に生食する有効な予防策が見いだされないことから
   （　　　）法により，2012年に生食用牛肝臓の販売・提供が禁止された。
8. JAS法は，飲食料品や林産物などの製品の基準を表わす（　　　）制度と，
   消費者が食品を選択する際に役立つ情報が記載された（　　　）制度から構
   成されている。
9. 食品の放射能汚染に対する対策として，乳幼児をはじめすべての世代を配慮
   した放射性セシウム基準値を（　　　）ベクレル/kgと定めている。

第11章

国民栄養

❶ 国民栄養の概要

ⓐ 栄養と栄養素

あらゆる生物は，生命現象を維持するために必要な物質を外界から取り入れている。「栄養」とは，生物が自己の生命維持・増進に必要な物質を外界から取り入れ，活用している現象を意味する。ヒトの栄養は，基本的に食品を摂食することによって営まれる。ヒトは摂食の際に，食品を調理・加工し，これを分配・共食する。すなわち，ヒトの栄養をつかさどる摂食行為は，生命維持・増進に必要な物質の補充という側面と，分配・共食に伴う家族や人びととのふれ合いの場の共有という二面性をもっている。

食品に含まれるさまざまな物質のうち，炭水化物，脂質，タンパク質，無機質，ビタミンを「栄養素」と称している。それぞれの栄養素は体内で，主に次のような役割を担っている。

①生命維持，成長促進，身体活動に必要なエネルギーを供給する：炭水化物，脂質，タンパク質

②体組織の成長，補修に必要な成分を供給する：タンパク質，無機質

③体機能を順調に維持・調整し，代謝を円滑にする成分を供給する：タンパク質，無機質，ビタミン

ⓑ 食事摂取基準

国民が健康を維持し，日々の生活活動をいきいきと営んでいくためには，健康に関与する要素の一つである食生活において，どのような栄養素をどれだけとればよいかの指標が必要となる。「日本人の栄養所要量」は1969（昭和44）年に策定され，以降，健康の維持増進や生活習慣病の予防のために標準となるエネルギーおよび各栄養素の摂取量について，時代の要求に応じて5年ごとに見直され，性別，年齢別，生活活動強度別，妊婦・授乳婦用などの策定が行われて

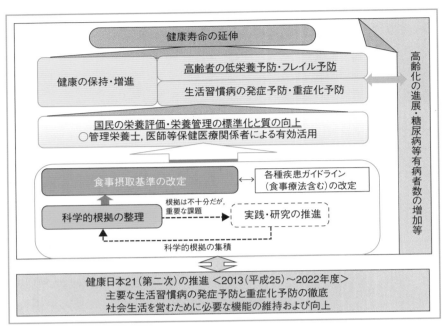

図 11-1　日本人の食事摂取基準（2020 年版）策定の方向性

きた。

　従来の日本人の栄養所要量は，性，年齢に応じ，日本人として平均的な体位（身長，体重）をもった人間を想定し，それが健康を保ち身体的に健全な発育を達成し，能率のよい生活をするために摂取することの望ましいものとして策定されてきた。しかし，第六次改定日本人の栄養所要量—食事摂取基準—（1999［平成 11］年）では，従来の栄養所要量に加えて，健康増進，慢性非感染疾患の危険因子を軽減・除去するために，過剰摂取による健康障害を防止する視点から「許容上限摂取量」という指標が初めて取り入れられた。2005〜2009（平成 17〜21）年に使用するために策定された「日本人の食事摂取基準（2005 年度版）」では，第六次改定版の策定指針を踏襲し，さらに徹底させるために望ましい「摂取量の範囲」が示される内容となった。2010〜2014（平成 22〜26）年に用いられた，日本人の食事摂取基準（2010 年度版）においても 2005 年度版の策定指針が踏襲され，それをさらに徹底させるべく，科学的根拠に基づいた策定が行われた。

　2015〜2019（平成 27〜令和元）年の「食事摂取基準（2015 年度版）」では，生活習慣病の発症予防と重症化予防を視野に入れた内容が基本的方向として掲げられた。2020（令和 2）年から 2024（令和 6）年に用いられる「食事摂取基準（2020 年度版）」では，高齢化の進展や糖尿病等有病者数の増加などを踏ま

表 11-1　エネルギーの食事摂取基準：推定エネルギー必要量

(kcal/日)

性別	男性			女性		
身体活動レベル[1]	Ⅰ	Ⅱ	Ⅲ	Ⅰ	Ⅱ	Ⅲ
0〜5（月）	—	550	—	—	500	—
6〜8（月）	—	650	—	—	600	—
9〜11（月）	—	700	—	—	650	—
1〜2（歳）	—	950	—	—	900	—
3〜5（歳）	—	1,300	—	—	1,250	—
6〜7（歳）	1,350	1,550	1,750	1,250	1,450	1,650
8〜9（歳）	1,600	1,850	2,100	1,500	1,700	1,900
10〜11（歳）	1,950	2,250	2,500	1,850	2,100	2,350
12〜14（歳）	2,300	2,600	2,900	2,150	2,400	2,700
15〜17（歳）	2,500	2,850	3,150	2,050	2,300	2,550
18〜29（歳）	2,300	2,650	3,050	1,700	2,000	2,300
30〜49（歳）	2,300	2,700	3,050	1,750	2,050	2,350
50〜64（歳）	2,200	2,600	2,950	1,650	1,950	2,250
65〜74（歳）	2,050	2,400	2,750	1,550	1,850	2,100
75 以上（歳）[2]	1,800	2,100	—	1,400	1,650	—
妊婦（付加量）[3]　初期				+50	+50	+50
中期				+250	+250	+250
後期				+450	+450	+450
授乳婦（付加量）				+350	+350	+350

[1] 身体活動レベルは，低い，ふつう，高いの3つのレベルとして，それぞれⅠ，Ⅱ，Ⅲで示した。
[2] レベルⅡは自立している者，レベルⅠは自宅にいてほとんど外出しない者に相当する。レベルⅠは高齢者施設で自立に近い状態で過ごしている者にも適用できる値である。
[3] 妊婦個々の体格や妊娠中の体重増加量，胎児の発育状況の評価を行うことが必要である。
※活用に当たっては，食事摂取状況のアセスメント，体重および BMI の把握を行い，エネルギーの過不足は，体重の変化または BMI を用いて評価すること。
※身体活動レベルⅠの場合，少ないエネルギー消費量に見合った少ないエネルギー消費量を維持することになるため，健康の保持・増進の観点からは，身体活動量を増加させる必要があること。

え，栄養に関連した身体・代謝機能低下の回避の視点から，健康の維持・増進，生活習慣病の発症予防と重症化予防に加え，高齢者の低栄養予防，健康な状態と要介護状態の中間的な段階を意味するフレイル（frail：虚弱）予防も視野に入れて策定が行われた（図 11-1）。対象については健康な個人ならびに集団とし，生活習慣病に関する危険因子を有していたり，また，高齢者でフレイルに関する危険因子を有していても，おおむね自立した日常生活を営んでいる者およびこのような者を中心として構成されている集団としている。

　1　エネルギー

年齢・性・活動レベルに応じて提示された推定エネルギー必要量（estimated energy requirement；EER）を表 11-1 に示した。「食事摂取基準（2020 年度版）」では，観察疫学研究の結果から得た総死亡率，疾患別の発症率と体格指数（body

表11-2 目標とするBMIの範囲（18歳以上）[1),2)]

年齢（歳）	目標とするBMI（kg/m²）
18～49	18.5～24.9
50～64	20.0～24.9
65～74[3)]	21.5～24.9
75以上[3)]	21.5～24.9

[1)] 男女共通。あくまでも参考として使用すべきである。
[2)] 観察疫学研究において報告された総死亡率が最も低かったBMIを基に，疾患別の発症率とBMIとの関連，死因とBMIとの関連，喫煙や疾患の合併によるBMIや死亡リスクへの影響，日本人のBMIの実態に配慮し，総合的に判断し目標とする範囲を設定した。
[3)] 70歳以上では，総死亡率が最も低かったBMIと実態との乖離がみられるため，虚弱の予防および生活習慣病の予防の両者に配慮する必要があることも踏まえ，当面目標とするBMIの範囲を設定した。

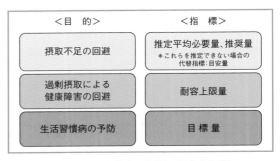

図11-2 栄養素の指標の目的と種類

mass index；BMI）との関連，死因とBMIとの関連，さらに，日本人のBMIの実態に配慮し総合的に判断した結果，BMIの範囲を表11-2のとおりとした。特に65歳以上では，フレイルの予防および生活習慣病の発症予防の両者に配慮して，当面目標とするBMIの範囲を21.5～24.9 kg/m²とした。

▶▶ **2 栄養素**

栄養素については，摂取不足の回避，過剰摂取による健康障害の回避，生活習慣病の予防の3つの目的に応じて，5つの指標から構成されている（図11-2）。

①推定平均必要量（estimated average requirement；EAR）：ある対象集団において測定された必要量の分布に基づき，母集団における必要量の平均値の推定値を示すものである。つまり，当該集団に属する50％の人が必要量を満たす（同時に，50％の人が必要量を満たさない）と推定される摂取量として定義される。

②推奨量（recommended dietary allowance；RDA）：ある対象集団において測定された必要量の分布に基づき，母集団に属するほとんどの人（97～98％）が充足している量である。推奨量は，推定平均必要量が与えられる栄養素に対して設定され，推定平均必要量を用いて算出される。

③目安量（adequate intake；AI）：特定の集団における，ある一定の栄養状態を維持するのに十分な量である。十分な科学的根拠が得られず，推定平均必要量が算定できない場合に算定するものとする。実際には，特定の集団において不足状態を示す人がほとんど観察されない量として与えられる。

④耐容上限量（tolerable upper intake level；UL）：健康障害をもたらすリスクがないとみなされる習慣的な摂取量の上限を与える量である。これを超え

て摂取すると，過剰摂取によって生じる潜在的な健康障害のリスクが高まると考える。

⑤目標量（tentative dietary goal for preventing life-style related disease；DG）：生活習慣病の予防を目的として，特定の集団において，その疾患のリスクや，その代理指標となる生体指標の値が低くなると考えられる栄養状態が達成できる量として算定された，現在の日本人が当面の目標とすべき摂取量である。これは，疫学研究によって得られた知見を中心とし，実験栄養学的な研究による知見を加味して策定されるものである。

1歳以上についての摂取基準が策定された栄養素と指標を表11-3に示した。

❻ 食事摂取基準の活用

健康な個人および集団を対象として，健康の維持・増進，生活習慣病の発症予防および重症化予防のための食事改善に食事摂取基準を活用する場合には，Plan（計画），Do（実施），Check（検証），Act（改善）といったPDCAサイクルに基づく活用を基本とする（図11-3）。

食事摂取状況のアセスメントに際しては，BMI，体重変化量，食事調査の測定誤差への配慮，臨床検査値を含めた総合的な評価が求められている。個人および集団の食事改善を目的とした基準活用の基本的概念において，食事摂取状況のアセスメント，食事改善計画と実施は図11-4，図11-5のように示された。

❹ 栄養状態の評価

栄養状態の評価には，個人に対して行う評価と集団を対象に実施される評価がある。集団を対象とする場合は，地域別（国・県・都市・農村別など），社会的要因別（職業・経済状態・居住環境・ライフスタイル別など），その他さまざまである。この場合の栄養評価は，その集団のもつ栄養上の欠陥や問題点を拾い出すことができ，公衆栄養や集団に対する栄養改善などの対策を立てるための資料となる。

栄養状態の情報は，以下のさまざまな調査・測定・検査によって得られる。

①食物摂取量調査からの情報：食事で摂取した内容を記録し，摂取食品から食品成分表などにより摂取した栄養素量を算出する。この調査法には，食事記録法，24時間食事思い出し法，陰膳法（duplicated method），食物摂取頻度調査法（food frequency questionnary），食事歴法などがある。食事記録法は食事前の食品ごとの重量または食べる前後の料理の重量を計量して摂

表 11-3　基準を策定した栄養素と設定した指標（1 歳以上）

栄養素			推定平均必要量（EAR）	推奨量（RDA）	目安量（AI）	耐容上限量（UL）	目標量（DG）
タンパク質2)			○b)	○b)	—	—	○3)
脂質		脂質	—	—	—	—	○3)
		飽和脂肪酸	—	—	—	—	○3)
		n-6 系脂肪酸	—	—	○	—	—
		n-3 系脂肪酸	—	—	○	—	—
		コレステロール5)	—	—	—	—	—
炭水化物		炭水化物	—	—	—	—	○3)
		食物繊維	—	—	—	—	○
		糖類	—	—	—	—	—
主要栄養素バランス2),3)			—	—	—	—	○3)
ビタミン	脂溶性	ビタミン A	○a)	○a)	—	○	—
		ビタミン D2	—	—	○	○	—
		ビタミン E	—	—	○	○	—
		ビタミン K	—	—	○	—	—
	水溶性	ビタミン B1	○c)	○c)	—	—	—
		ビタミン B2	○c)	○c)	—	—	—
		ナイアシン	○a)	○a)	—	○	—
		ビタミン B6	○b)	○b)	—	○	—
		ビタミン B12	○a)	○a)	—	—	—
		葉酸	○a)	○a)	—	○6)	—
		パントテン酸	—	—	○	—	—
		ビオチン	—	—	○	—	—
		ビタミン C	○x)	○x)	—	—	—
ミネラル	多量	ナトリウム5)	○a)	—	—	—	○
		カリウム	—	—	○	—	○
		カルシウム	○b)	○b)	—	○	—
		マグネシウム	○b)	○b)	—	○6)	—
		リン	—	—	○	○	—
	微量	鉄	○x)	○x)	—	○	—
		亜鉛	○b)	○b)	—	○	—
		銅	○b)	○b)	—	○	—
		マンガン	—	—	○	○	—
		ヨウ素	○a)	○a)	—	○	—
		セレン	○a)	○a)	—	○	—
		クロム	—	—	○	○6)	—
		モリブデン	○b)	○b)	—	○	—

1) 一部の年齢区分についてだけ設定した場合も含む。
2) フレイル予防を図るうえでの留意事項を表の脚注として記載。
3) 総エネルギー摂取量に占めるべき割合（％エネルギー）。
4) 脂質異常症の重症化予防を目的としたコレステロールの量と，トランス脂肪酸の摂取に関する参考情報を表の脚注として記載。
5) 高血圧および慢性腎臓病（CKD）の重症化予防を目的とした量を表の脚注として記載。
6) 通常の食品以外の食品からの摂取について定めた。
a) 集団内の半数の人に不足または欠乏の症状が現われ得る摂取量をもって推定平均必要量とした栄養素。
b) 集団内の半数の人で体内量が維持される摂取量をもって推定平均必要量とした栄養素。
c) 集団内の半数の人で体内量が飽和している摂取量をもって推定平均必要量とした栄養素。
x) 上記以外の方法で推定平均必要量が定められた栄養素。

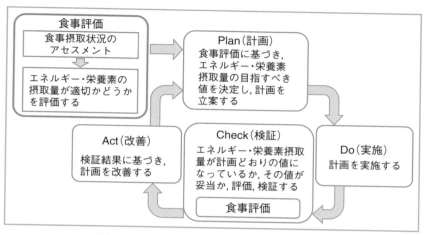

図 11-3　食事摂取基準の活用と PDCA サイクル

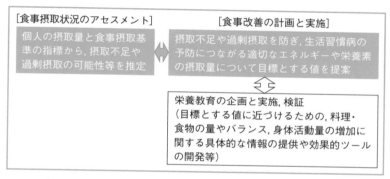

図 11-4　食事改善（個人）を目的とした食事摂取基準の活用

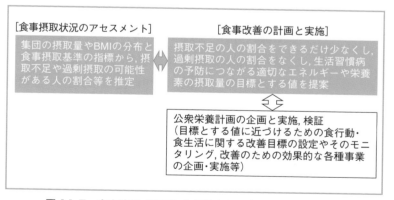

図 11-5　食事改善（集団）を目的とした食事摂取基準の活用

取量を求める秤量法と，食品を目安で記録する目安記録法がある。24時間食事思い出し法は，調査対象者から24時間以内に摂取したすべての食品と量を聞き出すものである。陰膳法は実際に食べたものと同じ料理を化学的に分析し，摂取栄養素量を推定するものである。また，食物摂取頻度調査法は食品や食品群ごとの摂取頻度を調査票によって把握し，栄養摂取量を推定する方法である。食事歴法では，食物摂取頻度に食行動や調理，調味などに関する質問が加えられる。

②身体計測による情報：身体上の変化を計測することにより，栄養状態の評価に用いることができる。その主な項目は身長・体重・胸囲・座高・握力・皮下脂肪厚などである。また，身長・体重から算出される体格指数も有意義である。

③生化学・生理学的検査による情報：血液，尿などの体液成分中の物質を測定して栄養状態の評価に用いることができる。これらの体液成分は，健康者では一定の正常範囲内にあるため，正常範囲を逸脱した数値を示した場合は栄養障害の指標となる。また，筋タンパクの存在量を評価する方法としてクレアチニン・身長指数が用いられており，免疫能やバイタルサイン，生体機能検査による情報も重要である。

ⓔ 新たな取り組み

国内外の学術論文のエビデンスなどに基づき，生活習慣病の発症予防，高齢者の低栄養予防，フレイル予防のために目標量が設定された。高齢者では，タンパク質目標値（下限）を男女ともに引き下げ，50～64歳14～20％エネルギー，65歳以上15～20％エネルギーとした。また，高血圧予防の視点から，食塩相当量の目標量を18歳以上男性7.5 g/日未満，女性6.5 g/日未満とし，高血圧および慢性腎臓病（CKD）の重症化予防のための食塩相当量は男女とも6.0 g/日未満と追記した。骨折リスクを上昇させないビタミンDの目安量を18歳以上8.5 μg/日とした。加えて，微量ミネラル（クロム）に関する成人の耐容上限量を18歳以上500 μg/日と新たに設定した。

② 栄養の現状：国民健康・栄養調査

国民栄養調査は，終戦後の栄養欠乏を改善するための基礎資料を得ることを目的に，1945（昭和20）年12月に第1回目の調査が行われた。以降，1952（昭

和27）年に制定された栄養改善法に基づく国民栄養調査から，国民の健康増進の総合的な推進を図ることを目的に栄養改善法に代わる法律として健康増進法が2002（平成14）年に制定された。これに基づき規定された国民健康・栄養調査が毎年実施されきた。しかし，2020（令和2）年，2021（令和3）年は，新型コロナウイルス感染症の感染拡大を踏まえて，調査を中止している。

　調査の目的は，国民の食品摂取量，栄養素等摂取量の実態を把握すると同時に栄養と健康との関係を明らかにし，広く健康増進対策などに必要な基礎資料を得ることとしている。調査対象者は，国民生活基礎調査により設定された単位区から無作為抽出した300単位区内の世帯および当該世帯1歳以上の世帯員である。

　調査項目は大きく分けて，①身体状況調査，②栄養摂取状況調査，③生活習慣調査の3項目から構成されている。

　①身体状況調査：身長，体重，腹囲，血圧，血液検査，血圧降下剤使用の有無，コレステロール，中性脂肪を下げる薬の使用の有無，糖尿病治療の有無，運動習慣などに関する問診が行われる。

　②栄養摂取状況調査：世帯状況，食事状況，食事摂取状況，1日の身体活動量などに関する事柄が把握される。

　③生活習慣調査：食生活，身体活動，休養（睡眠），飲酒，喫煙，歯の健康などに関する生活習慣全般が把握される。

2019（令和元）年調査結果の概要によれば，

①社会環境と生活習慣等に関する状況：食習慣改善の意思について，「関心はあるが改善するつもりはない」と回答した者の割合が最も高く，男性では24.6％，女性では25.0％であった。BMIの状況別，食習慣改善の意思についての回答では，男女ともにBMIが普通および肥満の者で，「関心はあるが改善するつもりはない」とした者の割合が最も高く，やせの者では，「食習慣に問題はないため改善する必要はない」と回答した者の割合が最も高い。食塩摂取量の状況別，食習慣改善の意思について，男女ともに1日に食塩摂取量が8g未満ものであっても，8g以上の者であっても，「関心はあるが改善するつもりはない」と回答した者の割合が最も高かった。運動習慣改善の意思では，「関心はあるが改善するつもりはない」と回答した者の割合が最も高く，男性23.9％，女性26.3％であった。災害時に備えて非常食料を用意している世帯の割合は53.8％存在し，このうち3日以上の非常食を用意している世帯は，69.9％であった。

②肥満およびやせの状況：肥満者（BMI≧25 kg/m²）の割合は男性で33.0％，女性22.3％であり，この10年間の年次推移では，女性では有意な増減はみられない。男性では2013（平成25）年から2019（令和元）年の間に優位に増加している。やせの者（BMI＜18.5 kg/m²）の割合は男性3.9％，女性11.5％であり，この10年間でみると男女とも有意な増減はみられない。なお，20歳代の女性のやせの割合は20.7％であった。

　65歳以上の高齢者の低栄養傾向の者（BMI＜20 kg/m²）の割合は，男性12.4％，女性20.7％であり，この10年間でみると男女とも有意な増減はみられない。年齢階級別にみると，男女とも85歳以上でその割合が高い。

③糖尿病に関する状況：「糖尿病が強く疑われる者」の割合は男性19.7％，女性10.8％である。この10年間でみると，男女とも有意な増減はみられない。年齢階級別にみると，年齢が高い層でその割合が高い。

④血圧に関する状況：収縮期（最高）血圧の平均値は男性132.0 mmHg，女性126.5 mmHgであり，この10年間でみると男女ともに有意に減少している。収縮期血圧が140 mmHg以上の者の割合は男性29.9％，女性24.9％であり，この10年間でみると男女とも有意に減少している。

⑤血中コレステロールに関する状況：血清総コレステロール値が240 mg/dL以上の者の割合は，男性12.9％，女性22.4％である。この10年間でみると，男性は有意な増減はみられないが，女性は有意に増加している。血清non HDLコレステロール値の平均値は，男性141.9 mg/dL，女性145.9 mg/dLであり，この10年間でみると男女とも有意な増加はみられない。

⑥食塩摂取量の状況：食塩摂取量の平均値は10.1 gであり，男性では10.9 g，女性では9.3 gである。この10年間でみると男性では有意に減少，女性では2009～2015（平成21～27）年は有意に減少し，2015～2019（平成27～令和元）年は有意な増減はみられない。年齢階級別にみると，男女とも60歳代で最も高い。

⑦野菜摂取の状況：野菜摂取量の平均値は280.5 gであり，男性では288.3 g，女性では273.6 gである。この10年間でみると，いずれも有意な増減はみられない。年齢階級別にみると，男女ともに20～40歳代で少なく，60歳以上で多い。

⑧睡眠の状況：一日の平均睡眠時間が6時間未満の者の割合は，男性37.5％，女性40.6％であり，性・年齢階級別にみると男性の30～50歳代，女性の40～60歳代では4割を超えていた。

⑨受動喫煙の状況：現在習慣的に喫煙している者の割合は 16.7% であり，男性では 27.1%，女性では 7.6%，この 10 年間でいずれも有意に減少している。受動喫煙の機会は，飲食店で 29.6%，路上および遊技場 27.1% であり，2003（平成 15）年以降有意に減少している。

③ 食生活指針・食事バランスガイド

ⓐ 食生活指針

食生活指針は，国民の健康と豊かな食生活の実現を目的に厚生労働省，農林水産省，文部科学省の三省が連携し，2000（平成 12）年に策定した指針である。その後，2005（平成 17）年には食育基本法の制定，2013（平成 25）年からは国民健康づくり運動「健康日本 21（第二次）」が開始されるとともに，「和食；日本人の伝統的食文化」がユネスコの無形文化遺産に登録されるなど，食生活に関する幅広い分野の施策に進展がみられた。こうした動きを踏まえ，2016（平成 28）年に食生活指針の改定が行われた（表 11-4）。内容は，肥満予防とともに高齢者の低栄養予防が重要課題となっている現状を考慮し，「適度な運動とバランスのよい食事で，適正体重の維持を」という項目の順番が，従来の指針の 7 番目から 3 番目に変更された。また，健康寿命の延伸とともに，食料の生産から消費に至る食の循環を意識し，食品ロスの削減などの環境に配慮した食生活の実現を目指して，表現の一部見直しがなされている。

ⓑ 食事バランスガイド

「食事バランスガイド」は，「食生活指針」を具体的に行動に結びつけるものとして，2005（平成 17）年に農林水産省と厚生労働省によって作成された（図 11-6）。コマをイラストのモチーフに使って，1 日に望ましい食事のあり方を，面倒な栄養価計算をすることなしに理解できるよう表現したものである。1 日の食事は，主食，副菜，主菜，牛乳・乳製品，果物の 5 つに区分され，それぞれの料理例を「1 つ，2 つ」などの単位（SV：サービング）で表わし，水分，運動，菓子・嗜好飲料についても指示されている。

当初は「日本人の食事摂取基準（2005 年度版）」を参照して作成されていたが，「日本人の食事摂取基準（2010 年度版）」における推定エネルギー必要量の変更に伴い，「性，年齢，身体活動レベルからみた 1 日に必要なエネルギー量と

表11-4 食生活指針

①食事を楽しみましょう。
　・毎日の食事で，健康寿命をのばしましょう。
　・おいしい食事を，味わいながらゆっくりよく噛んで食べましょう。
　・家族の団らんや人との交流を大切に，また，食事づくりに参加しましょう。
②1日の食事のリズムから，健やかな生活リズムを。
　・朝食で，いきいきした1日を始めましょう。
　・夜食や間食はとりすぎないようにしましょう。
　・飲酒はほどほどにしましょう。
③適度な運動とバランスのよい食事で，適正体重の維持を。
　・普段から体重を量り，食事量に気をつけましょう。
　・普段から意識して身体を動かすようにしましょう。
　・無理な減量はやめましょう。
　・特に若年女性のやせ，高齢者の低栄養にも気をつけましょう。
④主食，主菜，副菜を基本に，食事のバランスを。
　・多様な食品を組み合わせましょう。
　・調理方法が偏らないようにしましょう。
　・手作りと外食や加工食品・調理食品を上手に組み合わせましょう
⑤ごはんなどの穀類をしっかりと。
　・穀類を毎食とって，糖質からのエネルギー摂取を適正に保ちましょう。
　・日本の気候・風土に適している米などの穀類を利用しましょう。
⑥野菜・果物，牛乳・乳製品，豆類，魚なども組み合わせて。
　・たっぷり野菜と毎日の果物で，ビタミン，ミネラル，食物繊維をとりましょう。
　・牛乳・乳製品，緑黄色野菜，豆類，小魚などで，カルシウムを十分にとりましょう。

⑦食塩は控えめに，脂肪は質と量を考えて。
　・食塩の多い食品や料理を控えめにしましょう。食塩摂取量の目標値は，男性で1日8g未満，女性で1日7g未満とされています。
　・動物，植物，魚由来の脂肪をバランスよくとりましょう。
　・栄養成分表示を見て，食品や外食を選ぶ習慣を身につけましょう。
⑧日本の食文化や地域の産物を活かし，郷土の味の継承を。
　・「和食」をはじめとした日本の食文化を大切にして，日々の食生活に活かしましょう。
　・地域の産物や旬の素材を使うとともに，行事食を取り入れながら，自然の恵みや四季の変化を楽しみましょう。
　・食材に関する知識や料理技術を身につけましょう。
　・地域や家庭で受け継がれてきた料理や作法を伝えていきましょう。
⑨食料資源を大切に，無駄や廃棄の少ない食生活を。
　・まだ食べられるのに廃棄されている食品ロスを減らしましょう。
　・調理や保存を上手にして，食べ残しのない適量を心がけましょう。
　・賞味期限や消費期限を考えて利用しましょう。
⑩「食」に関する理解を深め，食生活を見直してみましょう。
　・子どものころから，食生活を大切にしましょう。
　・家庭や学校，地域で，食品の安全性を含めた「食」に関する知識や理解を深め，望ましい習慣を身につけましょう。
　・家族や仲間と，食生活を考えたり，話し合ったりしてみましょう。
　・自分たちの健康目標をつくり，よりよい食生活を目指しましょう。

文部科学省，厚生労働省，農林水産省　平成28年

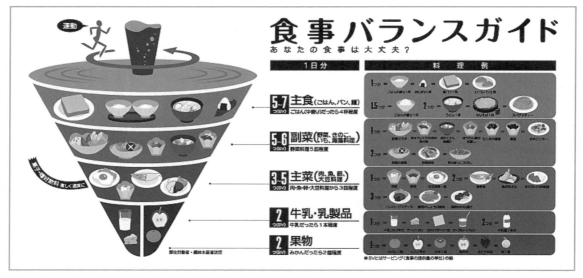

図11-6　食事バランスガイド

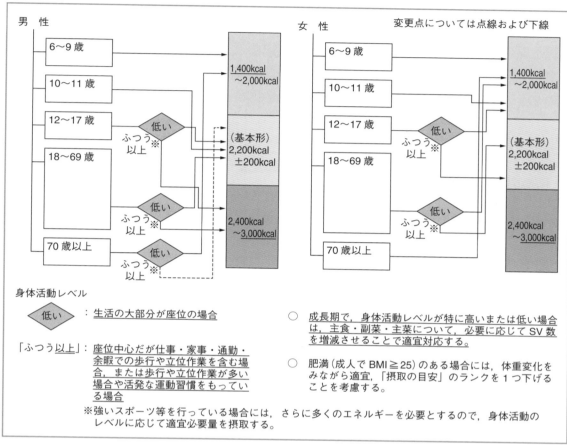

図 11-7　食事摂取基準（2010 年版）による性・年齢，身体活動レベルからみた 1 日に必要なエネルギー量と「摂取の目安」

　『摂取の目安』」（図 11-7）が策定された。これを踏まえて「食事バランスガイド」の見直しが行われ，サービング（SV）数が修正された（図 11-8）。なお，2015 年度版では，食事摂取基準の見直しは行われていない。

④ 食育基本法

ⓐ 食育とは

　2005（平成 17）年 6 月に食育基本法が成立し，7 月から施行された。この法律の制定の背景には，日本人の食生活において，ライフスタイルの多様化などに伴い，「食」を大切にする心の欠如，栄養の偏り，不規則な食事，肥満や生活習慣病の増加，過度の痩身志向，「食」の安全上の問題の発生，「食」の海外への

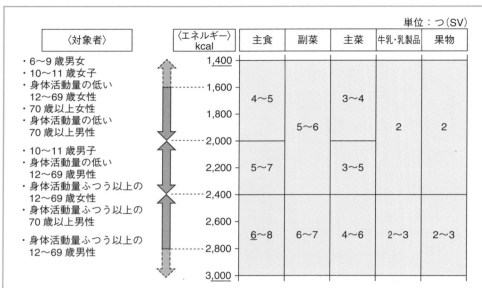

単位：つ(SV)

〈対象者〉	〈エネルギー〉kcal	主食	副菜	主菜	牛乳・乳製品	果物
・6～9歳男女 ・10～11歳女子 ・身体活動量の低い 　12～69歳女性 ・70歳以上女性 ・身体活動量の低い 　70歳以上男性	1,400 1,600 1,800 2,000	4～5	5～6	3～4	2	2
・10～11歳男子 ・身体活動量の低い 　12～69歳男性 ・身体活動ふつう以上の 　12～69歳女性 ・身体活動ふつう以上の 　70歳以上男性	2,200 2,400	5～7		3～5		
・身体活動ふつう以上の 　12～69歳男性	2,600 2,800 3,000	6～8	6～7	4～6	2～3	2～3

・1日分の食事量は，活動（エネルギー）量に応じて，各料理区分における摂取の目安（つ(SV)）を参考にする。
・2,200±200kcalの場合，副菜（5～6つ(SV)），主菜（3～5つ(SV)），牛乳・乳製品（2つ(SV)），果物（2つ(SV)）は同じだが，主食の量と，主菜の内容（食材や調理法）や量を加減して，バランスの良い食事にする。
・成長期で，身体活動レベルが特に高い場合は，主食，副菜，主菜について，必要に応じてSV数を増加させることで適宜対応する。（変更点は下線）

図11-8　食事摂取基準（2010年版）による対象者特性別，料理区分における摂取の目安

依存，伝統ある食文化の喪失などの問題が生まれたことがある。

食育基本法のなかで「食育」とは，生きるうえでの基本であって，知育，徳育および体育の基礎となるべきものであり，さまざまな経験を通じて「食」に関する知識と「食」を選択する力を習得し，健全な食生活を実践できる人間を育てることと定義されている。

また，食育基本法はその目的を「この法律は，近年における国民の食生活をめぐる環境の変化に伴い，国民が生涯にわたって健全な心身を培い，豊かな人間性をはぐくむための食育を推進することが緊要な課題となっていることにかんがみ，食育に関し，基本理念を定め，及び国，地方公共団体等の責務を明らかにするとともに，（中略）食育に関する施策を総合的かつ計画的に推進し，もって現在及び将来にわたる健康で文化的な国民の生活と豊かで活力ある社会の実現に寄与すること」としている。

ⓑ　食育推進基本計画

　この目的を達成するために，2006〜2010（平成18〜22）年までの5年間における食育推進基本計画が内閣府によって策定された。

　国は5年にわたり，都道府県，市町村，関係機関・団体など多様な主体とともに食育を推進してきた。その結果，すべての都道府県における食育推進計画の作成・実施，食育の推進に関わるボランティアの数の増加，内臓脂肪症候群（メタボリックシンドローム）を認知している国民の割合の増加，また，家庭，学校，保育所などにおける食育の進展など，食育は着実に推進されてきた。しかしながら，生活習慣の乱れからくる糖尿病などの生活習慣病有病者の増加，子どもの朝食欠食，家族とのコミュニケーションなしに1人で食事をとるいわゆる「孤食」が依然として見受けられること，あるいは高齢者の栄養不足など，食をめぐる諸課題への対応の必要性はむしろ増していた。

　そこで，これまでの食育推進の成果と食をめぐる諸課題を踏まえ，食育に関する施策を総合的かつ計画的に推進するため，2011〜2015（平成23〜27）年度の5年間を期間とする第2次食育推進基本計画が策定された。第二次計画では「周知から実践へ」がコンセプトとされ，生涯にわたるライフステージに応じた間断のない食育の推進，生活習慣病の予防および改善につながる食育の推進が重要課題として掲げられた。

　10年間にわたる食育への取り組みの結果，「食育に関心をもっている国民の割合」や「朝食または夕食を家族と一緒に食べる『共食』の回数」「栄養バランスに配慮した食生活を実施する国民の割合」「農林漁業体験を経験した国民の割合」「食品の安全性に関する基礎的な知識をもっている国民の割合」「推進計画を作成・実施している市町村の割合」が増加するとともに，家庭，学校，保育所などにおける食育は着実に推進され，進展してきている。しかしながら，特に若い世代では，健全な食生活を心がけている人が少なく，食に関する知識がない者も多い。また，他の世代と比べて，朝食欠食の割合が高く，栄養バランスに配慮した食生活を送っている者が少ないなど，健康や栄養に関する実践状況に問題が見受けられる。さらに，高齢化が急速に進展するなか，健康寿命の延伸は国の重要な課題であり，食育の視点からも積極的な取り組みが求められており，また，食を取り巻く社会環境の変化のなかでわが国の食文化を継承することも重要な課題である。

　そこで，これまでの成果と食をめぐる状況や諸課題を踏まえつつ，食育に関

する施策を総合的かつ計画的に推進するため，2016～2020（平成28～令和2）年度の5年間を期間とする第3次食育推進基本計画が策定された。第3次食育推進基本計画では，重点課題として①若い世代を中心とした食育の推進，②多様な暮らしに対応した食育の推進，③健康寿命の延伸につながる食育の推進，④食の循環や環境を意識した食育の推進，⑤食文化の継承に向けた食育の推進，が掲げられた。農林水産省による第3次食育推進計画における進捗状況（目標値と現状値）の報告では，食育への関心，朝食の欠食，栄養バランスに配慮した食生活の実践など，依然として目標値が達成されていない項目が存在することが示された。

　2021（令和3）年3月に決定された第4次食育推進基本計画（表11-5）では，食育の現状を踏まえ，2021～2025（令和3～7）年度を対象として，生涯を通じた心身の健康を支える食育の推進，持続可能な食を支える食育の推進，「新たな日常」やデジタル化に対応した食育の推進の3つの重点課題を定め，総合的に推進している。

⑤ 特別用途食品

ⓐ 特別用途食品の定義

　特別用途食品とは，乳児の発育，妊産婦，授乳婦，えん下困難者，病者などの健康の保持，回復のために供することを医学的，栄養学的に適切と評価された食品である。特別の用途に適する旨の表示には，消費者庁長官の許可を受ける必要があり，許可されたものにのみ許可証票を用いることができる。特別用途食品の分類は，新しい社会的ニーズに対応するため，従来の許可区分に対する見直しを行いつつ，現在に至っている。2017（平成29）年に，とろみ調整用食品は，えん下困難者にとって必要不可欠な食品であることが考慮され，えん下困難者用食品の一類として追加された。また，2018（平成30）年には，乳児用調整乳が乳幼児用調製粉乳と液状乳に区分され，2019（令和元）年には，病者用食品として糖尿病用組合せ食品，腎臓病用組合せ食品が加えられた。2023（令和5）年には，病者用食品区分に経口補水液が新設された（図11-9）。

ⓑ 保健機能食品制度

　体調の調節機能を積極的に発現できるように意図された新たな食品の適切な

表 11-5　第 4 次食育推進基本計画

推進する内容
1.　家庭における食育の推進 　・乳幼児期からの基本的な生活習慣の形成　・在宅時間を活用した食育の推進 2.　学校，保育所等における食育の推進 　・栄養教諭の一層の配置促進　・学校給食の地場産物利用促進へ連携・協働 3.　地域における食育の推進 　・健康寿命の延伸につながる食育の推進　・地域における共食の推進 　・日本型食生活の実践の推進　・貧困等の状況にある子供に対する食育の推進 4.　食育推進運動の展開 　・食育活動表彰　・全国食育推進ネットワークの活用　・デジタル化への対応 5.　生産者と消費者との交流促進，環境と調和のとれた農林漁業の活性化等 　・農林漁業体験や地産地消の推進　・持続可能な食につながる環境に配慮した消費の推進 　・食品ロス削減を目指した国民運動の展開 6.　食文化の継承のための活動への支援等 　・中核的な人材の育成や郷土料理のデータベース化や国内外への情報発信など，地域の多様な食文化の継承につながる食育の推進 　・学校給食等においても，郷土料理の歴史やゆかり，食材などを学ぶ取組を推進 7.　食品の安全性，栄養その他の食生活に関する調査，研究，情報の提供及び国際交流の推進 　・食品の安全性や栄養等に関する情報提供・食品表示の理解促進
目　標　具体的な目標値：現状値（令和 2 年度），**目標値（令和 7 年度）**
1.　食育に関心をもっている国民を増やす 　実践する国民の割合：83.2 %，**90 % 以上** 2.　朝食または夕食を家族と一緒に食べる「共食」の回数を増やす 　実践する回数：週 9.6 回，**週 11 回以上** 3.　地域等で共食したいと思う人が共食する割合を増やす 　実践する人の割合：70.7 %，**75 % 以上** 4.　朝食を欠食する国民を減らす 　朝食を欠食する子どもの割合：4.6 %，**0 %**，若い世代の割合：21.5 %，**15 % 以下** 5.　学校給食における地場産物を活用した取組等を増やす 　栄養教諭による地場産物に係る食に関する指導の平均取組回数：月 9.1 回，**月 12 回以上** 　学校給食における地場産物を使用する割合（金額ベース）を現状値（令和元年度）から維持・向上した都道府県の割合：**90 % 以上** 　学校給食における国産食材を使用する割合（金額ベース）を現状値（令和元年度）から維持・向上した都道府県の割合：**90 % 以上** 6.　栄養バランスに配慮した食生活を実践する国民を増やす 　主食・主菜・副菜を組み合わせた食事を 1 日 2 回以上ほぼ毎日食べている国民の割合：36.4 %，**50 % 以上**，若い世代の割合：27.4 %，**40 % 以上** 　1 日当たりの食塩摂取量の平均値：10.1 g，**8 g 以下** 　1 日当たりの野菜摂取量の平均値：280.5 g，**350 g 以上** 　1 日当たりの果物摂取量 100 g 未満の者の割合：61.6 %，**30 % 以下** 7.　生活習慣病の予防や改善のために，普段から適正体重の維持や減塩等に気をつけた食生活を実践する国民を増やす 　実践する国民の割合：64.3 %，**75 % 以上** 8.　ゆっくりよく噛んで食べる国民を増やす 　実践する国民の割合：47.3 %，**55 % 以上** 9.　食育の推進に関わるボランティアの数を増やす 　実践する国民の数：36.2 万人（令和元年度），**37 万人以上** 10.　農林漁業体験を経験した国民を増やす 　実践した国民（世帯）の割合：65.7 %，**70 % 以上**

表11-5 第4次食育推進基本計画（つづき）

11. 産地や生産者を意識して農林水産物・食品を選ぶ国民を増やす
   実践する国民の割合：73.5%，**80%以上**
12. 環境に配慮した農林水産物・食品を選ぶ国民を増やす
   実践する国民の割合：67.1%，**75%以上**
13. 食品ロス削減のために何らかの行動をしている国民を増やす
   実践する国民の割合：76.5%（令和元年度），**80%以上**
14. 地域や家庭で受け継がれてきた伝統的な料理や作法等を継承し，伝えている国民を増やす
   実践する国民の割合：50.4%，**55%以上**
   郷土料理や伝統料理を月1回以上食べている国民の割合：44.6%，**50%以上**
15. 食品の安全性について基礎的な知識をもち，自ら判断する国民を増やす
   実践する国民の割合：75.2%，**80%以上**
16. 推進計画を作成・実施している市町村を増やす
   実践している市町村の割合：87.5%，**100%**

令和3年3月農林水産省作成より抜粋・一部改変

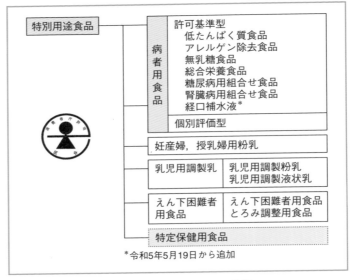

図11-9 特別用途食品の分類
消費者庁：特別用途食品とは

摂取は，健康の維持，増進に寄与することが評価できる。しかし，不適切な摂取は健康を損なうおそれがある。このため，1991（平成3）年には，医学・栄養学的証明に基づいてヒトの健康にある種の効果が認められる食品を特定保健用食品として特別用途食品の分類の一部に位置づけ，健康との関わりを表示できることとした。

2001（平成13）年には，消費者に食品に関するより適切な情報を提供することを目的に，厚生労働省によって保健機能食品制度が創設された。従来の保健機能食品制度では，保健機能食品を医薬品（医薬部外品を含む）とその他の食品

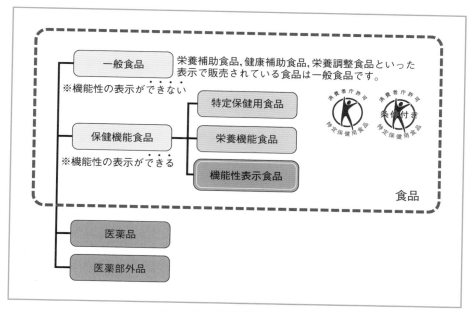

図 11-10　保健機能食品の概要
厚生労働統計協会編：国民衛生の動向．2015/2016

（いわゆる健康食品を含む）の中間に位置づけ，食品の使用目的や機能等の違いにより「特定保健用食品」と「栄養機能食品」の2つに分類していた。しかし，消費者行政の一元化のために創設された消費者庁によって，2015（平成27）年に「特定保健用食品」と「栄養機能食品」に加えて，機能性をわかりやすく表示した商品の選択肢を増やし，消費者が商品の正しい情報を得て選択ができるようにすることを目的に，「機能性表示食品」が新たに導入された（図11-10）。

▶▶ 1　特定保健用食品

「特定保健用食品」は血圧，血中コレステロール，血糖値，お腹の調子など身体の生理機能や特定の保健機能に対する有効性，安全性について個別に科学的審査を受け，許可された食品である。2005（平成17）年には，有効性の科学的根拠のレベルには届かないが，一定の有効性が確認できる食品として，限定的な科学的根拠であるという表現をすることを条件として許可する「条件付き特定保健用食品」や特定保健用食品としての科学的根拠が蓄積されている食品として「特定保健用食品（規格基準型）」の表示が創設された。

また，関与成分の疾病リスク低減効果が医学的，栄養学的に確立されている場合には，特定保健用食品の許可表示の一つとして疾病リスク低減表示が用いられている。現在，リスク低減関与成分として認められているものはカルシウムおよび葉酸である。

▶▶ **2 栄養機能食品**

「栄養機能食品」とは，特定の栄養素成分について，国で定めた規格基準に適合し，1日に必要な栄養素量の不足を補給・補充する目的で利用しうる食品である。国への許可申請や届出は必要とされない。

▶▶ **3 機能性表示食品**

2015（平成27）年に加えられた「機能性表示食品」とは，事業者の責任において科学的根拠に基づいた機能性を表示した食品であり，販売前に安全性および機能性の根拠に関する情報などが消費者庁長官に届けられたものである。ただし，「特定保健用食品」とは異なり，消費者庁長官の個別の許可を受けたものではない。消費者庁は，事業者による表示の適正化を図るために，「機能性表示食品に対する食品表示等関係法令に基づく事後的規制（事後チェック）の透明性の確保等に関する指針」（事後チェック指針）を策定し，2020（令和2）年から運用が開始された。

❻ 栄養障害

栄養欠乏症の歴史は古く，栄養素の作用は欠乏症の研究から解明されたものが多い。栄養素の欠乏による栄養欠乏症だけでなく，栄養素が過剰に摂取されることによって起こる栄養過剰症も栄養障害である。すなわち，栄養障害とは栄養の過不足に基づいて発生する疾患を意味する。

ⓐ 栄養失調症（malnutrition）

栄養失調症は食物の量的不足によるもので全般的な栄養素の不足があるが，最も影響が大きいのはエネルギーとタンパク質である。わが国でも戦後に栄養失調症がしばしばみられたが，近年ではほとんど症例はなくなっている。しかし，開発途上国では乳児・幼児に栄養失調がみられる。典型的な栄養失調にクワシオコアとマラスムスがある。

▶▶ **1 クワシオコア（カシオコア：kwashiorkor）**

アフリカの貧困な家庭では2番目の子どもが産まれると，母親は最初の子どもの面倒をみられなくなり，母乳による授乳を中止しキャッサバを最初の子に与える。キャッサバはほとんどがデンプン質であり，タンパク質含有量が低く離乳食として十分な栄養はない。このために起こる病気がクワシオコアで，原因はタンパク質の量および質の欠乏であり，カロリーの欠乏はあまりない。症

状は発育障害，衰弱，浮腫，脂肪肝による肝臓肥大があり，貧血，知能障害，食欲不振を起こす。外見上腹部が腫脹し，皮膚炎がみられるのが特徴である。

▶▶ 2　マラスムス（marasmus）

マラスムスは食事量が少ないために発生するもので，摂取カロリーの不足が主要原因である。母乳栄養を早期に中止し，貧困のために子どもに食事を与えられないという状況により発生する。症状は，食欲は旺盛ながら発育障害，衰弱が著しく，貧血があり，脂肪や筋肉は極めて少なくなり，体重は正常な子どもの40%以下となる。顔にはしわがより，猿のような顔貌となるのが特徴である。

ⓑ ビタミン欠乏症（vitamin deficiency）

歴史的にビタミン欠乏症は重要問題であり，特に脚気，くる病，ペラグラ，悪性貧血，壊血病は5大ビタミン欠乏症と呼ばれてきた。

▶▶ 1　脚気（ビタミン B₁ 欠乏症）

脚気は中国，日本などの東南アジア諸国で米食を主とする民族に多発してきた。わが国では白米食が普及した明治・大正時代には大きな流行を示し，多数の死者を出した。戦後，国民の栄養状態が改善されるにつれ，脚気の患者数は低下した。しかし，現在でも脚気患者は存在し，脚気には至らないが血液中のビタミン B_1 濃度の低い潜在性ビタミン B_1 欠乏者は相当な比率で存在する。

▶▶ 2　ペラグラ（ニコチン酸欠乏症）

ペラグラはニコチン酸欠乏症である。18世紀に欧米に多発した病気で，皮膚炎，下痢，認知症などが主要な症状である。アメリカ南部にこの疾病が流行したことがあったが，当時アメリカ南部は収入が低く，栄養摂取もままならず，ニコチン酸とトリプトファンの欠乏によって発生したと考えられている。

▶▶ 3　悪性貧血（ビタミン B₁₂ 欠乏症）

ビタミン B_{12} の欠乏によって起こる疾病である。巨赤芽球が骨髄中に認められ，末梢血液像も巨赤芽球性貧血である。貧血のため，全身倦怠，脱力感を訴え，顔面は蒼白となる。激しい痛みの舌炎が起き，下痢，腹部膨満感，食欲不振，知覚異常，精神神経異常などを引き起こす。

▶▶ 4　壊血病（ビタミン C 欠乏症）

紀元前450年にすでに壊血病の記載があるように，長い間人類を悩ませてきた疾病だが，日本ではまれである。症状は関節痛，身体各部からの出血である。

▶▶ 5　くる病（ビタミン D 欠乏症）

くる病は紀元前から知られている骨病変で，日本でも明治，大正，昭和の初

表11-6 栄養素の過不足によって発生する疾病

栄養素	欠乏	過剰
エネルギー	体重減少，飢餓，マラスムス	肥満
タンパク質	クワシオコア	
カルシウム	骨粗鬆症，発育障害，歯の疾患	
マグネシウム	心臓病，神経過敏	
ナトリウム		高血圧
鉄	貧血，脱力感	皮膚の色素沈着
ヨウ素	欠乏による甲状腺腫	過剰による甲状腺腫
亜鉛	皮膚障害，脱毛	
銅	貧血	
セレン	克山病	
ビタミンA	夜盲症，眼球乾燥症，皮膚の乾燥	皮膚の剥脱，脳圧亢進症状，皮膚黄色色素沈着
ビタミンB$_1$	多発神経症，心臓肥大，脚気	
ビタミンB$_2$	口角炎，口唇炎，舌炎	
ビタミンB$_{12}$	巨赤芽球性貧血，悪性貧血	
ビタミンC	出血傾向，壊血病	
ビタミンD	くる病	カルシウムの異常沈着，食欲不振
ビタミンE	溶血性貧血，老化現象	
ビタミンK	頭蓋内出血，下血，新生児メレナ	悪心，低血圧，貧血，核黄疸
ニコチン酸	皮膚炎，下痢，ペラグラ	

期，北陸・山陰地方など冬期日光に恵まれない地方に多発した。しかし最近ではほとんどみられなくなっている。この疾病は，体内のビタミンD欠乏による骨軟化症である。

その他の栄養素の過不足による疾病を表11-6に示す。

⑦ 食品の機能性

食品には，その特性から安全を前提として3つの機能が存在すると考えられている。第1は，生命活動に不可欠な栄養素としての機能であり，次いで外観，味，香り，口あたり，舌ざわりなど嗜好性の部分である。さらに，第3次機能として生体リズムの調整，生体防御，疾病予防など体内の恒常性を維持する機能がある。この生体調整機能にかかわる食品や食品成分，効果および作用機序が食品科学の1分野として体系的，学術的に解明されつつある。表11-7に主な機能性成分が含まれる食品および機能を示した。

表 11-7　主な機能性成分が含まれる食品および機能

ポリフェノール類……動脈硬化・糖尿病・がんの予防，老化抑制	
アントシアニン類	ブルーベリー，黒豆，赤しそ，ブドウ，赤ワインなど。肝機能回復，血圧の上昇抑制，毛細血管の保護，血栓の生成抑制，眼精疲労回復
カテキン類	茶，赤ワイン，渋柿など。脂質の酸化防止，血栓の生成抑制，血清コレステロール値低下，血糖値の上昇抑制，抗アレルギー・抗炎症作用，強い殺菌力による虫歯や口臭の抑制効果
ゲニステイン，ダイゼイン	大豆に含まれるイソフラボン類。女性ホルモンのエストロゲンに類似。更年期障害の症状軽減，骨粗鬆症予防
ゴマリグナン（セサミン，セサミノール）	ゴマ。血清コレステロール低下，肝機能活性化，がん抑制，免疫賦活
クルクミン	ウコン（ターメリック）。解毒作用や胆汁分泌促進作用により，肝機能の強化，肝障害の予防改善
サポニン	大豆サポニンは，コレステロールや中性脂肪を溶解して取り除く。血栓症や動脈硬化の予防
ルチン	ソバ。毛細血管拡張作用や毛細血管の強化による高血圧や脳血管障害の予防
クロロゲン酸	杜仲茶，コーヒー，ごぼう，りんご。強い抗酸化力
カロテノイド類……抗酸化作用	
β-カロテン	緑黄色野菜
リコピン	トマト，スイカなど
クリプトキサンチン	柑橘類（特に温州みかん）
食物繊維，オリゴ糖……整腸作用，腸内細菌そう改善，便秘予防，血中コレステロール低下作用	
大豆オリゴ糖，フラクトオリゴ糖，難消化性デキストリン，キトサン，小麦ふすま，サイリウム種皮など	
ペプチド，アミノ酸……血圧降下，免疫増強，インスリン分泌増強，血栓予防，鎮静効果など	
CPP（カゼインホスホペプチド）	牛乳。カルシウムの腸内への吸収を高める
タウリン	イカ，タコ。血圧低下，コレステロール低下作用
GABA（γ-アミノ酪酸）	発芽玄米，血圧上昇抑制作用
脂質関連物質	
n-3 系脂肪酸（EPA：エイコサペンタエン酸，DHA：ドコサヘキサエン酸）	魚油。血栓溶解作用，血中コレステール低下作用，抗アレルギー作用
レシチン	大豆，卵黄。乳化作用により，血管壁にたまったコレステロールを溶解。動脈硬化予防
その他	
硫化アリル類	ニンニク，ネギ，タマネギ。殺菌作用，疲労回復，血栓生成予防，血中コレステロール低下作用，発汗促進，免疫機能の向上
カプサイシン	トウガラシ。食欲増進，疲労回復，発汗，血行促進，エネルギー代謝の向上による肥満予防
ギムネマ酸	ギムネマ・シルベスタ。小腸での糖の吸収抑制による肥満防止，糖尿病の治療に効果

医歯薬出版編：管理栄養士国家試験 必修ポイント セカンドステージ 2011. 医歯薬出版，2010

● 文献 ●

1) 文部科学省科学技術・学術審議会資源調査分科会：日本食品標準成分表 2020 年版（八訂），2020
2) 厚生労働省：「日本人の食事摂取基準 2020 年版」，策定検討会報告書，2019
3) 厚生労働省健康局健康課栄養指導室栄養調査係：令和元年「国民健康・栄養調査」の結果，2020
4) 厚生労働統計協会編：国民衛生の動向，2023/2024
5) 日本栄養士会編：管理栄養士・栄養士必携 データ・資料集，2023 年度版，第一出版，2023
6) 農林水産省：第 4 次食育推進基本計画の作成に向けた基本的考え方 資料 2 2020
7) 青柳康夫編著：ブックス食品機能学（第 4 版），建帛社，2021
8) 医歯薬出版編：管理栄養士国家試験 必修ポイント セカンドステージ 2012，医歯薬出版，2011
9) 文部科学省・厚生労働省・農林水産省：食生活指針 2016 https://www.maff.go.jp/j/syokuiku/shishinn.html（最終アクセス日：2021 年 11 月 15 日）
10) 文部科学省・厚生労働省・農林水産省：食生活指針の解説要領 2016 https://www.maff.go.jp/j/syokuiku/attach/pdf/shishinn-5.pdf（最終アクセス日：2021 年 11 月 15 日）

演習課題

以下の文において（　　　　）内に適当な語句または数字を入れよ。

1. 健康の基本である食生活において，どのような栄養素をどれだけとればよいかを国として定めた基準を（　　　　）と呼んでいる。

2. 国民健康・栄養調査は，（　　　　）法に基づき，年（　）回実施されている。

3. 日本人の食事摂取基準（2020 年版）では，18〜49 歳での目標とする BMI（　　　　）の範囲を（　　）〜（　　）kg/m^{2}としている。

4. 日本人の食事摂取基準（2020 年版）では，高齢者の（　　　　）予防・（　　　　）予防を視野に入れて策定されている。

5. 保健機能食品は（　　　　）食品と（　　　　）食品，（　　　　）食品に分類される。

6. ビタミン B$_1$ が欠乏すると（　　　　）という疾患に罹患しやすくなる。

7. ビタミン C が欠乏すると（　　　　）という疾患に罹患しやすくなる。

8. ビタミン D が欠乏すると（　　　　）という疾患に罹患しやすくなる。

9. 第 4 次食育推進基本計画は（　　）年〜（　　）年の 5 年間を期間としている。

10. タウリンは（　　　　）に含まれる機能性成分として知られている。

第12章

環 境 保 健

❶ 環境と人間

ⓐ 環境とは

　「環境」とは，一般に自己以外のすべてを指す言葉である。山や川などの自然環境，文化，経済，政治を含む社会環境，人びとが暮らす生活環境などの「環境」を表わす言葉が使用される。

　「環境」をそのスケールで分類すると，地球環境（global），広域環境（regionalあるいはtransboundary），地域環境（local），居住環境（residential）あるいは室内環境（indoor）となり，地域の公害問題から始まった環境問題は，広域そして地球規模へと拡大している一方，より身近で私たちの健康と密接な関係がある居住環境にも波及している。人工的に大量に製造され，排出される環境汚染物質，自然界に存在する環境汚染物質の影響を最小限にすることが，「環境保健」の役割である。

ⓑ 環境の評価

　環境の状況が人の健康や生態系の保護に適するかどうかを，科学的に評価する手順を「環境アセスメント」と呼ぶ。環境アセスメントは，一定規模以上の道路建設などの事業には必ず行われ，大気・水・土壌・底質などの環境媒体や多種多様な生物の生存環境が事業に伴ってどのように変化するのかを評価する。

　また，環境中の物質等による生体への影響を評価する手順に「リスクアセスメント」がある。リスクアセスメントでは，ある確率で生体に悪影響を及ぼす危険因子（ハザード）が，ある期間，ある人口集団に対してどのような悪影響を及ぼすかを調べる。生体影響には，発がん物質や電離放射線のように長時間，あるいは微量の物質を継続的に曝露することで悪影響が発現する慢性影響があることから，その影響評価は容易ではない。また生物への影響は，放射線やある種の化学物質に曝露することによって，その生体自体への影響だけでなく，その子ど

もや子孫への影響が危惧される場合もある。

ⓒ 環境の改善

　近世以降, 人間は工業, 商業を発展させ都市をつくり, 経済的に発展してきた。しかしその一方では都市への人口集中とともに, 伝染病の流行に幾度となくみまわれ, 多くの犠牲者を出してきた。やがてその流行の原因は都市環境の不衛生さであることに気づき, 上水道・下水道の設置と汚物の処理, 住居環境の改良などによって伝染病の流行を防いできた。また職場環境の整備により, 職業病や事故を防止してきた。

　産業革命により, 大量の化石燃料を用いてさまざまな工業が発達して大気汚染や水質汚濁を招来した。また, 人口の増加により生活由来の汚染も顕著になり, 特に人口が集中する都市では自動車などによる大気汚染, 生活排水などによる水質汚濁, 廃棄物処理問題などさまざまな問題が生じた。

　これらの諸問題に対し, 科学技術や法規制などにより, さまざまな環境改善策が講じられてきている。科学技術による環境対策としては, たとえば工場の排煙から硫黄酸化物を取り除く排煙脱硫技術, 同じくすすなどの粒子状物質を取り除く電気集塵器などを用いた集塵技術, ガソリン自動車の排気から窒素酸化物や炭化水素などを取り除く三元触媒技術, 家庭排水の浄化を行う合併浄化槽, 生活排水を浄化する活性汚泥法, ダイオキシンの発生を大きく低減した廃棄物焼却炉など枚挙にいとまがない。

　法規制としては, 第二次世界大戦後の高度成長期に, 1967 (昭和42) 年の公害対策基本法をはじめとする公害対策関連法規が制定され, さらに都市型・生活型の環境汚染や地球環境問題に対して, 1993 (平成5) 年の環境基本法を柱とする環境保全関連法などが数多く制定された。

　われわれが科学技術の発展とともに手に入れた, 工業生産品などに囲まれた, 現在の快適で便利・健康で安全な生活を捨て去ることは困難である。そこで, これらにより生じた環境問題に対し, 「持続可能 (sustainable)」や「自然との共生」などをキーワードに, 取り組んでいく必要があると考えられる。国連では, 2015年に17の目標と169のターゲットで構成される持続可能な開発目標 (SDGs) を定め, 地球上の誰一人取り残されないように貧困などの問題解決に取り組んでいる (16章「国際保健」を参照)。

② 生活環境

ⓐ 室内環境

　住居は，夏の暑さや冬の寒さ，風雨や雪霰などの厳しい自然環境からわれわれを守るとともに，精神的なよりどころとなる重要な場所である。住居に要求される条件は，災害防止条件の満足，生理的・心理的要求の満足，疾病の発生および感染の防止などである。

▶ 1　光環境

　マンションをはじめ高層建築が一般化して，日照権が問題となったように，室内の光環境は重要である。室内の明かりとしては，太陽光（自然照明）や電灯（人工照明）がある。人工照明は白熱灯や蛍光灯によることが一般的で，照度を十分に確保できること，昼光色に近いことなどが要求されているが，照明部分とその周囲との照度差を 1/10 以下にするのが眼の健康にとって望ましい。

▶ 2　音環境

　集合住宅では，室内で発生する騒音が原因でさまざまな問題が起こっている。屋外の騒音に関する環境基準は，1998（平成 10）年の環境庁告示 64 号で定められており，たとえば，主として住居の用に供される地域では，昼間（6〜22 時）は 55 dB 以下，夜間は 45 dB 以下となっている。近年，公園で遊ぶ子どもの声を騒音として認定する判決も出ており，騒音対策の重要性も増している。

　騒音は騒音計で測定可能であり，簡易型の騒音計が多種市販されている。

▶ 3　温湿度

　冬は暖かい室内と寒い屋外との気温差が大きくなることから，急に屋外に出たときに狭心症などの発作を引き起こすことや，風呂場の脱衣場で衣服を脱いだときに血圧が急上昇することなどが知られており，室内の温熱環境は生死にも直結するといえる。この温熱環境は，温度，湿度，気流および放射熱（輻射熱）の 4 温熱要素によって決定される。

　湿度は，高すぎるとカビやダニなどの問題が発生し，低すぎるとのどや鼻の粘膜に障害をもたらし，感染症を引き起こしやすくするので，相対湿度 50〜60％に管理することが望ましい。物理的な尺度で表わされる気温，相対湿度などと，人間が実際に感じる温度とは異なる。人間の温度感覚に合せて表わしたものが温熱指標であり，実効温度や不快指数がよく用いられる。実効温度は感

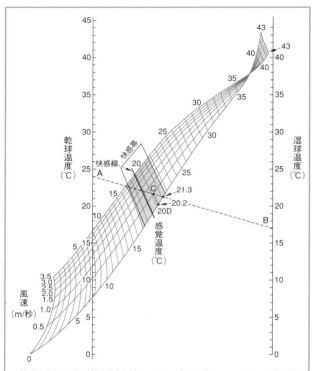

乾球温度(A)と湿球温度(B)を読み、さらに気流を知ることによって感覚温度が何度になるかを求める。この例では、乾球温度 24℃、湿球温度 17℃の場合を例にとり、目盛り上のそれぞれの点を直線で結ぶ。次に気流の目盛り(斜めの曲線)との交点を求め、その交点が感覚温度の目盛(縦の曲線)で何度に相当するかを読む。気流が 0.5m/s のとき感覚温度は 20.2℃として求められる。この感覚温度は快感帯に入っている。

図 12-1　感覚温度図表
辻　義人編：新しい公衆衛生，南江堂，1972

覚温度ともいわれ，図 12-1 に示すグラフから求める。不快指数は暑さによる不快度を示す指標で，気温と相対湿度の組合せにより，次の式で表わされる。

　　不快指数＝0.72×(乾球温度＋湿球温度)＋40.6

　　不快指数が 75 を超えると約 10％の人が不快であると感じ，85 を超えると 93％の人が不快であると感じるといわれている。不快指数は梅雨時や蒸し暑さの評価に適している。

　　温湿度は，温湿度計を用いて測定する。アスマン通風乾湿温度計は，正確に温湿度を測定する装置であるが，最近はセンサー式の簡易型温湿度計が使用され，長期間のデータを保存することも可能となっている。図 12-1 中の風速は熱線風速計などにより測定される。

▶▶ 4　空気質

　　日本では 1990 年代から，室内の有害化学物質が原因と考えられる「シックハウス症候群」「シックスクール症候群」といわれる問題が発生するようになった。前者は，住宅の新築，改築や引っ越しなどの後に発症し，①皮膚や眼，咽頭，気道などの皮膚・粘膜刺激症状および，②全身倦怠感，めまい，頭痛・頭重などの不定愁訴の多い症状を訴えるものである。また，保育園や小学校などで園児や児童達が集団で同様の症状を示す問題をシックスクール症候群と呼んでいる。その原因については，化学物質など居住環境におけるさまざまな環境因子への曝露が指摘されているが，その発症メカニズムなどはほとんど明らかとなっていない。表 12-1 に，代表的な室内汚染物質の種類と発生源を示す。

　　欧米では 1970 年代の石油ショックの後にすでに，オフィスビルで有害物質による「シックビル症候群（SBS）」という問題が発生した。これらの原因としては，①省エネルギーのため室の気密化が換気の不十分をもたらしたこと，②新建材，機能的材料などから，多種の化学物質が発生したことなどが挙げられる

表 12-1　室内汚染物質の種類と発生源

生活内外比	個人曝露量		寄与率	汚染物質など	発　生　源
8	室内での曝露量	室内汚染濃度の寄与	7	ラドン ホルムアルデヒド アスベスト 有機物質 アンモニア 多環芳香族炭化水素, A_5, ニコチン, アクロレインなど 水銀 エアロゾル 病原微生物 アレルゲン	ビル建築資材 (コンクリート, 石材), 水 パーティクルボード, 断熱材, 家具, タバコ煙 絶縁材, 耐熱材, 遮音材, 断熱材 接着剤, 溶剤, 料理材, 化粧品 生物の代謝, クリーニング洗剤, タバコ煙 タバコ 殺菌剤, 塗料, 歯科用器具, 実験室, 温 　度計の破損 各種消費物質 感染症患者 ハウスダスト, 動物のふけ類
		室内汚染濃度の寄与	3	NO_2 (NO) CO CO_2 粒子状物質 水滴 有機物質 胞子類	燃料の燃焼作用 燃料の燃焼作用 生物の代謝, 燃焼 再浮遊物, 蒸気の凝縮物, 燃焼生産物 生物反応物, 燃焼, 蒸発作用 揮発物, 燃焼, 塗料, 代謝作用, 殺虫剤, 　防虫剤, 防菌剤 菌類, カビ類
2	室外での曝露量			SO_2, NO_x (ガス, 粒子状物質) O_3 花粉 Pb, Mn Ca, Cl, Si, Cd 炭化水素類	燃料の燃焼, 製練時 光化学反応 木, 草, 種子植物 自動車 土ぼこり, 工場からの発生 石油化学溶剤, 天然発生源, 燃料からの蒸発

村松　学：ビル等の屋内汚染の現状と対策. 産業公害 22：429-434, 1986

が, 日本のシックハウス問題では, 林業の高コスト化により輸入材が増加し, 検疫のために安価な化学物質を用いることも一因と指摘されている. 衛生の向上により先進国でアレルギーが増えていることとの関連を示唆する声もある.

シックビル問題では, 被害者は「化学物質過敏症 (MCS)」と診断されている. これは,「特定の化学物質に接触し続けていると, あとでわずかなその化学物質に接触するだけで, 頭痛などのいろいろの症状が出てくる状態」とされている. 症状としては頭痛, めまい, 不安感, 全身倦怠感, 不眠, 便秘, 下痢, 悪心, 筋肉痛などが報告されている. アレルギーとの違いは, アレルギーは免疫系疾患であるが, MCS は神経系疾患であることである. WHO では 1983 年に, シックビル症候群の症状の基準を表 12-2 に示すように定めた.

SBS 対策としては, 1970 (昭和 45) 年に「建築物における衛生的環境の確保に関する法律」が制定されたが, 1996 (平成 8) 年に「健康住宅研究会」が省庁横断的に設立され, 厚生労働省の室内空気汚染物質の室内濃度指針値策定 (1997〜2002 [平成 9〜14] 年；表 12-3) や 2003 (平成 15) 年の建築基準法の改正につながった. 建築基準法の改正では, シロアリ駆除剤クロルピリホスの

表12-2　WHOによる
　　　　シックビル症候群の定義

1. 目，特に眼球結膜，鼻粘膜および喉の粘膜刺激症状
2. 粘膜の乾燥
3. 皮膚の紅斑，じんましん，湿疹
4. 易疲労感
5. 頭痛，頻発する気道感染
6. 息がつまる，ぜん鳴
7. 非特異的な過敏症
8. めまい，はきけ，嘔吐

1) フタル酸ジ-2-エチルヘキシルの蒸気圧については 1.3×10^{-5} Pa（25℃）〜8.6×10^{-4} Pa（20℃）など多数の文献値があり，これらの換算濃度はそれぞれ0.12〜8.5 ppb相当である。
2) 両単位の換算は，25℃の場合による。
3) 2018年にキシレンなど3物質の指針値が改定された。
資料　厚生労働省医薬食品局調べ
厚生労働統計協会編：国民衛生の動向，2013/2014より抜粋

表12-3　室内空気汚染物質の室内濃度指針値
2019年1月改正

揮発性有機化合物	室内濃度指針値[2]	主な用途
ホルムアルデヒド	100 μg/m³（0.08 ppm）	建材，接着剤，防腐剤
トルエン	260 μg/m³（0.07 ppm）	建材の塗料，接着剤などの溶剤，希釈剤
キシレン	200 μg/m³（0.05 ppm）[3]	建材の塗料，接着剤などの溶剤，希釈剤
パラジクロロベンゼン	240 μg/m³（0.04 ppm）	衣類の防虫剤など
エチルベンゼン	3,800 μg/m³（0.88 ppm）	建材の塗料，接着剤などの溶剤，希釈剤
スチレン	220 μg/m³（0.05 ppm）	合成樹脂原料
クロルピリホス	1 μg/m³（0.07 ppb）ただし，小児の場合 0.1 μg/m³（0.007 ppb）	シロアリ駆除剤
フタル酸ジ-n-ブチル	17 μg/m³（1.5 ppb）[3]	合成樹脂の可塑剤（壁紙・床シートなど）
テトラデカン	330 μg/m³（0.04 ppm）	建材の塗料，接着剤などの溶剤，希釈剤
フタル酸ジ-2-エチルヘキシル	100 μg/m³（6.3 ppb）[1,3]	合成樹脂の可塑剤（壁紙・床シートなど）
ダイアジノン	0.29 μg/m³（0.02 ppb）	殺虫剤
アセトアルデヒド	48 μg/m³（0.03 ppm）	接着剤，防腐剤
フェノブカルブ	33 μg/m³（3.8 ppb）	シロアリ駆除剤

使用禁止やホルムアルデヒドの使用制限，気密性の高い住宅への24時間換気の設置義務づけなどがうたわれている。

　室内空気質の維持には，換気と有害物質の発生の抑制が有効である。屋外空気より室内空気の方が汚染されている多くの家庭では，換気がまず有効である。気密性の高い現代住宅では，換気回数（換気量を部屋の容積で割った値）は0.5回/時間を確保することが求められ，そのためには自然換気だけではなく機械換気を併用することが必要とされている。

　室内空気汚染問題を引き起こす可能性のある物質としては，ホルムアルデヒド，トルエンなどの揮発性有機化合物（VOC），一酸化炭素，二酸化窒素，環境中たばこ煙，防蟻剤，浮遊粒子状物質，ラドンなどが代表的なものとして挙げられ，さらにダニ・カビをはじめとする生物的問題が注目されている（表12-1）。一度MCSを発症してしまうと，現在のところ有効な治療法はほとんどなく，原因物質の除去，たとえば原因と考えられる家具を廃棄処分するといった対策をとる以外にないことなどから，この問題に対しては，予防が第一である。

　●ホルムアルデヒド：高濃度での曝露を受けた場合に，粘膜刺激症状などの

健康障害を引き起こすことがある化学物質である。建材の接着剤や防虫剤・多種の樹脂の原料として使用されている。天然木材からも発生する。国際がん研究機関（IARC）でヒト発がん物質（グループ1）とされ，そのリスクは比較的高い。

●VOC：高濃度での曝露を受けた場合に，頭痛やめまいを起こす可能性がある化学物質群であり，たとえばトルエンでは，長期曝露の影響として神経行動機能や生殖発生などへの影響が指摘されている。VOC の総量として TVOC（トータルVOC）の暫定目標値も定められているが，天然木材からもテルペン類などが大量に発生することがあり，その規制には議論がある。

●一酸化炭素：一酸化炭素（CO）は窒息性ガスであり，血中ヘモグロビン（Hb）との親和力は酸素の約 200～300 倍あるため，血液中の酸素保持能力を著しく低下させる。血中 CO-Hb 濃度が 10～20％で軽度の息切れ・頭痛，30～40％で嘔吐・注意力散漫，40～50％で精神混乱，60～70％で意識混濁・呼吸中枢麻痺をもたらす。発生源には，炭火，自動車，たばこなどの不完全燃焼が挙げられ，特に 1 階がガレージになっている住宅などでは，自動車から発生した一酸化炭素で上階に寝ている人が亡くなる事件が今でも起こっている。火災時の死亡原因としても一酸化炭素中毒が多い。

●二酸化窒素：二酸化窒素は動物実験では 0.5 ppm，4 時間曝露で肺細胞への影響が現れ，数カ月間の曝露では細気管支炎，肺気腫への発生が報告されている。調理・暖房器具が主な発生源であり，換気扇や屋外排気システムにより室内汚染を防止することができる。

●たばこ煙：喫煙において，直接喫煙者に吸入される煙を主流煙，吸入されず空気中に放散されるものを副流煙と呼ぶ。主流煙・副流煙にはさまざまな汚染物質が含まれており，現在確認されている化合物だけでも 4,000 種以上の化学物質が含まれている。アミン・ニトロソアミン系の化合物が特徴の 1 つである。たばこ煙は発がん物質であり，特に主流煙は肺がんへの寄与が大きいとされている。受動喫煙の影響には議論があるが，2002（平成 14）年に施行された健康増進法は，2020 年 4 月に改正され，「屋内の原則禁煙」「喫煙室設置」「喫煙室への標識提示義務」「20 歳未満の喫煙エリアへの立入禁止」が定められた。

●その他の汚染物質：防蟻剤（シロアリ駆除剤）や防虫剤，農薬などは生物の活動を抑制するために用いられることから，どのような物質を使用しても居住者への影響が懸念される。シロアリの場合，屋外に誘因剤を置き，集まったシロアリに脱皮阻害剤を与える手法は，室内汚染を引き起こさない手法である。ピ

ネンなどのVOCは屋外から流入するオゾンとの反応により粒子状物質を生成するが、このような粒径の小さな粒子（たとえば粒径2.5μm以下の粒子：PM$_{2.5}$）が呼吸器疾患を引き起こすことが報告されている。

ラドンは比較的リスクが高いと指摘されているが、岩石起源であり、天然の汚染物質である。

大阪府内の印刷事業所で胆管がんが多発した原因として、1,2-ジクロロプロパンやジクロロメタンなどの有機溶剤が指摘されている。

●ダニ・カビ：冷暖房などの普及により、室内の温湿度は年間を通じてほぼ一定に保たれており、ダニ、カビにとっては繁殖・生育に好条件と考えられる。特に室内塵中のダニ数は近年、一般住宅内において昭和20年代の2～3倍に増加していると報告されている。

室内塵中ダニは、小児気管支ぜんそく、アレルギー性鼻炎などのアレルギー性疾患の抗原となり、日本ではこれらの疾患の50～80％がダニ抗原に陽性反応を示すといわれている。室内塵中のダニの優占種はヤケヒョウヒダニ、コナヒョウヒダニである。カビもまた小児ぜんそくの原因として注目されており、クラドスポリウムやアルテリナリアが原因菌として知られている。エアコン吹き出し口のカビの繁殖をはじめ、特に梅雨時期の室内環境にはこれらのカビに対する対策も重要である。

●アスベスト：石綿（アスベスト）は、天然に産する繊維状けい酸塩鉱物で「せきめん」「いしわた」と呼ばれている。以前はビルなどの建築工事において、保温断熱の目的で石綿を吹き付ける作業が行われていたが、1975（昭和50）年に原則禁止された。その後も、スレート材、ブレーキライニングやブレーキパッド、防音材、断熱材、保温材などで使用されたが、現在では、原則として製造などが禁止されている。その繊維が極めて細いため、吹付け石綿の除去などにおいて所要の措置を行わないと石綿が飛散して人が吸入してしまうおそれがある。労働安全衛生法や大気汚染防止法、廃棄物の処理及び清掃に関する法律などで予防や飛散防止などが図られている。

健康被害は、石綿（アスベスト）の繊維を扱ってから長い年月を経て出現し、肺線維症（じん肺）、悪性中皮腫の原因となり、WHOの報告ではヒト発がん物質とされている。

▶▶ **5 バリアフリー**

バリアフリーとは、高齢者や障害者が、たとえば道路の段差に対応できずに動けなくて困るといった状況をなくすため、道路、駐車場、公園や公共施設など

で，管理者が高齢者や障害者の移動などを円滑に行えるようにすることである。2006（平成 18）年に「高齢者，障害者等の移動等の円滑化の促進に関する法律」（バリアフリー法）が施行され，国や施設管理者に努力義務が課せられることとなった。一般住宅においても，住宅内の段差をなくすなど，高齢者や障害者に配慮したバリアフリー住宅が注目されている。

▶ 6　家庭用品

家庭用品の安全対策としては，家庭用品規制法があり，たとえば酸性洗浄剤と塩素系漂白剤の混合事故や小児による家庭用品誤飲事故などの報告公表や対策などを行うこととされている。また，消費生活用製品安全法により，たとえば子どもが間違ってライターの火をつけないように，着火スイッチを重くしたり，二段階でスイッチがつけられるような工夫をした製品に PSC マークを付けるなどの対策がなされている。

③　地域環境

ⓐ　大気汚染

大気汚染は，13 世紀のイギリスで，すでに石炭燃焼による煙害が発生している。日本では 19 世紀に，足尾銅山における，石炭燃焼由来の煙による森林枯死問題が発生した。これらの主な原因物質は，硫黄酸化物とばいじん（すすなどの，燃焼により生成する粒子状物質）である。高度成長期に，燃料が石炭から石油へと切り替わっていったが，工場などの固定発生源から発生する主な大気汚染物質は，硫黄酸化物と SPM（浮遊粒子状物質）で，代表例に四日市ぜんそくが挙げられる。自動車などの移動発生源からは，一酸化炭素，窒素酸化物，炭化水素などが問題となった。このうち一酸化炭素は，ガソリン自動車に導入された三元触媒などの技術でその発生量は大きく低下した。一方，窒素酸化物と炭化水素からは，紫外線のもとで光化学オキシダントが生成し，光化学スモッグとなる。光化学オキシダント濃度は現在でもあまり改善されていない。

1970（昭和 45）年前後の公害国会において，これらの古典的な大気汚染物質のうち 5 物質（二酸化硫黄，SPM，一酸化炭素，光化学オキシダント，二酸化窒素）に対して環境基準が制定された。これらの基準値を表 12-4 に示す。

1997（平成 9）年には，国際的な大気汚染物質規制の流れに乗って，「継続的に摂取される場合には人の健康を損なうおそれのある物質（有害大気汚染物質）」

表12-4　大気汚染物質と健康影響

	環境基準	健康影響	備　考
SO₂	1時間値の1日平均値が0.04 ppm以下，かつ1時間値が0.1 ppm以下	慢性気管支炎 気管支ぜんそく 眼や皮膚への刺激	四日市ぜんそく 上気道刺激
CO	1時間値の1日平均値が10 ppm以下，かつ1時間値の8時間平均値が20 ppm以下	CO-Hbの形成 頭痛，めまい，CO中毒死	暖房・調理器具の不完全燃焼 喫煙
SPM	1時間値の1日平均値が0.10 mg/m³以下，かつ1時間値が0.2 mg/m³以下	炎症性変化，アレルギー性変化，肺線維結節変化，肺がん	札幌，仙台のスパイクタイヤ問題
NO₂	1時間値の1日平均値が0.04～0.06 ppmのゾーン内またはそれ以下	慢性気管支炎，肺気腫	室内にも汚染源あり 下気道刺激，サイロ病
光化学オキシダント	1時間値が0.06 ppm以下	結膜・咽頭刺激，痙攣，呼吸困難	立正高校事件注意報発令（1時間値が0.12 ppm以上）
ダイオキシン類	1年平均値が0.6 pg-TEQ/m³以下	がん（プロモーター；2, 3, 7, 8-TCDD）	カネミ油症事件 能勢町ダイオキシン労災訴訟 テレビ朝日ダイオキシン報道問題
ベンゼン	1年平均値が0.003 mg/m³以下	白血病，造血器に障害	ガソリンに含有
トリクロロエチレン	1年平均値が0.13 mg/m³以下	実験動物への発がん性，中枢神経障害，肝臓・腎臓障害	化学工業製品の合成原料，溶剤，洗浄剤
テトラクロロエチレン	1年平均値が0.2 mg/m³以下	実験動物への発がん性，中枢神経障害，肝臓・腎臓障害	化学工業製品の合成原料，溶剤，洗浄剤，ドライクリーニング
ジクロロメタン	1年平均値が0.15 mg/m³以下	中枢神経系に対する麻酔作用	洗浄剤や脱脂溶剤
PM₂.₅	1年平均値が15 μg/m³以下かつ1日平均値が35 μg/m³以下	呼吸器疾患，循環器疾患	化石燃料の不完全燃焼，二次生成

に対する対策が，改正大気汚染防止法にうたわれ，その後，6物質（ダイオキシン類，ベンゼン，トリクロロエチレン，テトラクロロエチレン，ジクロロメタン，微小粒子状物質：PM₂.₅）に環境基準が追加制定された。これらの化合物は発がん性などの観点から選定された物質で，さらにマンガンなど数種類の化合物に対し，ガイドラインが設定されている。

　大気汚染による代表的影響は，慢性気管支炎，気管支ぜんそく，肺気腫，ぜんそく性気管支炎などの慢性閉塞性呼吸器疾患（chronic obstructive pulmonary disease；COPD）である。このほかに，関連疾患として感冒，喉・咽頭炎，扁桃炎などの呼吸器感染疾患や心疾患，角膜炎，結膜炎，塵肺，肺がんなどがある。

　PM₂.₅は，粒径2.5 μm以下の空気中に浮遊している微小粒子のことである。PM₂.₅には，化石燃料などの不完全燃焼から直接発生する粒子状物質の他，酸性ガスや揮発性化合物などの粒子化により発生する二次粒子などがある。この

　　PM$_{2.5}$ は，1979〜1988 年に米国 6 都市で行われた疫学研究結果から，呼吸器疾患や循環器系疾患などによる死亡率との因果関係が認められ，規制の動きが広がった。日本でも 2009（平成 21）年に，環境基準が制定された。近年，中国の諸都市における PM$_{2.5}$ 汚染が顕在化し，問題となっている。

ⓑ 水質汚濁

　　水質汚濁は，工場や事業所排水からの有害物質や，家庭排水からの有機化合物や洗剤などの汚染物質が，公共の水域に多量に流入することによって起こる。「健康項目」にかかわる水質環境基準の基準値は 1993（平成 5）年 3 月の環境基準の改正で示され，2021（令和 3）年度の環境基準達成率は 99.1％と良好であった。一方，「生活環境の保全に関する項目」については有機汚濁の指標である BOD または COD の 2021（令和 3）年度の環境基準の達成状況をみると，全体で 88.3％，そのうち湖沼では 53.6％と低い。これは工場排水規制の強化などの措置が効果を現しているにもかかわらず，いまだに下水道整備の立ち後れや屎尿浄化槽の維持管理が十分でないなど，生活雑排水対策の遅れが原因と考えられる。

　　水質汚濁には健康に係る有害物質についての排水基準 26 項目と，生活環境に係る汚染状態についての排水基準 15 項目が指標に挙げられている。主なものに，水素イオン濃度（pH），BOD，COD，DO，SS などがある。

　　汚染水による影響には，飲料水などで摂取する直接的な場合と，汚染水中の有害物質が生物濃縮された農作物や魚介類を摂取する間接的な場合がある。直接的な場合には水系伝染病として消化器系伝染病（赤痢，腸チフス，コレラ，アメーバ赤痢など）がある。水系伝染病は，①爆発的に流行する，②流行発生分布

　　BOD, COD, DO, SS：BOD は生物化学的酸素要求量（biochemical oxygen demand）のことで，水中の有機化合物が好気性菌によって酸化分解されるのに必要な酸素の量。COD は化学的酸素要求量（chemical oxygen demand）のことで，水中の有機化合物を酸化剤によって分解するのに必要な酸素の量。いずれも単位は mg・L^{-1}。

　　BOD は河川水の汚れの指標，COD は湖沼や海の汚れの指標として使用されている。水中の有機物の量が多いと大きな値になり，現在では，河川の BOD の場合は高い値を示す河川で 6〜7mg・L^{-1}，低い（きれいな）河川では 0.5mg・L^{-1} 以下を示しており，湖沼の COD の場合は高い値を示す湖沼で 10 前後，低い（きれいな）湖沼では 1 前後の値を示している。

　　一方，DO は溶存酸素（dissolved oxygen）のことで，単位は mg・L^{-1}。COD や BOD と異なり，きれいな水では高い値を示すが，汚れがあると水中の酸素が有機物の酸化に使用されるため低い値となる。DO の値が低い海域では青潮が発生する場合がある。

　　SS は水中に浮遊している直径 2mm 以下の固形物質量（suspended solid）のことで，単位は mg・L^{-1}。水が濁っていると値が大きくなる。

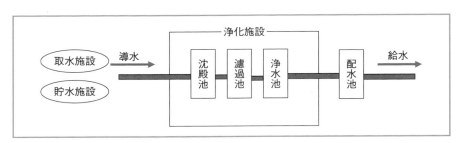

図 12-2　上水道の模式図

が給水系に限局され，汚染点から末梢へ広がって発生する，③患者の年齢・性・職業などに関係なく発生する，④季節の影響が少ないなどの特徴がある。間接的な場合には，有機水銀による水俣病とカドミウムによるイタイイタイ病などが，わが国の代表的な事例である。対策としては，基本的には水域への汚染物質の排出禁止もしくは排出される汚染物質の量を減少させることが重要である。

　有機フッ素化合物の PFOS および PFOA は，泡消火剤などに使われたが残留性があることなどから暫定指針値が示された化合物で，2021（令和 3 年）度の全国調査では，1,133 地点中 43 地点で暫定指針値を超過していた。

上下水道

▶▶　1　上水道

　人間にとって生活に必要な，安全で良質な水を供給する施設が上水道である。わが国の水道普及率（水道により水の供給を受けている人口の総人口に対する比率）は 2021（令和 3）年では 98.2％である。上水道は，コレラや赤痢などの水系伝染病死亡率の著しい低減に大きく寄与するのみならず，一般の死亡率も減少する。これをミルス・ラインケ（Mills-Reincke）現象と呼んでいる。

　●上水道の種類：上水道には，①給水人口 5,001 人以上の上水道，②101〜5,000 人の簡易水道，③常時の居住者 101 人以上の寄宿舎などの自家用の専用水道，④水道より供給されるビルなどの容量 10 m³ を超える水槽を有する施設の簡易専用水道の 4 つがある。

　●浄水手順：上水の浄水手順は，一般に図 12-2 に示した方法による。

　①緩速濾過法は，砕石，砂利，砂を重ねた濾過層に原水を流して濾過する方法である。施設費は安いが効率が悪く（3〜5 m/日），多量の水を供給するとなると広い濾過池を必要とする。細菌除去能力は優れている（99％）が，わが国ではあまり用いられていない。

②急速濾過法は，凝集剤（硫酸アルミニウムやポリ塩化アルミニウム）の添加により凝集塊をつくり，沈澱速度を早めて濾過する方法である。緩速濾過法に比べ，濁度が高い水や鉄分・藻の多い水の浄化にも適するが，細菌除去能力は若干劣る。緩速濾過池より構造が簡単で少ない面積の濾過層で効率も良い（120〜150 m/日）が，施設費・維持費が高価である。わが国で多く利用されている。

●上水の消毒：上水は細菌の繁殖を防ぐため消毒を行う必要がある。通常，消毒は液体塩素を水に注入し，ガス化した塩素によって消毒を行う。塩素は水中の有機・無機物質と結合し，酸化力（殺菌力）を失うため，末端の給水栓で遊離型残留塩素が 0.1 ppm 以上に保たれるよう水道法で定められている。残留塩素には水中で塩素が水と反応して生じる遊離型残留塩素とアンモニアなどの窒素化合物と反応して生ずるクロラミンなどの結合型残留塩素があり，塩素の添加量と水中の窒素化合物量によって，それぞれの値が決まっている。

●上水の水質基準：上水の水質基準は，①健康に関連する 29 項目，②水道水が有すべき性状に関する 17 項目に加えて，水質基準を補完する項目として，③おいしい水供給のための目標値に対する快適水質項目（13 項目），④新たな化学物質の汚染状況を把握するための監視項目（26 項目）が 1993（平成 5）年 12 月 1 日より施行され，2004（平成 16）年 4 月に水質基準が改正された。

2　下水道

下水とは「生活もしくは事業（耕作の事業を除く）に起因する排水（汚水という）または雨水」と下水道法によって，定義されている。下水道とは，有機物や有害物を含む家庭廃水や産業廃水を集めて処理する施設を総称していう。わが国の下水道普及率は 2022（令和 4）年 3 月末では 80.6％で，アメリカ（76％，2012 年）と同程度である。一方，OECD 発表による欧州各国の下水道普及率は，イギリス（97％，2009 年），フランス（81％，2018 年），ドイツ（97％，2016 年）となっており，日米は遅れをとっている。

●下水道の種類：下水道は管理主体と目的により以下の3つに分けられている。

①公共下水道は主として市街地の下水の排水・処理を行う下水道で，市町村が管理する。大部分は終末処理場を有するが，ない場合には流域下水道に接続する。

②流域下水道は市町村の単位を超え，河川流域の単位で処理するもので，単位ごとに必ず終末処理場を有しており，都道府県が管理する。

③都市下水路は主として市街地の雨水を排除するもので，終末処理場はなく，そのまま河川に放流される。この下水路は市町村が管理する。

●下水処理：汚水に含まれる有機物などを処理する下水終末処理の処理方法には以下の2つがある。

①予備処理では比較的大きな浮遊物をスクリーンで除去した後，さらに沈澱池で微細な浮遊物質を除去する。この沈澱処理には，土砂など比重の大きいものを自然に沈澱除去する普通沈澱法と，比較的沈澱しにくいものを，薬品を加えて沈澱しやすい状態にして沈澱除去する薬品沈澱法がある。

②本処理は有機物の分解や有害物の無害化を行うもので，微生物の働きを利用する（嫌気性処理と好気性処理）方法がある。嫌気性処理（消化処理）は，嫌気性微生物により有機物を分解し無機化する方法で，腐敗槽やこれを改良したイムホフ槽を用いて処理する。アンモニアなどの悪臭ガスが発生する欠点がある。

好気性処理（酸化処理）には散水濾床法と活性汚泥法がある。散水濾床法は砕石などを積み重ねた濾床に散布して，濾材表面に繁殖した好気性菌によって処理する方法である。多量の水を処理するには広大な場所を必要とし，臭気が発生する欠点がある。

活性汚泥法は好気性菌を大量に含む泥（活性汚泥）を加えた後，曝気槽で空気を吹き込み，有機物などを好気性菌の酸化作用を利用して処理する方法である。現在，わが国で最も広く用いられている。この活性汚泥はゼラチン状物質で，有機物質を酸化，凝集，沈澱，分離する性質を持ち，再利用ができる。水中の有機物（BOD）の除去率は85〜95％，細菌除去率は90〜98％と生物学的処理法の中で最も優れている。また，短時間に大量の下水処理が可能である（図12-3）。

d 廃棄物処理

廃棄物とは，廃棄物の処理および清掃に関する法律（廃棄物処理法）で定める，ごみ，粗大ごみ，燃えがら，汚泥，糞尿，廃油，廃酸，廃アルカリ，動物の死体その他の汚物または不要物であって，固形状または液状のものをいう。廃棄物は一般廃棄物，産業廃棄物に大きく分類され，一般廃棄物はごみやし尿と特別管理一般廃棄物に分類され，産業廃棄物は廃油（燃焼性），廃酸や廃アルカリ（腐食性），感染性産業廃棄物，特定有害産業廃棄物に分類されている（図12-4）。一般廃棄物とは家庭から出る厨芥，紙，木，缶，ビンなどの雑芥，事務所・商店などから出る雑芥とし尿で産業廃棄物以外の廃棄物を，特別管理一般廃棄物とは，一般廃棄物のうち爆発性，毒性，感染性その他の人の健康または生活環境に係る被害を生ずるおそれがある性状を有する廃棄物をいう。産業廃棄

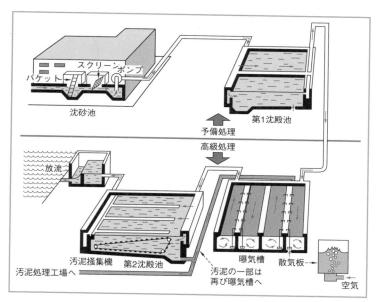

図 12-3 活性汚泥法による下水処理過程
斉藤和雄, 上田直利:新しい環境衛生, 南江堂, 1995

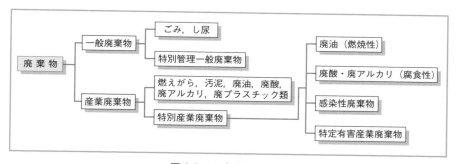

図 12-4 廃棄物の分類

物とは, 事業活動に伴って生ずる廃棄物のうち, 燃えがら, 汚泥, 廃油, 廃酸, 廃アルカリ, 廃プラスチック類などをいう。特別管理産業廃棄物は, 爆発性, 毒性, 感染性その他の人の健康又は生活環境に係る被害を生ずるおそれがある性状を有する廃棄物で, 医療廃棄物のうち感染性廃棄物, すなわち血液, 体液, 血液製剤 (全血製剤, 血液成分製剤), 手術などにより排出される病理廃棄物, 血液などが付着したものなどが含まれるため, 廃棄するにも十分注意を要する。この感染性廃棄物には赤色, 橙色, 黄色のバイオハザードマークをつけることが推奨されている (図 12-5)。

▶▶ 1 一般廃棄物の処理方法

　一般廃棄物の処理は市町村の責任により, ごみと屎尿に分けて行われる。ご

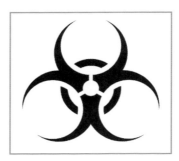

図 12-5　バイオハザードマーク
赤色のバイオハザードマークは，液状，泥状の廃棄物につけられる。血液や血清などが
当てはまる。橙色のマークは，血液や汚染物が付着した固形状のもので，ガーゼや廃プ
ラスチック，紙おむつなどが当てはまる。黄色のマークは，血液や汚染物が付着した鋭
利なもので，注射針やメスなどが当てはまる。分別排出が困難なものも黄色のバイオハ
ザードマークをつける。これらの表示は，「医療廃棄物処理ガイドライン（厚生労働省）」
や「廃棄物処理法に基づく感染性廃棄物処理マニュアル（環境省）」に記載されている。

みは，収集された後，できるだけ資源化，再利用を図り，残りのごみを焼却，埋
め立て，堆肥・飼料，その他（リサイクルなど）により処理することが基本と
なっている。最も衛生的な処理法である焼却に重点がおかれ，ハエやネズミの
発生が問題になる直接埋め立ては減少している。一時ごみ焼却場からのダイオ
キシン類の発生が問題となったが，2000（平成12）年に施行された「ダイオキ
シン類対策特別措置法」により，対策が進んだ。日本以外の国では埋め立てによ
る処理が基本であり，日本でも焼却できないごみは埋め立てているが，処分場
不足問題は年々深刻化している。

　屎尿（糞尿）は伝染病や寄生虫症の感染経路になる。屎尿は，下水終末処理場
で処理する方法が優れているが，下水道の整備が遅れている地域では合併浄化
槽による処理が推奨されている。海洋投棄による処理は減少している。現在，
1997（平成9）年よりガラス，缶，ペットボトル，2000（平成12）年4月から
は紙製・プラスチック製容器を対象とした容器包装リサイクル法，また2001（平
成13）年4月よりエアコン，テレビ，冷蔵庫および洗濯機を対象とした家電リ
サイクル法が成立するなど種々のリサイクル法が成立し，廃棄物のリサイクル
を進めている。

▶▶ 2　産業廃棄物の処理方法

　産業廃棄物の処理はそれを排出した事業者に責務があると定められている。
産業廃棄物は種類が多く，現在では，燃えがら，汚泥，廃油，廃酸，廃アルカ
リ，廃プラスチック類，その他14種類計20種類が定められている。処理にあ
たっては，排出事業者の責任が明確にされており，自ら処理するか，産業廃棄物

処理業者に委託するなどの方法がある。処理方法は多岐にわたり，また，不燃性のものや危険物が多いため処理に伴う二次汚染が心配される。現在行われている処理方法は，破砕，圧縮，埋め立て，焼却，乾燥，油回収などである。

▶▶ 3　医療廃棄物の処理方法

医療廃棄物は，医療関係機関が医療行為などによって生じた廃棄物を自らの責任において適正に処理しなければならない。医療関係機関の管理者などは，施設内より排出される感染性廃棄物を適正に処理するために，管理責任者を置き管理体制の充実を図るものとされている。感染性廃棄物は，原則として，医療関係機関の施設内にある焼却施設，オートクレーブなどを用いて滅菌処理するものとされている。医療関係機関は，感染性廃棄物の処理を自ら行わず他人に委託する場合は，廃棄物処理法に定める委託基準に基づき事前に委託契約を締結しなければならない。

▶▶ 4　放射性廃棄物の処理方法

固体の放射性廃棄物には，高レベル放射性廃棄物，低レベル放射性廃棄物があり，高レベル放射性廃棄物は基本的に地下 300 メートル以上深い地層に処分（地層処分）する。低レベル放射性廃棄物は，浅地中に埋設処分するトレンチ処分，途中に人口構造物を設けてその中に埋設するピット処分，深さ 70 メートル以上の地下に設置された人口構造物中に埋設する埋設処分がある。気体中の放射性廃棄物は，フィルターで放射性廃棄物をろ過し，そのフィルターを低レベル放射性廃棄物として処分する。液体の場合も，放射性物質を液体中から除去して放流するが，トリチウム（水素の同位体）のように除去が困難な場合は，環境に放出する場合の規制基準まで濃度を下げて放出する。このときの環境に放出する場合の規制基準は，「存在している各放射性物質の濃度の告知濃度との比を，含まれるすべての放射性物質について足し合わせ，この告知濃度比総和が 1 を下回る値」である。

ⓔ 公害問題

戦前の工業化政策，戦後の高度成長など経済・工業の発展とともに，「事業活動その他の人の活動に伴って生ずる，相当範囲にわたる人の健康または生活環境に係わる被害」，すなわち公害問題が発生した。このうち主なものを表 12-5 に，また同様の海外の事例を表 12-6 にまとめた。公害には，大気汚染，水質汚濁，土壌汚染，騒音，振動，地盤沈下，悪臭の典型 7 公害があり，身体的影響，精神・心理的影響，遺伝・催奇形性影響などの健康影響を生じさせた。

表12-5　わが国の公害による事件

● 四日市ぜんそく
・昭和36年〜　石油コンビナートの重油燃焼ガス中のSO_2
・隣接する磯津地区住民に気管支炎，慢性気管支炎多発，SO_2濃度と相関

● 光化学スモッグ
・昭和45年7月　立正高校事件
・自動車排ガスと強い紫外線　光化学オキシダントの発生
・女子高生重傷5名，被害者数6,490人

● 東京・横浜ぜんそく
・昭和21年　京浜工業地帯
・工業地帯の大気汚染物質（詳細は不明）
・東京・横浜の駐留米軍人とその家族にアレルギー性ぜんそく様症状発生

● 水俣病
・昭和31年届出　熊本・水俣湾
・チッソ水俣工場からの工場排水中にメチル水銀→プランクトン→魚→ヒト（生体濃縮）
・Hunter-Russell症候群　四肢の感覚障害，小脳運動失調，求心性視野狭窄，平衡機能障害
・認定患者（令和4年3月末）熊本1,790名，鹿児島493名

● 新潟水俣病
・昭和40年届出
・新潟　阿賀野川下流域
・昭和電工の工場排水，メチル水銀による慢性中毒
・メチル水銀→プランクトン→魚→ヒト（生体濃縮）
・認定患者（令和4年3月末）716名

● スモン薬害（薬品公害）
・キノホルムによる薬品公害

● イタイイタイ病
・大正初期〜昭和30年学会報告
・富山県　神通川下流流域
・三井金属神岡鉱業所からの鉱山排水中のカドミウム→水田→米に蓄積→ヒト（井戸水がカドミウムに汚染されたとする説もある）
・近位尿細管再吸収障害，骨にCdが蓄積，脱失による骨軟化症，激しい痛みを伴う
・認定患者（令和4年3月末）200名

● 慢性砒素中毒症
・昭和46年　宮崎県土呂久鉱山周辺
・昭和48年　島根県笹ケ谷鉱山周辺
・旧鉱山における亜ヒ酸摂取
・大気汚染と水質汚濁
・皮膚障害（黒皮症，角化症），皮膚がん，慢性気管支炎，多発神経炎
・認定患者　土呂久215人（令和4年）笹ケ谷21人（令和4年）

● カネミ油症（食品公害）
・昭和43年　北九州—大牟田
・新生児油症（黒い赤ちゃん事件）
・食用ライス油製造中，熱触媒のPCBがパイプから漏れ，食品に混入→妊婦が汚染食品を摂取→胎児の体内PCBが蓄積し発症
・出生児に色素沈着（黒い肌），発育障害，母乳からもPCB検出

● サリドマイド肢症（薬品公害）
・サリドマイドによる薬品公害
・妊娠初期の服用によりアザラシ肢症が出生

表12-6　海外の公害

● ミューズ渓谷事件
・1930年12月　ベルギー
・高気圧，逆転層，無風で霧が発生，工場からの煙が汚染物質となり，渓谷に3日間停滞
・死者60人，重傷者6,000人気道刺激，頭痛，呼吸困難などの主症状
・SO_2が主な原因物質

● ドノラ事件
・1948年10月　ペンシルバニア州
・周囲を山にかこまれた渓谷，高気圧，逆転層，工場からの煙が汚染物質（SO_2，硫酸ミスト）
・死亡18人，住民14,000人中5,910人に眼・鼻・喉の刺激症状，咳・呼吸困難・頭痛・悪心・嘔吐症状

● ポサ・リカ事件
・1950年11月　メキシコの盆地
・硫黄回収工場からの硫化水素ガスの急性影響
・住民22,000人中死亡22名，入院320名，強い気道刺激，咳，肺水腫

● ロンドン・スモッグ事件
・1952年12月　ロンドン
・高気圧の冷気団，無風状態，気温の逆転層→家庭の石炭使用量増加・工場からのばい煙
・SO_2，CO，ばい塵が主原因
・2週間で4,000人の超過死亡，死因は慢性気管支炎，気管支肺炎，心臓病など

● ロサンゼルス・スモッグ事件
・1943年〜　ロサンゼルス
・自動車排ガス，光化学オキシダント海洋性のモヤ，気温の逆転層（毎日発生）が原因
・激しい眼の刺激，超過死亡，ぜんそく気管支炎

　　この対策としては，1967（昭和42）年に公害対策基本法が制定され，1970（昭和45）年までには「大気汚染防止法」，「騒音規制法」，「公害に係る健康被害の救済に関する特別措置法」などが制定された。さらに1993（平成5）年に環境基本法が制定されて公害問題の処理にあたっている。

▶▶ 1　大気汚染

　　わが国では戦後の高度成長の過程で，工場，自動車などから排出された煙や排ガスなどにより，著しい大気汚染が生じ，四日市ぜんそく，光化学スモッグによる健康影響が危惧された。現在，1955〜1965（昭和30〜40）年に問題となった硫黄酸化物による大気汚染はかなり改善されたが，窒素酸化物・浮遊粒子物質の軽減とこれらの物質の人体影響が問題となっている。

▶▶ 2　水質汚濁

　　公共用水域の水質汚濁はわれわれの健康に密接に関係している。昭和30年代におきた水俣病，新潟水俣病，イタイイタイ病に代表されるように，公共用水域の水質汚濁は不特定多数のヒトに悲惨な被害を与える。現在は全国的に有害物質による汚濁は改善されつつあるが，ゴルフ場農薬などによる汚染，地下水のトリクロロエチレンなどの問題，閉鎖水域の富栄養化の問題，赤潮の発生などは今後も引き続き重要課題である。

▶▶ 3　土壌汚染

　　土壌汚染は，直接あるいは大気・水を介して有害物質が土壌に加えられ蓄積されて起こる。汚染物質が農作物へ移行あるいは家畜に蓄積，地下水や河川水などの水資源を汚染，自然生態系を破壊，有害な蒸気・ガスなどを発生し，間接・直接に人の健康障害を起こす。工場跡地などで深刻な汚染が報告されている。

▶▶ 4　騒　音

　　騒音は，日常生活と最も密接に関わる問題であり，発生源も多岐にわたっている。騒音の対策としては騒音に関わる環境基準と騒音規制法が定められている。発生源としては工場事業場が最も多く，以下建設工事，深夜営業が続く。営業騒音，拡声器騒音，家庭騒音など近隣騒音も社会問題となっている。

▶▶ 5　振　動

　　事業活動などに伴って発生する地盤の振動が家屋に伝播することによって，居住者に心理的，身体的な被害をもたらす。さらに，壁にヒビが入る，建て付けが狂うなど建築物への被害も生ずる。また，低周波空気振動（可聴域以下の低い周波数の空気振動）による被害も生じている。振動の発生源は主として工場振

動，建設作業振動，道路交通，鉄道振動などである。

▶ 6　地盤沈下

地下水の大量の汲み上げにより地盤を支える圧力が減少し地盤が沈下するもので，建築物への被害が大きい。対策として代替水源の確保，地下水揚水の規制，使用後の排水の地下水脈への還流などが行われる。天然ガスの利用による地盤沈下の例もある。

▶ 7　悪 臭

人に不快感，嫌悪感を与えるような臭気を悪臭という。発生源別の苦情件数で主なものは野外焼却，サービス業，畜産農業である。対策として，悪臭防止法による排出基準による規制，規制地域の指定が行われている。

f 放射能

2011（平成23）年に起こった東日本大震災により，福島第一原子力発電所が事故を起こし，ヨウ素-131，セシウム-137などが環境中に大量に放出された。このうち，ヨウ素-131は，半減期が約8日で，甲状腺に集まる性質があることなどから，事故直後に問題となり，セシウム-137は半減期約30年であることから，事故からかなり年月が経過しても問題となり続ける。放射性物質には，発がん性があることが知られており，対策が進められている。放射性物質の健康影響は，広島，長崎の原爆投下後の生存者や，チェルノブイリ原発事故の作業者などの追跡調査により，1シーベルトの放射線を浴びると発がん確率が5％上昇することが国際的に認められている値である。このような情報をもとに，食品中の放射性物質の基準値が2012（平成24）年4月に改訂され，施行された。新しい基準では，一般食品で100ベクレル/kg，飲料水で10ベクレル/kgなどとなっている。

ベクレル：
放射性物質が放射線を出す能力の強さを表わす単位
シーベルト：
放射線による人体への影響を表わす単位

自然界にも放射性物質は存在しており，たとえば岩石中のラドン，必須元素のカリウムには，放射性同位元素が存在する。太陽からも多量の放射線が放出され，そのほとんどは大気により除去されるが，一部が地表にも到達する。この自然放射線量は，日本では年間2.1ミリシーベルトにも達する。エックス線などの医療用機器からの放射線も，機器によっては1回の使用で約6ミリシーベルト浴びるものもあり，その影響が懸念されている。

東日本大震災が起こる前は，日本では，発電量の約3割を原子力発電でまかなっていた。今後，原子力をどのように利用していくかは，一人ひとりが考える必要がある。

④ 地球環境問題

　　地球は有限で，ただ一つしか存在しない。この地球上で，われわれはよりよい生活を求めて，自然を改変し，産業革命以降では，その規模が等比級数的に拡大してきた。ところが，便利さや効率のよさを追求するあまり，改変した自然の生態系が破壊されることにより，われわれ自身の生活が脅かされる，そのような地球環境に関する指摘は 1962 年に出版されたカーソン氏の「Silent Spring（沈黙の春）」から始まったとされている。この書では，害虫を駆除するための農薬散布が，鳥たちを死滅させて春になっても鳥が鳴かず，さらに害虫の繁殖を促進するという皮肉な結果を招くと警告している。1972 年にはローマクラブによる「The Limits to Growth（成長の限界）」が出版され，人口や経済成長が等比級数的に増大するのに対し，資源や耕地面積の増加は等差数列的で，このままでは，ある日突然増加する人口や経済を支えきれなくなると警告した。

　　このような地球環境問題は国連でも取り上げられ，1972 年には「宇宙船地球号」という考え方をもとに人間環境宣言が，1982 年にはナイロビ宣言が，また，1984 年には環境と開発に関する世界委員会（ブルントラント委員会）が発足し，「Sustainable Development（持続可能な開発）」をキーワードとする報告書「Our Common Future（我ら共有の未来）」が 1987 年に公表され，これらが現在の地球環境問題対策の基礎となった。1992 年には「環境と開発に関する国連会議（いわゆる地球サミット）」がブラジルで開催され，これからの地球環境保全のための国際的枠組みづくりをめざして，人と国家の行動原則である「環境と開発に関するリオ宣言」，行動計画であるアジェンダ 21 が採択された。地球環境問題と相互作用を図 12-6 に示す。

　　以下，地球環境に関する各々の問題について解説する。

ⓐ 人口の爆発的増加

　　WHO（世界保健機関）では，世界の人口が 2022 年 11 月 15 日に 80 億人を超えたと発表した。さらに人口は，年間約 8 千万人ずつ増加している。1960 年頃の人口は約 30 億人で，人口増加率は約 2％であった。その後 40 年間で人口は倍増し，さらに増え続けている。しかし，先進国を中心に人口増加率は減少し，2021 年には 0.82％となるなど，解決の糸口は見え始めている。国連人口基金が提唱する人口対策は，女性の地位の向上すなわち子どもを産む数や間隔を決定

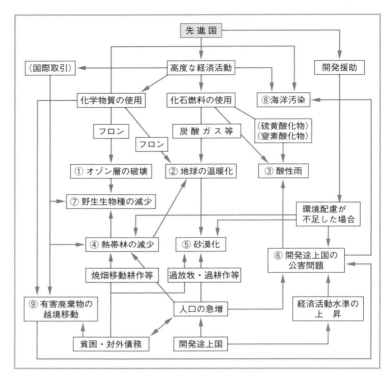

図 12-6　地球環境問題と相互作用
環境庁資料

する権利が両親に平等に与えられていること，妊娠・出産に係る健康問題（リプロダクティブ・ヘルス）の改善，貧困問題や都市化に伴う問題の解決に向けた努力など多岐にわたっている。

ⓑ 地球温暖化

　地球温暖化とは，主に化石燃料の燃焼により排出される二酸化炭素が，森林乱伐などのために吸収されず，メタン・フロンなどその他の温暖化ガスとともに大気圏に放出され，地表からの熱が大気外に放出されなくなることで，地表の気温が上昇することをいう。

　地球温暖化に対する取り組みとして，気候変動に関する政府間パネル（intergovernmental panel on climate change；IPCC）は 2021～22 年に第六次報告を発表し（図 12-7），2100 年には地球全体で，約 1.0～5.7℃の平均気温の上昇，28～101 cm の海面上昇，豪雨，渇水などの異常気象現象の発生を予測している。これらの影響は植生や水資源，食糧生産，熱波やマラリアなどの動物媒介性感染症の拡大など，人間の健康への影響や公衆衛生への広範な影響を及ぼすことが

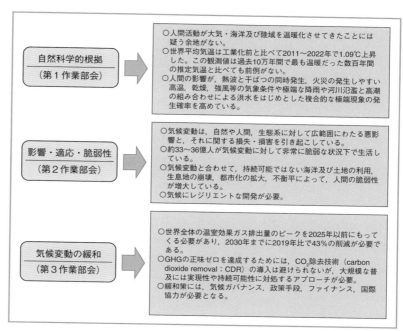

図 12-7　IPCC 第六次評価書の概要
環境省資料を要約

危惧されている。IPCC はこれらの活動により 2007 年にノーベル平和賞を受賞した。

　さらに，1992 年に採択された「気候変動枠組み条約」の締約国会議 (conference of the parties ; COP3) が 1995 年から毎年開催され，1997 年に京都で開催された COP3 において採択された京都議定書において，2008〜2012 年までに各国が削減する二酸化炭素，メタン，亜酸化窒素，フロン，六フッ化硫黄などの温室効果ガスの量を決め，議定書は 2005 年に発効した。しかし，米国が脱退し，また現在二酸化炭素排出量 1 位の中国や発生量の多い発展途上国が削減に参加していないなどの問題が残されていた。日本は 6％削減の目標値に対し，8.4％の削減を達成。一方，京都議定書に続く対策として，参加国すべてが削減に取り組むパリ協定が 2015 年に採択され，2016 年に発効したが，米国が政権交代のたびに脱退と参加をくり返すなど，前途多難である。

　パリ協定を受けて日本政府は，2030 年までに温室効果ガス 46％削減（2013 年と比べて）を目指すこと，さらに 2050 年までに温室効果ガスの排出量を実質ゼロ（排出量から吸収量を引いた値がゼロ）とすることを宣言した。この温室効果ガスの排出量をゼロにすることを「カーボンニュートラル」と呼ぶ。2021 年 4 月までに 125 カ国と 1 地域が，2050 年までにカーボンニュートラルを実現する

ことを表明しており，世界最大の二酸化炭素排出国である中国も2060年までに実現することを表明した。

ⓒ オゾン層の破壊

成層圏では，空気中に存在する酸素が紫外線UV-C（波長約280 nm以下の紫外線）の作用でオゾンに変化し，オゾン層を形成している。この成層圏オゾンは，地球に到達する有害紫外線UV-B（波長280～320 nm）を吸収し，地表の生物を保護している。その成層圏オゾン層が現在破壊されていることが明らかにされており，特に南極上空ではオゾン濃度が広い範囲にわたって急激に低下していることが観測され，「オゾンホール」と呼ばれている。

オゾン層を破壊している原因物質はフロン，ハロンなどであり，これらは化学的に安定で対流圏中ではほとんど分解されずに成層圏に達し，そこで太陽からの強い紫外線により分解し塩素原子などを放出，これらが触媒となってオゾン分子を連鎖的に破壊する。オゾン層の破壊によって増加する有害紫外線は皮膚がん，免疫機能低下，白内障などの健康影響や，生態系への悪影響を及ぼす。

国際的な対策としては，1985年に「オゾン層保護のためのウィーン条約」が，また1987年に「オゾン層を破壊する物質に関するモントリオール議定書」が採択，特定フロンなどの生産，消費を段階的に大きく削減することが合意され，さらにこれらの規制は前倒しで実施され，まず先進国で，2010年には発展途上国でも多くの物質が使用禁止になり，2017年の南極のオゾンホールは過去29年間で最小となるなど成果が表われている。さらに，塩素原子を含まない代替フロン（HFC）は，オゾン層を破壊しないが強力な温室効果をもつことがわかったことから，地球温暖化防止の観点からモントリオール議定書に追加された（キガリ改正，2016年）。

一方，冷凍空調機器からのフロンの回収が課題とされており，日本では「フロン回収・破壊法」が2002年に施行され，「家電リサイクル法」や「自動車リサイクル法」とともに，フロンの回収・破壊を行うこととなった。このフロン回収・破壊法は，2015年に「フロン排出抑制法（フロン類の使用の合理化及び管理の適正化に関する法律）」に改められ，機器の管理の適正化やメーカーによるフロン類の使用の合理化が図られた。しかし，機器廃棄時のフロン類回収率は2020年でも約40％にとどまることから，機器廃棄時にフロン回収を行わない場合の罰則強化や建物解体時の立入検査の対象拡大などの改正が行われ，2020年に施行された。

ⓓ 酸性雨

　通常の雨も大気中の二酸化炭素などを溶解し，pH 5.6 と酸性を示すが，さらに硫酸や硝酸を含む酸性の強い雨を酸性雨という。硫酸や硝酸は，主に化石燃料の燃焼により発生した硫黄酸化物や窒素酸化物が大気中で化学変化を受けて生じる。これらの化合物は雨などに含まれる湿性沈着，そのまま地面や植物などの表面に付着する乾性沈着過程により地表に沈着する。酸性雨による被害には森林や農産物の枯死，湖沼の酸性化と漁業被害，建築物の溶解などがある。

　この対策としては欧州における「長距離越境大気汚染条約」が 1979 年に採択され，その対策の具体的な期限と数値目標を定めた「ヘルシンキ議定書（硫黄酸化物）」が 1985 年に，「ソフィア議定書（窒素酸化物）」が 1988 年に，「オスロ議定書（硫黄酸化物の国別削減量）」が 1994 年に採択された。

ⓔ 熱帯林の減少

　熱帯地方には熱帯林が広く分布しており，森林資源の供給源，炭素や水の貯蔵，大気の浄化，気候緩和などを通じた地球の大気循環や水循環への役割を果たしている。また遺伝子資源の宝庫として医薬品の原料などの供給源でもある。しかし，近年熱帯地域の開発途上国においては，急激な人口増加とそれに伴う農地の拡大，生活燃料の薪炭材への利用，土地所有形態の不明確さなどによる不適切な管理などの理由によって熱帯林が急激に減少している。

ⓕ 砂漠化の進行

　地球上の陸地の 3 分の 1 は乾燥地域であり，その面積は日本の 100 倍にも及ぶ。この乾燥地が毎年約 60,000 km^2 増加しているのが砂漠化の問題である。砂漠化とは「乾燥地域，半乾燥地域，乾燥半湿潤地域における気候上の変動や人間活動を含むさまざまな要因による土地の劣化」と定義され，その原因は植物の生産力を上回るような過剰な放牧や森林資源の過剰な採取によるものが多い。

ⓖ 野生生物種の減少

　現在，人間の活動による生息地の破壊や乱獲のため，地球の歴史が始まって以来のスピードで，野生生物の種の減少が進んでおり，1990 年以降 30 年間に全世界の 5～15％の種が絶滅するとの予測がなされている。生物多様性（diversity）の維持は，人類にとって非常に重要であり，この保全に関する国際的取り組み

としては「絶滅のおそれのある野生動植物の種の国際取引に関する条約（ワシントン条約）」(1973年)，「特に水鳥の生息地として国際的に重要な湿地に関する条約（ラムサール条約）」(1971年) がある。また1992年には，「生物多様性に関する条約」が採択された。また，国や自治体政府によりレッドデータブックが絶滅危惧種リストとして作成されている。

ⓗ 海洋汚染

油・プラスチック，有害廃棄物などによる海洋汚染は，海鳥，ウミガメ，魚などがこれらの物質を飲み込んで死んだり，これらの生物に有害化学物質を蓄積させたりするのみならず，長期にわたって海の生態系に影響を及ぼすおそれがある。国際条約として，「廃棄物その他の物の投棄による海洋汚染の防止に関する条約」（ロンドン・ダンピング条約）が1972年に採択，「海洋法に関する国際連合条約」（国連海洋法条約）が1982年に採択され，前者は1975年，後者は1994年に発効した。また，水俣病の原因となった水銀汚染を防ぐ水俣条約が2013年に採択，2017年に発効した。近年微細化したプラスチック（マイクロプラスチック）による海洋汚染が新たな問題として浮上している。

ⓘ 有害廃棄物の越境移動

有害廃棄物は，処分費用の高い国から安い国へ，またその規制が厳しい国から緩い国へと移動されやすい。そのため有害廃棄物を適正に処理する能力を持たない国で処分され，その国の環境に大きな被害を及ぼすおそれがある。このような有害廃棄物の移動と処分を適正に管理するため，「有害廃棄物の越境移動及びその処分の管理に関するバーゼル条約」が1989年に採択され，1993年に発効した。

ⓙ 環境中の内分泌撹乱化学物質問題

内分泌撹乱化学物質（環境ホルモン）問題とは，外因性の微量の化学物質が，生物の内分泌（ホルモン）系を介して，人などの生物に生殖機能障害を引き起こし，種の存続に影響を及ぼす可能性を指摘した問題である。野生生物については，世界各地で内分泌撹乱化学物質の影響と疑われる事例が報告されている。この問題に対して，OECD など国際機関において，内分泌撹乱化学物質の試験法の確立などの究明が，各国の協力のもと進められている。

わが国では，環境省が，環境汚染状況と野生生物の影響を把握するため，全国

調査を 1999（平成 11）年に実施するなど，関係機関により対策が進められている。しかし，リストアップしたほとんどの物質が人に対する健康被害はほとんどないと結論されており，今後は特に環境中での残留性の高い有機化合物対策や，生態系への影響が報告されている事例をもとにそのメカニズムの解明などが進められている。

ⓚ 残留性有機汚染物質

ポリ塩化ビフェニル（PCB），DDT などの残留性有機汚染物質（persistent organic pollutants；POPs）については，環境中での残留性，生物蓄積性，人や生物への毒性が高く，長距離移動性が懸念される。そのため国際的に，その製造および使用の廃絶・制限，排出の削減，これらの物質を含む廃棄物などの適正処理などについて規定した「残留性有機汚染物質に関するストックホルム条約（POPs 条約）」が 2001 年に採択され，2004 年に発効した。レイチェル・カーソンが「Silent Spring（沈黙の春）」で指摘した物質の多くが廃絶対象となっている。

● 文献 ●

1) 厚生労働統計協会編：国民衛生の動向，2021/2022
2) 村松　学：ビル等の屋内汚染の現状と対策，産業公害 22：429-434，1986
3) 辻　義人編：新しい公衆衛生，南江堂，1972
4) 斉藤和雄，上田直利：新しい環境衛生，南江堂，1995
5) 環境省（庁）編：環境白書，2019，2020

演習課題

以下の文において（　　　）内に適当な語句または数字を入れよ。

1. 室内の温度と湿度は，室温が（　　）℃のとき，湿度（　　）％くらいが適当である。
2. 温熱条件の要素は（　　　），（　　　），（　　　），（　　　）の４つである。
3. 感覚温度は，（　　　），（　　　），（　　　）の組み合わせから求められる。
4. 不快指数は，（　　　）と（　　　）の組み合わせから求められる。
5. 水質汚濁によって住民の健康被害が発生した事例として熊本県で発生した（　　　）病，阿賀野川流域で発生した（　　　）病が挙げられる。これらは工場廃水中の（　　　）が原因であった。
6. 富山県神通川流域で発生した（　　　　）病は腎障害や骨軟化症を起こす

公害病の一つであり，その原因は（　　　　　）であった。

7. 典型7公害とは大気汚染，水質汚濁，土壌汚染，（　　　　），（　　　　），地盤沈下，悪臭である。

8. フロン，ハロンは南極（　　）の原因となり，地球を取り巻く（　　）層の破壊による（　　）による障害が危惧されている。

9. 大気汚染の影響は，（　　　　）障害として現れることが多い。

10. わが国の上水道普及率は令和2年で約（　　）％である。

11. 上水道が都市に敷設されると，コレラや赤痢などの水系伝染病死亡率が著しく減少するとともに，一般の死亡率も減少することを（　　　　）現象と呼ぶ。

12. 上水道は，原水を（　　　），（　　　），消毒の過程を経て供給される。

13. 浄水法のうち，水の濾過方法として，わが国では硫酸アルミニウムなどの薬品を使用する（　　　）法が一般に用いられている。

14. 浄水法の消毒には一般に（　　　　）を用いている。

15. わが国の下水道普及率は令和元年で約（　　）％であり，その普及は欧州諸国より遅れている。

16. 下水の処理方法として，わが国では好気性細菌を用いた（　　　　）法が広く用いられている。

17. BOD，COD，DO，SS（浮遊物質）のなかで，値が高いほど水が清浄であることを示す指標は（　　　）である。

18. （　　　　）問題は，外因性の微量の化学物質が，生物の内分泌（ホルモン）系を介して，ヒトや生態系の生物に生殖機能障害や発がんなどを引き起こし，種の存続に影響を及ぼす可能性を指摘した問題である。

第13章

社会保障と社会福祉

❶ 社会保障の体系

ⓐ 社会保障とは

現代社会における私たちの暮らしは，多くの場合，働いて収入を得ることによって成り立っている。食べるもの，着るもの，住むところ，映画や旅行といった娯楽など，日常生活上のさまざまの欲求は，多くの場合は働いて得た収入により満たされている。しかし，働く力を失った，働く機会に恵まれないなど，所得を得ることができない場合はどうするのであろうか。また，生活そのものを荒廃させかねない，病気やけがになったらどうするのであろうか。

社会保障は，このような所得の欠乏，疾病など，人びとが日常生活を送るなかで生じてくるさまざまの事故とリスクに備えるとともに，現実に困ったときに対応するための「社会的手だて」として形成されてきた。

その源流は，イギリスにおける 1601 年の「貧民の救済に関する法律」（通称エリザベス救貧法）による貧民救済，同じくイギリスにおける 17 世紀頃からの友愛組合による相互扶助，1883 年の疾病保険に始まるドイツにおける 1880 年代の社会保険制度創設などに見いだすことができる。

大きな流れとしては，当初は，最も基底的課題である「貧困」を「個人の努力不足や倫理観の欠如による」としていたため，事後的手だてが中心で，内容も治安対策的でしかなかったものが，19 世紀末から 20 世紀初頭の貧困調査等を契機として，近代社会においては「貧困は社会的要因により生み出されているという要素が大きい社会構造的課題である」ことが認識されるようになり，社会保険等予防的手だても含めたものへと拡大していった。1930 年代に入ると，1935 年にアメリカで，1938 年にニュージーランドで，それぞれ「社会保障法」が制定されたことに示されるように，「社会保障」という一つの制度体系の下で統合され，整備されるようになった。その後，1940 年代のイギリスにおける「ベバリッジ報告」，フランスにおける「ラロック・プラン」，ILO による『社会保障への途』

エリザベス救貧法：
これ以前約 1 世紀のイギリスにおける救貧立法を集大成化したものである。

友愛組合：
イギリスで 17 世紀から発展した相互扶助組織で，疾病や失業時の給付が主であった。

ドイツ社会保険制度の創設：
ビスマルク政権下で，社会主義の取り締まりという「鞭」の一方での「飴」として創設された。

貧困の社会調査：
著名な調査としては，ブースのロンドン調査，ラウントリーのヨーク調査が挙げられる。いずれにおいても，貧困層が 3 割程度と貧困が大きな社会問題であること，その原因も従来言われてきた個人の努力不足，道徳観の欠如等でなく，雇用問題が最も大きいことが明らかにされた。

アメリカ社会保障法：
1935 年に世界で初めての「社会保障」を冠した法律である。所得保障が中心であった。

ニュージーランド社会保障法：
アメリカに続き，1938年に制定された。所得保障，医療保障を含む包括的対策を内容とした。
ベバリッジ報告（1942年）：
社会保険と関連諸サービスに関する報告。戦後のイギリスにおける福祉国家形成の指針となった。
貧困，疾病，無知，不潔，怠惰という5つの巨人に対して，それぞれ，社会保険を中心とする所得保障，医療保障，教育，住宅対策，雇用対策が対処するものとした。
ラロック・プラン（1945年）：
P・ラロックによるフランスにおける社会保障プラン。
『社会保障への途』：
社会保障の形成に大きな影響を及ぼしてきたILO（国際労働機関）による報告。

の発表等を経て，第二次世界大戦後になり，社会保障制度の体系的な整備は一層進められてきたのである。

このような大まかな経過を経て，現代社会においては，各国それぞれの文化，社会・経済の状況等の諸要因により，制度体系，構造，形態，財源等に相違はみられるものの，人びとの生活の維持，向上のために必要不可欠の政策であり，制度となっているのである。

ⓑ 社会保障の分野

社会保障が手だてを講じている（保障している）分野とはどのようなものであろうか。現代社会において，どのような役割を果たしているのであろうか。一般的なとらえ方としては，①所得保障，②医療保障（保健医療保障），③社会福祉（社会福祉サービス）と整理することができる（表13-1）。

▶▶ 1 所得保障

所得保障は，所得の喪失，中断，減少などによる生活困窮状態に対応するものである。公的責任により国民に対して経済的援助を行い，生活を保障しようとするものであり，社会保障制度のなかでも，最も基底的なものということができる。

わが国の社会保障制度体系（後述）においては，年金保険による老齢，障害などの各種給付，雇用保険による求職者給付，生活保護の生活扶助など，児童手当などが挙げられる。

なお，前記のとおり，「社会保障」は，各国それぞれに制度体系に相違がある。欧米諸国を中心に，この所得保障＝社会保障というとらえ方をする国も多い（この場合，医療保障などは，所得保障の前提とされる）。後述のわが国における「社会保障」の概念規定とは異なるので留意してもらいたい。

▶▶ 2 医療保障

医療保障は，人びとが病気やけがにより失った健康の回復，あるいは，日々の生活における健康維持などを図ろうとするものである。

わが国の社会保障制度体系（後述）においては，健康保険による療養の給付などの医療給付，生活保護の医療扶助，公費負担医療などが挙げられる。

ただし，医療保障といった場合，以上のような病気やけがに対する直接的な

表 13-1　わが国の社会保障制度の体系

		所得保障	医療保障	社会福祉	法制度の例
社会保険	年金保険	老齢基礎年金 老齢厚生年金 遺族年金 障害年金等			国民年金法 厚生年金保険法
	医療保険	傷病手当金 出産育児一時金 葬祭費等	療養給付 健診・保健指導		国民健康保険法 健康保険法 各種共済組合法 高齢者医療確保法
	介護保険			施設サービス 居宅サービス 福祉用具購入 住宅改修等	介護保険法
	雇用保険	失業等給付 雇用安定事業 能力開発事業等			雇用保険法
	労働者災害補償保険	休業補償給付 障害補償給付 遺族補償給付 介護保障給付等	療養補償給付		労働者災害補償保険法
社会扶助	公的扶助	生活扶助 教育扶助 住宅扶助等	医療扶助	介護扶助	生活保護法
	社会手当	児童手当 児童扶養手当等			児童手当法 児童扶養手当法
	社会サービス　児童福祉			保育所サービス 児童健全育成 児童養護施設等	児童福祉法
	社会サービス　障害（児）者福祉		自立支援医療（育成医療・更生医療）	介護給付事業 訓練等給付事業, 補装具,地域生活 支援事業等	障害者総合支援法 身体障害者福祉法 知的障害者福祉法 児童福祉法
	社会サービス　老人福祉			老人福祉施設 生きがい・生活支援施設等	老人福祉法
	社会サービス　母子寡婦福祉	母子（寡婦）福祉資金貸付		自立支援 生活指導等	母子及び父子並びに寡婦福祉法

※給付内容は主なものを記載している。「高齢者医療確保法」は「高齢者の医療の確保に関する法律」のことである。
増田雅暢：新・社会福祉士養成講座 12　社会保障（第 6 版），p43，中央法規，2019 より一部改変

「医療費の保障」のみがその役割ではない。つまり，公的責任により医療を保障するとすれば，費用を保障するだけではなく，人びとが医療給付などを受けるための病院，診療所などの医療機関のあり方，そこでの医師，看護師ら医療従事

者の問題など，医療供給体制をはじめとする医療制度全体の整備を図ることも含まれるのである（このような意味から，所得保障とは別の位置づけがされているともいえる）。

▶▶ 3　社会福祉

社会福祉は，高齢者福祉，障害者福祉，児童福祉などからなる。本来的には，個々人の生活上のニーズを，個別的に，対人的援助関係を通して援助しようとするものであり，歴史的には，キリスト教などの宗教の教義に基づく活動，あるいは，民間の篤志家といわれる人びとによる活動なども源流としているものである。しかし，貧困の社会問題化，あるいは，現代の介護問題，保育問題などに代表されるように，時代の変化に伴い，対応すべきニーズが拡大化，普遍化し，これらに対する公的責任が問われるようになるにつれて，制度として実施される部分が出てきている。

なお，次項に述べる社会保障の方法としては，社会福祉は，サービス方式を中心とすることが一般的であるが，わが国においては，上記のような経過の中で，介護サービスについては，介護保険として社会保険方式によることとなった。したがって，本章第2節以下でも，所得保障，医療保障，社会福祉とともに，介護保障を独立して取り上げている。

ⓒ 社会保障の方法

前記のような機能を果たすために，社会保障はどのような方法により実施されているのであろうか。大きく，①社会保険，②公的扶助，③社会扶助（社会手当），④サービスに分けることができる。以下，これらを概観するが，実際の制度においては，これらを組み合わせた形のものもあるので留意されたい。

▶▶ 1　社会保険

保険とは，多くの人びとに共通に起こりうる生活上のさまざまの事故とこれに伴うリスクに対して，予め保険料拠出という形で危険を負担しあい，基金をつくり，これに備えていくというものである。こうしたリスクのなかでも，年をとること，病気やけがをすること，仕事を失うことなど，社会生活上，誰もが経験する可能性が高いものに対しては，社会的制度として対応しようというものが社会保険である。

この方式は，①年齢が一定に達した人等を対象とする原則強制加入の制度であり，給付は，事前の保険料納付という義務の代償という形で実施される，②貧困予防の手だてとして，想定していた保険事故が認定されれば，給付がほぼ自

表 13-2　社会保険と公的扶助

	社会保険	公的扶助
機　能	防　貧	救　貧
給付の開始	事故の発生（認定）	申請に基づく困窮の事実認定
給付対象者	被保険者，被扶養者	資力調査済みの者
給付の要件	加入，保険料拠出	生活困窮
給付水準	平均的需要	最低生活費
財　源	拠出，公費	公　費

動的に開始される，③給付は事故による必要性に即して行うので，保険料は支払い能力に応じた形で拠出するのが通常である，④保険料を主要な財源としながら，公的保険として公費もしばしば投入されるので，財政的には安定する，などの特徴をもつ。

このように，給付と負担の関係がある程度はっきりとしており，所得再分配の効果もあることなどから，国民的コンセンサスも得やすく，現代社会においては，先進諸国を中心に，一定の生活水準以下に陥らないよう，生活の安定を図るための予防的対策の柱となっている。

わが国においても，「国民皆年金」「国民皆保険」〔いずれも 1961（昭和 36）年4 月に実現〕というキーワードに代表されるように，この社会保険を社会保障制度体系の中心としており（後述），最近では，所得保障，医療保障だけでなく，介護サービスについてもこの方式とした。

▶▶　2　公的扶助

社会保険が，保険料を主たる財源に，生活の安定が損なわれないようする予防的対策であるのに対し，公的扶助は，公費（税）を財源に，貧困状態に陥った人びとに対し，最終的手だてとして最低生活を保障するものである。

表 13-2 のとおり，社会保険は，想定された事故が発生した際，予定された一定水準の保障を，どちらかといえば一定の条件に対して画一的にしか実施しない。また，その一定の水準は，制度にもよるが，事故によるリスクを 100％カバーするわけではなく，たとえば雇用保険の求職者給付は原則的に失業前賃金の 5〜8 割である。また，医療保険制度の 1〜3 割のように，保険給付利用にあたって自己負担があるものもある。さらに，社会保険は，想定してある事故以外への対応はせず，保険料納付などの条件が満たされなければ支給されないこともある。

このような社会保険をはじめとする社会保障制度のほか，さまざまな制度をもってしても最低生活を営むことができない場合の手だてが公的扶助である。

特徴としては，①法律的には全国民を対象とするが，実際の適用は生活困窮者であること，②生活困窮という事実認定のため資力調査を伴うこと，③給付水準は最低生活水準であり，これに不足する分を個々の状況に応じて給付すること，④公費（税）を財源とすることなどである。

わが国では，生活保護制度がこれに比定されている。

▶▶ **3　社会扶助（社会手当）**

社会扶助（社会手当）は，社会保険と公的扶助の中間にある方式といえる。保険料拠出を給付要件とせず，主たる財源を公費に求めるという点では公的扶助に近い。一方で，所得制限を条件とはしながらも，児童，母子家庭など一定の対象に画一的に給付を実施し，これらの貧困予防対策的役割を果たしているという面では社会保険に近い。

わが国においては，児童手当，児童扶養手当等がこの方式によるものとされている。

▶▶ **4　サービス**

公費（税）を財源に，社会福祉や医療などを，必要とする人に原則的には無料で提供するもので，各種の社会福祉サービスなどがこれにあたるということができる。ただし，後述のとおり，医療保障が社会保険方式を中心とし，社会福祉が，制度的にはどちらかと言えば狭義にとらえられ，経済的援助性への対応と密接に関連しながら，生活困窮者など特別なニーズを抱えた人びとに対する特殊なサービスとして展開してきたわが国の社会保障制度の中では，厳密な意味でこの制度を見出すことはむずかしい。

ⓓ わが国における社会保障制度の体系

わが国の法令において「社会保障」という語が初めて登場したのは，1946（昭和21）年制定の日本国憲法第25条の規定である。同条は，第1項において「すべて国民は，健康で文化的な最低限度の生活を営む権利を有する。」とし，いわゆる「生存権」を規定するとともに，第2項で「国は，すべての生活部面について，社会福祉，社会保障及び公衆衛生の向上及び増進に務めなければならない。」と規定している。

この規定をそのまま解釈すれば，「社会福祉，社会保障及び公衆衛生」であるから，これらは並列的なものともとれるが，一般的には，社会保障制度審議会の1950（昭和25）年の「社会保障制度に関する勧告」において「いわゆる社会保障制度とは，疾病，負傷，分娩，廃疾，死亡，老齢，失業，多子その他困窮の原

社会保障制度審議会
1948（昭和23）年，総理大臣の諮問機関として設置され，社会保障制度に関する審議，調査等を行ってきた。2001（平成13）年1月の省庁再編により廃止。

表 13-3　わが国における社会保障と関連制度

狭義の社会保障	社会保険＋公的扶助＋公衆衛生・医療＋社会福祉
広義の社会保障	狭義の社会保障＋恩給＋戦争犠牲者援護
社会保障関連制度	住宅対策，雇用対策等

因に対し，保険的方法又は直接公の負担において経済的保障の途を講じ，生活困窮に陥った者に対しては，国家扶助によって最低限度の生活を保障するとともに，公衆衛生及び社会福祉の向上を図り，もってすべての国民が文化的社会の成員たるに値する生活を営むことができるようにすることをいうのである。」と整理された線でその体系をとらえている。

社会保障制度（狭義）は，①社会保険，②公的扶助，③社会福祉，④公衆衛生および医療，という4つの柱から構成される（表13-3）。そして，これらに⑤恩給，⑥戦争犠牲者援護を加えたものを広義の社会保障，さらに，⑦住宅対策，⑧雇用対策を社会保障関連制度として位置づけているのである。

したがって，わが国の社会保障の考え方は，所得保障，医療保障を中心に，まず社会保険により一定レベルの保障を行うことにより生活の安定を図り，何らかの事由により社会保険が受けられない場合などには公的扶助（生活保護）が最低限の生活を保障する，そして，生活の自立や社会適応のための個別的援助を行う社会福祉など他の対策が補完していくというものである，と理解できる。

次節以下で，こうしたわが国の社会保障の各制度について，所得保障制度，医療保障制度，介護保障制度，社会福祉制度，社会保障の関連制度という分野に分けて主要な制度を，給付内容を中心に概観する。

❷ 所得保障制度

国民の経済的生活を保障していく所得保障のための制度としては，社会保険として年金保険，雇用保険，労働者災害補償保険がまず挙げられ，次に社会扶助としての各種手当制度が，そして，最終的手段として公的扶助（生活保護）が挙げられる。

ⓐ 年金保険

保険者と被保険者：
保険料徴収等保険制度の運営を実施する者を保険者といい，加入する者を被保険者という。

年金保険は，国が保険者（実質的には「日本年金機構」）となり，公的責任に基づいて運営されるもので，社会全体で老後の所得保障を図ることを主要な目的としている。

わが国の年金保険は，大まかな展開過程として，一部の被用者を対象とする制度から，被用者全体へ，そして被用者以外の人びとへと対象を拡大することにより皆年金を実現してきた。一つの法律による単一の制度ではなく，大きく分けて被用者対象の制度と被用者以外を対象とする国民年金，被用者対象の制度はさらに一般の被用者を対象とする厚生年金保険と特定職種の被用者を対象とする各種共済組合というように，複数の制度の複合体という形で皆年金体制は成立してきた。

厚生年金保険等被用者年金制度
厚生年金，国家公務員共済，地方公務員共済，私立学校教職員共済が存在したが，「被用者年金制度の一元化等を図るための厚生年金保険法等の一部を改正する法律（平成24年法律第63号）」により，2015年10月に厚生年金に一元化された。

こうした制度分立による制度間格差の問題，人口の高齢化に伴う給付と負担の問題などが顕在化し，1985（昭和60）年に大きな制度改正が行われ，現在の制度体系としては，国民年金を，原則的に20歳以上の全国民共通の基礎年金（強制加入期間満60歳に達するまで）と位置づけ部分的一元化を図り，被用者は，従来の厚生年金保険等被用者年金制度とともに両者に加入し，上乗せの給付を持つという二階建てとなっている。

給付の種類は，①老齢給付，②障害給付，③遺族給付の3種類であるが，いずれも，給付要件を満たせば，定額制の基礎年金のほかに，被用者には報酬比例の厚生年金が支給される。

ⓑ 雇用保険

雇用保険の目的は，「労働者が失業した場合及び労働者について雇用の継続が困難となる事由が生じた場合に必要な給付を行うほか，労働者が自ら職業に関する訓練を受けた場合に必要な給付を行うことにより，労働者の生活及び雇用の安定を図るとともに，求職活動を容易にする等その就職を促進し，あわせて，労働者の職業の安定に資するため，失業の予防，雇用状態の是正及び雇用機会の増大，労働者の能力の開発及び向上その他労働者の福祉の増進を図ることを目的とする。」（雇用保険法第1条）と規定されている。

雇用保険における「失業」：
被保険者が離職し，労働の意思および能力を有するにもかかわらず，職業に就くことができない状態とされている。公共職業安定所（ハローワーク）が窓口となる。

この目的を受け，国が保険者となり，「失業等給付」として，①被保険者が失業した時の生活の安定を図るための「求職者給付」，②再就職を促進するための「就職促進給付」，③雇用の安定および就職の促進を図るための「教育訓練給付」，④高齢者や育児休業，介護休業をした場合の職業生活の継続を促進するための「雇用継続給付」を実施する。また，このほかに，雇用安定事業，能力開発事業も実施する。

雇用継続給付
「雇用保険法等の一部を改正する法律（令和2年法律第14号）」により，2020年4月より，育児休業給付については失業等給付から独立させ，子を養育するために休業した労働者の生活及び雇用の安定を図るための給付と位置づけられた。

ⓒ 労働者災害補償保険

保険給付等
「雇用保険法等の一部を改正する法律（令和2年法律第14号）」により，2020年9月より，各保険給付に「複数事業労働者」（被災した時点で，事業主が同一でない複数の事業場と労働契約関係にある労働者）に対する給付が設定された。

労働者災害補償保険の目的は，「業務上の事由又は通勤による労働者の負傷，疾病，障害，死亡等に対して迅速かつ公正な保護をするため，必要な保険給付を行い，あわせて，業務上の事由又は通勤により負傷し，又は疾病にかかった労働者の社会復帰の促進，当該労働者及びその遺族の援護，労働者の安全及び衛生の確保等を図り，もって労働者の福祉の増進に寄与することを目的とする。」（労働者災害補償保険法第1条）と規定されている。

労災保険における「業務災害」「通勤災害」：
労働基準監督署において，個々のケースについての解釈の積み重ねに基づいて決定される。

この目的を受け，国が保険者となり，所得保障を図る「保険給付」として，①業務（または通勤）災害による負傷または疾病による療養により労働することができないために賃金を受けることができない場合に「休業補償給付（休業給付）」（括弧内は通勤災害の場合の給付名），②療養開始後1年6月を経ても治らず，その傷病が重い場合は「傷病補償年金（傷病年金）」，③業務（通勤）災害による負傷または疾病が治ったものの一定の障害が残った場合は，程度に応じて「障害補償年金（障害年金）」または「障害補償一時金（障害一時金）」，④業務（通勤）災害による負傷または疾病により重度の障害が残り，介護を必要とする場合は「介護補償給付（介護給付）」，⑤業務（通勤）災害により死亡した場合は，「遺族補償年金（遺族年金）」または「遺族補償一時金（遺族一時金）」と「葬祭料（葬祭給付）」が実施される。また，このほかに，「労働福祉事業」として，社会復帰促進事業，被災労働者等援護事業，安全衛生確保事業も実施する。

ⓓ 社会扶助（各種社会手当）

前記のとおり，社会保険でもなく公的扶助でもなく，この中間にあって，ある一定集団などを対象に所得の保障を行う制度であり，わが国の制度体系においては，児童手当，児童扶養手当，特別児童扶養手当，特別障害者手当，障害児福祉手当という各種手当のほか，無拠出の老齢福祉年金，一部該当者への障害基礎年金がこれにあたる。

なお，わが国の社会保障制度の中で，この社会扶助（各種社会手当）は，社会福祉が，制度的にはどちらかといえば狭義にとらえられ，経済的援助性への対応と密接に関連しながら，生活困窮者など特別なニーズを抱えた人びとに対する特殊なサービスとして展開してきた過程もあってか，社会福祉制度の一つとしてとらえられることが多い（表13-1）。

ⓔ 公的扶助（生活保護）

　　上記までの各種所得保障制度等によっても，最低生活の維持が図れないとき
に，生存権を守る最終的手だてとして位置づけられるのが公的扶助で，わが国
の社会保障制度体系においては，生活保護制度がこれに比定されている。

　　生活保護法は，国家責任により，無差別平等に，健康で文化的な最低生活の保
障を行うことを規定し，扶助内容としては，生活扶助，教育扶助，住宅扶助，生
業扶助，出産扶助，葬祭扶助の6種類の扶助が金銭給付を原則としており，主
に所得保障を行うものである。このほかに，扶助内容としては，現物給付を原則
とする医療扶助と介護扶助があり，それぞれ医療保険，介護保険の補完対策と
位置づけられる。

　　なお，わが国の生活保護法は，「最低限度の生活の保障」とともに，「自立の助
長」も目的として規定しており，この意味で，社会福祉制度の一つともみること
ができる。

ⓕ その他の所得保障制度

　　これまでに概観してきたもの以外に所得保障の役割を果たしている制度とし
ては，恩給，障害児・者などに対する各種料金の割引などが挙げられる。また，
次節で概観する医療保険等の中の現金給付の一部もまた所得保障制度とみるこ
とができる。

③ 医療保障制度

　　国民の健康の維持・増進などを目的に，社会的制度として医療を提供するの
が医療保障制度である。その中心的役割を果たしているものとして，まず医療
保険が挙げられ，これを生活保護の医療扶助，公費負担医療などが補完する。

ⓐ 医療保険

全国健康保険協会：
2008年（平成20）10月
1日に設立された厚生労働
省所管の公法人。従前，同
省外局の社会保険庁が保
険者機能を果たしていた
「政府管掌健康保険（政管
健保）」「船員保険」の保険
者を継承した。

　　医療保険は，全国健康保険協会などが保険者となり，疾病，負傷，死亡，分娩
などの際，治療やこれに伴う休業による所得中断などに対して，保険給付を行
うものである。

　　この医療保険制度も，年金保険と同様，複数の保険制度の複合体という形で
国民皆保険体制を成り立たせている。大きく分けると，75歳未満の者は，農業

後期高齢者医療制度（長寿医療制度）：
「高齢者の医療の確保に関する法律」（旧「老人保健法」）に基づく。原則として75歳以上者を対象とする制度。高齢者の医療制度については，1972（昭和47）年の老人福祉法改正により，医療保険制度と老人福祉を組み合わせることにより，1973（昭和48年）からの老人医療費無料化が実施された。その後，1982（昭和57）年に老人保健法が制定され，1983（昭和58）年から患者負担が導入され，無料ではなくなったが，現役世代よりは低い負担での医療が受けられる形とした。このため，高齢者医療費が医療費全体の概ね3分の1を占めるに至ったこと。また，老人保健制度では，老人保健としては保険料を徴収せず，財政の現役世代と高齢者世代の負担関係の不明確であったこと，運営において保険料を徴収するのは各医療保険者で使用する運営主体は市町村と異なることなどが課題となり，新たな制度となった。

や自営業を営む人たちと無職の者が加入する「国民健康保険」，一般の被用者と被扶養家族が加入する「健康保険」，特定職種の被用者と被扶養家族の「共済組合」「船員保険」になる。75歳以上の者は「後期高齢者医療制度（長寿医療制度）」に加入する。

中心となるのは療養の給付などの医療給付で，これは現物給付を原則としており，被保険者（被用者の制度においては一定の要件を満たした被扶養家族）が保険医療機関と指定された病院等で受けた診療などについて，医療費などを診療報酬に基づいて算定し，一部負担金以外（年齢により1〜3割の定率負担）は保険者が支払うという方法をとっている。

なお，このほかに，出産育児一時金，埋葬料などが現金給付により実施される。

ⓑ その他

上記のほか，医療保障にあたる制度としては，労働者災害補償保険による労働災害による疾病などに対する療養の給付と二次健康診断等給付，補償的医療，社会防衛的医療，福祉的医療などの公費負担医療が挙げられる。また，生活保護の医療扶助がある。

④ 介護保障制度

介護保障の問題は，高齢期の生活問題の一つとして以前から問われていた課題である。わが国においては，従前，老人保健という医療保障制度と社会福祉の中の老人福祉という分野での対応を中心としてきたが，急速な高齢化などにより問題が量的に拡大し，質的にも多様化した。また，家族介護の限界，医療における社会的入院の問題，社会福祉における行政の措置という方式でのサービス実施の下では，限られた供給主体しかなく，また，選択性がないなど，両制度の課題点が提起されるようになり，大きな社会問題となった。

こうしたなかで，社会保険方式により，新たな介護保険を創設する方向を選んだのである。すなわち，まずは介護保険により介護という事故の認定を受けた者に対して，一定のサービスを提供することとなった。介護保険制度の概要

については，第8章「高齢者保健」を参照されたい。

　なお，介護保険による認定が受けられなければ介護サービスを全く受けることができないわけではなく，介護保険の保険者（市区町村）が独自に行う保健福祉事業，老人医療による保健サービス，他の福祉サービスなどが必要に応じて補完する。また，自己負担が支払えないためにサービスの利用ができないなどの問題に対しては，生活保護の介護扶助が，保険料支払いができない高齢者については，同じく生活保護の生活扶助（介護保険料加算）が対応する。

⑤　社会福祉制度

ⓐ　わが国の社会福祉制度のあらまし

　わが国における社会福祉（事業）については，社会福祉法第2条により，表13-4のとおり，広範なサービス内容が規定されている。

　主要な分野（高齢者，障害児・者，児童）のあらましは以下のとおりである。

▶▶　**1　高齢者への福祉**

　高齢者の福祉は，「老人は，多年にわたり社会の進展に寄与してきた者として，かつ，豊富な知識と経験を有する者として敬愛されるとともに，生きがいを持てる健全で安らかな生活を保障されるものとする。」「老人は，老齢に伴って生ずる心身の変化を自覚して，常に心身の健康を保持し，又は，その知識と経験を活用して，社会的活動に参加するように努めるものとする。」「老人は，その希望と能力とに応じ，適当な仕事に従事する機会その他社会的活動に参加する機会を与えられるものとする。」（老人福祉法第2条，第3条）を基本理念に，「老人福祉法」に基づいて発展してきた。

　周知のとおり，わが国は国民の5人に1人以上が65歳以上の高齢者という「高齢社会」を迎え，高齢者福祉のあり方は大きな社会的課題となっている。

　現在，高齢者に対する「ホームヘルプサービス」や「特別養護老人ホーム」の利用など，主要なサービスの多くは，前記の介護保険制度による保険給付として実施されている。

　介護保険制度は，2000（平成12）年4月の施行から20年以上を経過し，利用者数増加などにみられるように，定着化は進んでいるが，制度の持続可能性をどのように確保するのか，認知症の高齢者の増加への対応など，さまざまな課題も顕在化してきている。

表 13-4　社会福祉法第 2 条による社会福祉事業の範囲

第 1 種社会福祉事業（2 条 2 項）

1　生活保護法に規定する救護施設，更生施設その他生計困難者を無料又は低額な料金で入所させて生活の扶助を行うことを目的とする施設を経営する事業及び生計困難者に対して助葬を行う事業

2　児童福祉法に規定する乳児院，母子生活支援施設，児童養護施設，障害児入所施設，児童心理治療施設又は児童自立支援施設を経営する事業

3　老人福祉法に規定する養護老人ホーム，特別養護老人ホーム又は軽費老人ホームを経営する事業

4　障害者の日常生活及び社会生活を総合的に支援するための法律に規定する障害者支援施設を経営する事業

5　削除

6　売春防止法に規定する婦人保護施設を経営する事業

7　授産施設を経営する事業及び生計困難者に対して無利子又は低利で資金を融通する事業

第 2 種社会福祉事業（2 条 3 項）

1　生計困難者に対して，その住居で衣食その他日常の生活必需品若しくはこれに要する金銭を与え，又は生活に関する相談に応ずる事業

2　児童福祉法に規定する障害児通所支援事業，障害児相談支援事業，児童自立生活援助事業，放課後児童健全育成事業，子育て短期支援事業，乳児家庭全戸訪問事業，養育支援訪問事業，地域子育て支援拠点事業，一時預かり事業，小規模住居型児童養育事業，小規模保育事業，病児保育事業又は子育て援助活動支援事業，同法に規定する助産施設，保育所，児童厚生施設又は児童家庭支援センターを経営する事業及び児童の福祉の増進について相談に応ずる事業

3　母子及び父子並びに寡婦福祉法に規定する母子家庭日常生活支援事業，父子家庭日常生活支援事業又は寡婦日常生活支援事業及び同法に規定する母子・父子福祉施設を経営する事業

4　老人福祉法に規定する老人居宅介護等事業，老人デイサービス事業，老人短期入所事業，小規模多機能型居宅介護事業，認知症対応型老人共同生活援助事業又は複合型サービス福祉事業及び同法に規定する老人デイサービスセンター，老人短期入所施設，老人福祉センター又は老人介護支援センターを経営する事業

4 の 2　障害者の日常生活及び社会生活を総合的に支援するための法律に規定する障害福祉サービス事業，一般相談支援事業，特定相談支援事業又は移動支援事業及び同法に規定する地域活動支援センター又は福祉ホームを経営する事業

5　身体障害者福祉法に規定する身体障害者生活訓練等事業，手話通訳事業又は介助犬訓練事業若しくは聴導犬訓練事業，同法に規定する身体障害者福祉センター，補装具製作施設，盲導犬訓練施設又は視聴覚障害者情報提供施設を経営する事業及び身体障害者の更生相談に応ずる事業

6　知的障害者福祉法に規定する知的障害者の更生相談に応ずる事業

7　削除

8　生計困難者のために，無料又は低額な料金で，簡易住宅を貸し付け，又は宿泊所その他の施設を利用させる事業

9　生計困難者のために，無料又は低額な料金で診療を行う事業

10　生計困難者に対して，無料又は低額な費用で介護保険法に規定する介護老人保健施設（又は介護医療院）を利用させる事業

11　隣保事業（隣保館等の施設を設け，無料又は低額な料金でこれを利用させることその他その近隣地域における住民の生活の改善及び向上を図るための各種の事業を行うものをいう。）

12　福祉サービス利用援助事業（精神上の理由により日常生活を営むのに支障がある者に対して，無料又は低額な料金で，福祉サービス（前項各号及び前各号の事業において提供されるものに限る。）の利用に関し相談に応じ，及び助言を行い，並びに福祉サービスの提供を受けるために必要な手続又は福祉サービスの利用に要する費用の支払に関する便宜を供与することその他の福祉サービスの適切な利用のための一連の援助を一体的に行う事業をいう。）

13　前項各号及び前各号の事業に関する連絡又は助成を行う事業

※数字は社会福祉法 2 条各項の号番号である。

老人福祉法, 介護保険法のほかにも「高齢者虐待の防止, 高齢者の養護者に対する支援等に関する法律」（高齢者虐待防止法）,「高齢者, 障害者等の移動等の円滑化の促進に関する法律」,「高齢者の居住の安定確保に関する法律」,「福祉用具の研究開発及び普及の促進に関する法律」（福祉用具法）などの法律が制定されている。これらによる制度により, 高齢者の安心な地域生活をサポートしている。

▶▶ 2 児童への福祉

児童福祉法を中心に,「児童憲章」, 国際連合による「児童の権利に関する条約」などによる理念に基づいて, 児童の権利保障という視点から児童の福祉の各制度の充実が図られてきた。

諸事情により家族と暮らすことのできない児童らへの「児童養護施設」,「乳児院」,「母子生活支援施設等」, 保護者が育児を行えない場合に一定時間, 保育を行う「保育所」, 障害のある児童に対する在宅や施設サービスなどが実施されている。なお, 児童福祉法における「児童」とは, 満18歳に満たない者をいう。

このほか, 少子化, 児童虐待などの課題に対応するため,「児童虐待の防止等に関する法律」（児童虐待防止法）, 次世代育成支援対策推進法などによる施策もとられている。

▶▶ 3 障害児・者への福祉

「障害者基本法」を施策や制度の基本として,「身体障害者福祉法」,「知的障害者福祉法」,「精神保健及び精神障害者福祉に関する法律」（精神保健福祉法）という, 障害分野別の法律によって, 制度等の整備が図られてきた。

このため, 制度間の格差, 制度間のサービスの漏れなどの課題が生じたこと, 就労支援の抜本的強化を図る必要があることなどから, 新たに「障害者自立支援法」（現：障害者総合支援法, 後述）が制定され, 2006（平成18）年4月から段階的に施行された。

本法により, 3障害の各サービスの利用の仕組みが一本化されるとともに, 施設やサービスの事業体系の再編が進められ, サービスの確保などについての責任が市町村に一元化され, 費用負担（サービス利用料）の見直しが行われた。

ⓑ わが国の社会福祉をめぐる最近の主な動向

第二次世界大戦後, わが国の社会福祉は, 昭和20年代に, 生活保護法, 児童福祉法, 身体障害者福祉法という, いわゆる「福祉三法」と, 共通の基本事項を規定する社会福祉事業法（現：社会福祉法）を整備することによりスタートし

た。敗戦直後という当時の社会・経済情勢などもあり，生活困窮をはじめとする低所得者，戦災孤児や浮浪児など，喫緊の課題への対応に比重をかけざるをえなかったこと，社会保障制度全体の未整備などから，どちらかといえば特別の生活問題を抱える人びとへの特殊なサービスという色彩が強かった。したがって，福祉サービスの利用は，「行政の措置」という行政処分として実施され，サービスを利用できるかも，利用するサービスの種類も，サービスを提供する事業者も，すべて行政が決定し，国民は選ぶことはできなかった。サービスを提供する事業者は，国，地方公共団体，社会福祉法人が中心という限られた形で実施してきた。

　しかしながら，その後の国民皆年金，国民皆保険の実現など，他の社会保障各制度の整備，人口構造や世帯形態の変容などを背景に，福祉ニーズは拡大多様化した。今日においては，一部の特殊な問題を抱えた者の特別なサービスではなく，多くの国民にとって普遍的サービスとして認識されるようになってきた。

　このため，最近の制度改正においては，サービス実施の方法が「行政の措置」から「契約による利用」に，一部サービスでの供給主体の多様化など，昭和20年代に形成されてきた枠組みに大きく手が入れられている。介護保険法，障害者自立支援法はこれらを具体化させたものである。

　さらに，最近においては，以下のような動向がみられる。

▶▶　**1**　「障がい者制度改革推進本部等における検討を踏まえて障害保健福祉施策を見直すまでの間において障害者等の地域生活を支援するための関係法律の整備に関する法律」

（2012［平成24］年4月施行。一部2011［平成23］年10月施行）

　これにより，①利用者負担の見直し，②障害者の範囲の見直し，③相談支援の充実，④障害児支援の強化，⑤地域における自立した生活のための支援の充実等が行われた。

▶▶　**2**　「地域社会における共生の実現に向けて新たな障害保健福祉施策を講ずるための関係法律の整備に関する法律」

（2013［平成25］年4月施行。一部2014［平成26］］年4月施行）

　①「障害者自立支援法」の改称（障害者の日常生活及び社会生活を総合的に支援するための法律（略称：障害者総合支援法），②障害者の範囲の見直し，③障害支援区分の創設，④障害者に対する支援の見直し，⑤サービス基盤の計画的整備等が行われた。

▶▶ **3** 「精神保健及び精神障害者福祉に関する法律の一部を改正する法律」

(2014［平成 26］年 4 月施行。一部 2016［平成 28］年 4 月施行)

　①精神障害者の医療の提供を確保するための指針の策定，②保護者制度の廃止，③医療保護入院の見直し等が行われた。

▶▶ **4** 「次代の社会を担う子どもの健全な育成を図るための次世代育成支援対策推進法等の一部を改正する法律」

(2014［平成 26］年 10 月施行。一部 12 月施行)

　本法によって，①一人親家庭への支援拡充が図られ，②「母子及び寡婦福祉法」が「母子及び父子並びに寡婦福祉法」へと改称された。

▶▶ **5** 「子どもの貧困対策の推進に関する法律」

(2014［平成 26］年 1 月施行)

　これを踏まえた①「子どもの貧困対策に関する大綱」が閣議決定され，②「都道府県子どもの貧困対策計画」が策定，実施された。

▶▶ **6** 「生活保護法の一部を改正する法律」

(2014［平成 26］年 7 月施行。一部 1 月施行)

　これによって，①就労による自立の促進，②健康・生活面等に着目した支援，③不正・不適正受給対策の強化，④医療扶助の適正化等が図られた。

▶▶ **7** 「生活困窮者自立支援法」

(2015［平成 27］年 4 月施行)

　①必須事業としての自立相談支援事業および住居確保給付金の支給，②任意事業としての「就労準備支援事業」，「一時生活支援事業」，「家計相談支援事業」，「学習支援事業」等が実施された。

▶▶ **8** 「社会福祉法等の一部を改正する法律」

(2017［平成 29］年 4 月施行)

　これにより，①経営組織のガバナンスの強化のための評議員会の必置，②事業運営の透明性の向上のための財務諸表・現況報告書・役員報酬基準の公表に係る規定の整備等，社会福祉法人制度の見直しが行われた。

▶▶ **9** 「地域包括ケアシステムの強化のための介護保険法等の一部を改正する法律」

(2018［平成 30］年 4 月施行)

　「社会保障国民会議中間報告（2008［平成 20］年 6 月 19 日）において，「地域における医療・介護・福祉の一体的提供（地域包括ケア）の実現」が提起され，人びとが日常を過ごす地域で，必要な医療・介護・福祉のサービスが包括的・継

続的に提供できる体制の実現と在宅支援機能を持つ主治医と介護支援専門員の連携を軸にした「地域包括ケアマネジメント」の実現が目指されてきた。

　本法により，地域包括ケアシステムの深化・推進に向け，自立支援・重度化防止に向けた保険者機能の強化や，地域共生社会の実現に向けた取り組みが図られることとなった。

▶▶　**10**　「地方分権の推進を図るための関係法律の整備等に関する法律」

　通称「地方分権一括法」。1999（平成11）年に制定された第一次地方分権一括法より現行の第七次（2018［平成30］年4月施行）までの間に，自治体への権限委譲や，自治体の設置する行政組織への規制緩和等が行われた。本法により，地域の実状に沿った行政の展開が期待されている。

▶▶　**11**　「行政手続における特定の個人を識別するための番号の利用等に関する法律」

（2018［平成30］年1月施行）

　行政機関，地方公共団体等の行政事務処理の効率化，行政手続の簡素化，本人確認の簡易化等を目的として「個人番号」や「法人番号」を割り当て，情報システムを運営するものである。本法により社会保障・税番号制度（いわゆる「マイナンバー制度」）が導入された。

▶▶　**12**　「ニッポン一億総活躍プラン」および「経済財政運営と改革の基本方針2017について」

（いずれも2016［平成28］年6月2日閣議決定）

　すべての人びとが地域，暮らし，生きがいをともに創り高め合う，全員参加型の「地域共生社会」の実現が提起され，GDP600兆円という経済成長目標を掲げると同時に，子育て・介護・教育環境を整備することで出生率を高め（希望出生率1.8），介護離職を減らすこと（介護離職ゼロ）を目指すとしている。

　福祉分野においても，パラダイムを転換し，福祉は与えるもの，与えられるものといったように，「支え手側」と「受け手側」に分かれるのではなく，地域のあらゆる住民が役割を持ち，支え合いながら，自分らしく活躍できる地域コミュニティを育成し，公的な福祉サービスと協働して助け合いながら暮らすことが目指されている。

　2019年12月「地域共生社会に向けた包括的支援と多様な参加・協働の推進に関する検討会」（地域共生社会推進検討会）最終とりまとめが提示され，再度の社会福祉法見直しが実施された。

▶▶ **13** 「生活困窮者等の自立を促進するための生活困窮者自立支援法等の一部を改正する法律」

（2018［平成 30］年 10 月より一部施行）

　生活困窮者自立支援法が改正され，自立相談支援事業・就労準備支援事業・家計改善支援事業の一体的実施の促進や，子どもの学習支援事業の強化などが図られることとなった。また，被保護世帯の子どもの大学等進学支援などを目的として，生活保護法も改正された。

▶▶ **14** 「児童虐待防止対策の強化を図るための児童福祉法等の一部を改正する法律」（令和元年法律第 46 号）

　児童相談所の体制強化および関係機関間の連携強化等を目指す。

▶▶ **15** 「地域共生社会の実現のための社会福祉法等の一部を改正する法律」（令和 2 年法律第 52 号）

　地域住民の複雑化・複合化した支援ニーズに対応する市町村の包括的な支援体制を構築するための法改正が行われた。

　地域の特性に応じた認知症施策や介護サービス提供体制の整備等の推進，医療・介護のデータ基盤の整備の推進，介護人材確保および業務効率化の取り組みの強化，社会福祉連携推進法人制度の創設などが進められることとなった。

▶▶ **16** 「全世代対応型の社会保障制度を構築するための健康保険法等の一部を改正する法律」（令和 3 年法律第 66 号）

　1 億総活躍社会が掲げられるとともに，「全世代型社会保障への改革」も最重要課題とされ，少子高齢化が急速に進むなかで，これまでの社会保障システムの改善にとどまることなく，システム自体の改革を進めていくことが目指されている。

　本法の附則第 2 条で「政府は，この法律の公布後速やかに，全世代対応型の持続可能な社会保障制度を構築する観点から，社会保障制度の改革及び少子化に対処するための施策について，その実施状況の検証を行うとともに，総合的な検討に着手し，その検討の結果に基づいて速やかに法制の整備その他の必要な措置を講ずるものとする」とされたことを受け，全世代型社会保障構築会議と公的価格評価検討委員会が首相官邸に設置され，引き続き，保育士や介護職員の処遇改善等が検討されている。

▶▶ **17** 児童福祉法等の一部を改正する法律（令和 4 年法律第 66 号；原則として 2024 年 4 月施行）

　児童虐待の相談対応件数の増加など，子育てに困難を抱える世帯がこれまで

以上に顕在化してきている状況等を踏まえ，子育て世帯に対する包括的な支援のための体制強化等を行う。

▶ **18**　障害者の日常生活及び社会生活を総合的に支援するための法律等の一部を改正する法律（令和4年法律第66号；原則として2024年4月施行）

　障害者等の地域生活や就労の支援の強化等により，障害者等の希望する生活を実現するため，①障害者等の地域生活の支援体制の充実，②障害者の多様な就労ニーズに対する支援及び障害者雇用の質の向上の推進，③精神障害者の希望やニーズに応じた支援体制の整備，④難病者及び小児慢性特定疾病児童等に対する適切な医療の充実及び療養生活支援の強化，⑤障害福祉サービス等，指定難病及び小児慢性特定疾病についてのデータベースに関する規定の整備等の措置を講ずる。

▶ **19**　全世代対応型の持続可能な社会保障制度を構築するための健康保険法等の一部を改正する法律（令和5年法律第31号；原則として2024年4月施行）

　全世代対応型の持続可能な社会保障制度を構築するため，出産育児一時金に係る後期高齢者医療制度からの支援金の導入，後期高齢者医療制度における後期高齢者負担率の見直し，前期財政調整制度における報酬制度の導入，医療費適正化計画の実効性の確保のための見直し，かかりつけ医機能が発揮される制度整備，介護保険者による介護情報の収集・提供等に係る事業の創設等の措置を講ずる。

⑥　社会保障の関連制度

ⓐ　恩給，戦争犠牲者援護

　狭義の社会保障にこれらを加えて広義の社会保障とされる。恩給は，公的財源負担により，旧軍人等国家に貢献した者への見返りという性格をもつ。昭和30年代に公務員らの共済組合制度が確立されたのに伴い，こちらに移行しており，現在は，これ以前の退職者らのみを対象としている。戦争犠牲者援護は，戦争に対する国家の補償として，戦傷病者戦没者遺族等援護法などにより，公費を財源として，年金などが支給されている。いずれも，年月の経過とともに縮小化していく制度である。

ⓑ 住宅対策

　公営住宅建設などがその内容として挙げられるが, 用語解説でとりあげた「ベバリッジ報告」にもあるように, 社会保障の前提ともいえるもので, たとえば現代においては, 生活に適当な住居が適正な価格で購入できたり, 賃貸できるという条件が整備されれば, 所得保障の水準設定にあたって考慮できるなど, 関わりをもつものである。

ⓒ 雇用対策

　雇用の維持, 最低生活賃金その内容として挙げられるが, これも住宅対策と同様に, 社会保障の前提ともいえるもので, たとえば, 社会保障の財源そのものが給与などの所得を対象とする税, 保険料に依ることを考えても, 関連性は明らかである。

演習課題

1. 社会保障が手だてを講じている(保障している)分野は一般的に, (　　　), (　　　), (　　　) と整理することができる。
2. わが国の社会保険は給付対象となる保険事故の種類により, (　　　), (　　　), (　　　), (　　　), (　　　) の5つに分けられる。
3. 原則として, 全国民が加入することとなる年金を (　　　) という。
4. 労働者の失業を保険事故とし, 経済社会の動向に即応し, 労働者の生活を守るための保険を (　　　) という。
5. わが国では, 年金保険と医療保険はすべての国民が加入する (　　　) が実現している。
6. 生活保護の制度は, 日本国憲法第 (　) 条に規定された国民の基本的権利の保障という概念に基づいて, 実施されている。
7. 生活保護法による8つの扶助とは (　　　), (　　　), (　　　), (　　　), (　　　), (　　　), (　　　), (　　　) である。
8. 児童福祉法における児童とは, 満 (　) 歳未満の者をいう。

第14章

精神保健と障害者保健

❶ 精神保健の意義と予防

　　第1章で述べたWHOの健康の定義にもあるように，人はその精神面が正常で
なければ，たとえ肉体的に強健であっても，社会の一員として健全な構成要素
とはなりえない。精神保健では，精神の異常や障害の発生を未然に予防するこ
とが重要である。

　　精神疾患は，原因不明のものが多く，一次予防は困難なことが多い。従来，内
因性精神病では，遺伝の関与が大きいと考えられていたが，最近では環境中の
外的原因を想定する考えも出されており，ことに感染性の因子も考えられるよ
うになっている。

　　精神障害にある人達に対しては，早期治療，リハビリテーション活動などに
よって精神的障害の悪化防止，回復すること，また精神障害による不適応状態
の理由を明らかにし，調整を進めることによって社会復帰を促進するための活
動が必要である。

❷ 精神障害の分類

　　精神障害のなかで，精神の統御に基本的な異常の認められる場合を精神病と
いう。精神障害は，以下のように分けられる。

　①内因性の精神障害：特定できる原因がなくとも発症する障害で代表的なも
　　のに統合失調症，双極性障害がある。

　②外因性の精神障害：外的要因によって脳に器質的な障害をきたすもので，
　　認知症・アルコール依存症・てんかんなどがある。

　③心因性の精神障害：心理・社会的刺激が原因で生じるものである。例として
　　神経症，摂食障害などがある。

ⓐ 統合失調症

統合失調症（精神分裂病）は，思考と知覚の独特な障害と，不適切あるいは鈍くなった感情によって特徴づけられる精神障害で，被害妄想や幻聴（悪口，うわさ話，命令）などの陽性症状と，意欲の低下，感情の平板化，自閉などの陰性症状が認められる。経過は多様で，予後良好なこともあれば，再発を繰り返したり，慢性化し荒廃状態に至ることもある。

抗精神病薬による治療は，特に幻覚妄想の陽性症状には有効であるが，徐々に顕在化する陰性症状には不十分なことが多く，慢性化あるいは荒廃化した場合には，リハビリテーション療法や社会復帰対策が重要となる。統合失調症は，しばしば慢性経過をとることから，わが国の精神科入院病床の約60％を占める精神障害である。わが国における統合失調症の有病率は，0.7％との報告がある。

現在では，薬物療法・精神療法の進歩によって，寛解する例も多くなってきているが，その一方で再発を繰り返し，社会生活が困難になる例も存在する。こうした患者に対し，後に述べるように社会復帰のための支援をしていくことが，今後の精神保健福祉の大きな課題である。

ⓑ 双極性障害

双極性障害は「躁うつ病」ともいわれ，気分障害に属する心の病気である。症状が躁状態のみの躁病や，うつ状態のみのうつ病とは異なり，躁状態のときとうつ状態のときが交互に出現する。

うつ状態に加えて躁状態が起こる双極性障害を「双極Ⅰ型障害」，うつ状態に加えて軽躁状態が起こる双極性障害を「双極Ⅱ型障害」と呼ぶ。

双極性障害の原因はまだ解明されていないものの，うつ病よりは遺伝負因も含めた生物学的な要因が大きい疾患と考えられている。ストレスは発症の要因とは考えられていないが，ストレスが誘因や悪化の要因になることは少なくない。

ⓒ てんかん

さまざまな原因によって起こる慢性の脳障害で，反復性のてんかん発作（けいれん，意識消失のほかに運動・知覚・自律神経・精神機能の障害など）を主症状とする。また，脳波に異常が認められることが多い。わが国での有病率は0.3〜0.5％であり，患者数は数十万人と推計されている。

てんかんは，脳の障害部位により局在関連性てんかんと全般てんかんに大別され，それぞれが原因により特発性てんかん（素因以外に原因が明らかでないもの），および症候性てんかん（出産時の障害，頭部外傷など原因が明らかなもの）に分類される。

ⓓ 精神遅滞

精神遅滞者とは，知的能力の発達が遅滞した者を指す。精神遅滞の原因としては，胎児期，出産時，乳児期などに受けた脳の器質的障害によるものが多い。現在では先天性代謝異常（フェニルケトン尿症，クレチン症など）および核黄疸に基づく精神遅滞に関しては，適切な医学処置により予防できるようになったが，いまだに予防できないものもあるため，保健所や医療機関では精神遅滞の早期発見を目的とした1歳6カ月児健診および3歳児健診を行っている。

ⓔ 認知症

認知症とは，「脳血管疾患，アルツハイマー病その他の要因に基づく脳の器質的な変化により，日常生活に支障が生じる程度にまで記憶機能およびその他の認知機能が低下した状態」とされている。近年はアルツハイマー病が増加している（詳細は第8章「高齢者保健」を参照）。

ⓕ アルコール依存症

アルコール依存とは，患者がアルコール摂取は有害であることを自覚していながら，アルコール摂取をやめられない状態をいう。依存には身体的依存および精神的依存がある。

身体的依存のある患者には，飲酒中止後，振戦・せん妄，自律神経障害などの離脱症状（禁断症状）が出現するのが特徴である。振戦・せん妄とは，幻覚・不眠などを伴う意識混濁と振戦（ふるえ），発汗などの症状を伴った状態のことである。

精神的依存とは，このような離脱症状はないが，アルコールを常に探し求め（アルコール探索行動），アルコール摂取をやめられない状態である。また，アルコール依存には，肝障害などの身体的合併症を伴う場合が多い。

ⓖ 薬物中毒性精神病

麻薬，大麻，覚醒剤，睡眠剤，精神安定剤などの薬物による中毒は精神障害を発生させる。覚醒剤は，わが国で最も乱用されている薬物である。乱用による幻

覚, 妄想などの中毒性精神症状が出現し, これがもとで非行や犯罪に及ぶことも少なくない。最近の特徴は高校生や外国人の検挙率が増加していることである。また, シンナーなどの有機溶剤の乱用が青少年を中心に増えており, 不正薬物事犯例数の6割以上を占めている。

シンナーなどの有機溶剤の乱用から覚醒剤, 大麻などの薬物に移行する事例も多く, シンナーなどの有機溶剤が, 若者の薬物乱用への入り口 "gateway drug" (ゲートウェイ・ドラッグ：ある薬物の使用がより依存性, 毒性の強い他の薬物使用に結びつくという考え方) となるため, 青少年に新たな乱用者をつくらないようにするための予防啓発活動が重要になる。近年は脱法ドラッグの乱用が拡大している。

薬物依存者に対して, 厚生労働省では, 地域の保健所や精神保健福祉センターにおける相談, 指導を充実するとともに, 生活訓練施設などを整備し, 薬物依存者の社会復帰を支援している。また, ダルクと呼ばれる薬物依存症者の自助努力を支援する民間活動が, 全国13カ所で展開されている。ダルク (DARC＝Drug Addiction Rehabilitation Center：薬物依存症リハビリテーションセンター) は, 回復の手助けをする人も薬物依存症からの回復者で, 薬物依存症の仲間たちと会合をしながら回復支援活動を行っている。

ⓗ 心的外傷後ストレス障害

心的外傷後ストレス障害 (post traumatic stress disorder；PTSD) は, 自然災害や戦争, 犯罪, 虐待, いじめ, 事故などを契機としたストレスによって, その事件の数週間から数カ月後に不安, 孤独・孤立感などの精神症状や頭痛, 吐き気などの身体症状を呈するものである。

2011 (平成23) 年3月11日に発生した東日本大震災の被害者や, その後の福島県で発生した原子力発電所の事故による避難生活者のなかには, 不眠や抑うつ・不安といった精神面の不調を訴える者も多い。それは, 震災によるストレスや過労, 喪失による悲嘆だけでなく, 震災で職や役割を失った者や経済的困窮を抱えた者にPTSDが発生していることによるものである。

また科学技術振興機構の調査によると, 東日本大震災の被災地に派遣された災害派遣医療チーム隊員のうち, 救援活動直後の精神的苦痛が大きかった人と震災1カ月後の震災関連のテレビ視聴時間が長かった人では, 震災4カ月後にPTSD症状が強くみられた。大きな災害が発生した後には, 被災者だけでなく救援者もPTSDになり得ることが, これまでの研究で明らかになっている。

ⅰ　神経発達症

　神経発達症は，脳内の情報処理や制御に偏りが生じ，日常生活に困難をきたしている状態である。特定のことには優れた能力を発揮する一方で，ある分野は極端に苦手といった特徴がみられる。神経発達症は，情動・学習・自己コントロールなどに影響する脳機能障害である。神経発達症は，発達障害の疾患概念と大きく重なっているが，厳密にはそれよりも少し範囲の広い言葉である。神経発達症群には，ADHD（Attention-Deficit/Hyperactivity Disorder：注意欠如・多動症），自閉スペクトラム症，学習障害などが含まれる。

③　精神障害の動向

　「精神保健及び精神障害者福祉に関する法律」（精神保健福祉法）では，精神障害者を「統合失調症，中毒性精神病，知的障害，精神病質その他の精神疾患を有する者をいう」と定義している。

　2021（令和 3）年におけるわが国の精神病床数，在院患者数，措置患者数，措置率，病床利用率の年次推移を表 14-1 に示す。最近の精神病床数は約 32.3 万床前後と減ってきている。在院患者数も約 27 万人前後と減少している。措置患者数も，2000（平成 12）年の 3,247 人から 2021（令和 3）年には 1,541 人となっている。

　入院または外来治療を受けている精神疾患患者総数の推移は図 14-1 に示すように近年増加傾向にあり，2017（平成 29）年の患者調査では約 419 万人であっ

表 14-1　精神病床数，在院患者数，措置患者数，措置率，病床利用率の推移

各年 6 月末現在

	全精神病床数	在院患者数	措置患者数	措置率（%）	病床利用率（%）
平成 12 年（'00）	358,597	333,328	3,247	1.0	93.0
17　　　（'05）	354,313	324,851	2,276	0.7	91.5
22　　　（'10）	347,281	311,007	1,695	0.55	89.6
27　　　（'15）	336,628	290,923	1,515	0.52	86.4
令和　2　　（'20）	325,140	275,224	1,494	0.54	84.6
3　　（'21）	323,524	270,680	1,541	0.57	83.7

資料　厚生労働省「病院報告」，厚生労働科学研究「精神保健福祉資料」
厚生労働統計協会編：国民衛生の動向，2023/2024

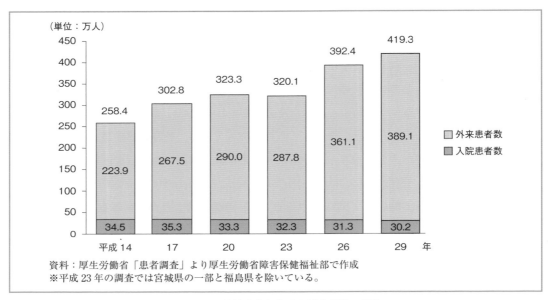

図 14-1　精神疾患を有する総患者数の推移
厚生労働省：地域で安心して暮らせる精神保健医療福祉体制の実現に向けた検討会資料
https://www.mhlw.go.jp/stf/shingi/other-syougai_322988_00011.html より引用

た。これは，外来患者の増加によるものである。精神および行動の障害では気分（感情）障害（躁うつ病を含む）が最も多いが，神経系の疾患では，アルツハイマー病の増加が著しい（表 14-2）。精神障害者のうち入院患者数は 2020（令和2）年は約 26 万 9 千人となっている。2019（令和元）年の入院患者を疾患別にみると，約 5 割が統合失調症であるのに対し，外来患者では統合失調症（約 16.4％），感情障害（約 32.0％），神経症性障害（約 21.3％）となっている（図 14-2，図 14-3）。

2020（令和2）年の患者調査によれば，精神障害者の患者数は約 615 万人に増加し，入院または外来治療を受けている。精神および行動の障害では気分（感情）障害（躁うつ病を含む）が最も多いが，神経系の疾患では，アルツハイマー病の増加が著しい（表 14-2）。

2021（令和3）年の精神障害の入院患者数は 263,007 人，平均在院日数は 275.1 日と他の疾患に比べてかなり長い。

表14-2　精神障害者数の推移

（単位　千人）

	平成20年 (2008)	23 ('11)	26 ('14)	29 ('17)	令和2 ('20)
精神障害者数	3,233	3,201	3,924	4,193	6,148
V　精神及び行動の障害					
血管性及び詳細不明の認知症	143	146	144	142	211
アルコール使用（飲酒）による精神及び行動の障害	50	43	60	54	60
その他の精神作用物質使用による精神及び行動の障害	16	35	27	22	29
統合失調症。統合失調症型障害及び妄想性障害	795	713	773	792	880
気分［感情］障害（躁うつ病を含む）	1,041	958	1,116	1,276	1,721
神経症性障害。ストレス関連障害及び身体表現性障害	589	571	724	833	1,243
その他の精神及び行動の障害	164	176	335	330	805
VI　神経系の疾患					
アルツハイマー病	240	366	534	562	794
てんかん	219	216	252	218	420

資料　厚生労働省「患者調査」（総患者数）
※精神障害者数は，「V 精神及び行動の障害」から「精神遅滞」を除外し，「VI 神経系の疾患」の「アルツハイマー病」と「てんかん」を加えた数である
※平成23年は，東日本大震災の影響により，宮城県の一部と福島県を除いた数値である
※令和2年から総患者数の推計に用いる平均診療間隔の算出において，前回診療日から調査日までの算定対象の上限を変更。平成29年までは31日以上であったが，令和2年からは99日以上を除外して算出。

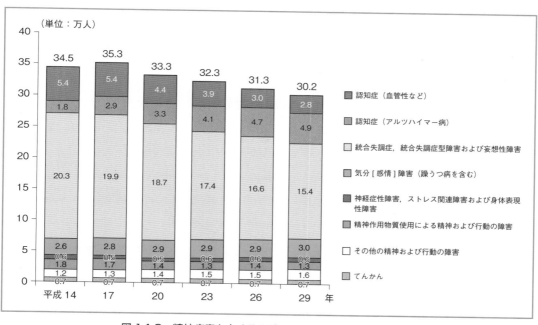

図14-2　精神疾患を有する入院患者数の推移（疾病別内訳）
厚生労働省：地域で安心して暮らせる精神保健医療福祉体制の実現に向けた検討会資料
https://www.mhlw.go.jp/stf/shingi/other-syougai_322988_00011.html より引用

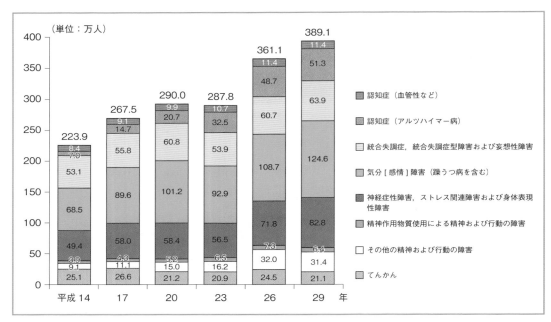

図14-3　精神疾患を有する外来患者数の推移（疾病別内訳）

厚生労働省：地域で安心して暮らせる精神保健医療福祉体制の実現に向けた検討会資料
https://www.mhlw.go.jp/stf/shingi/other-syougai_322988_00011.html より引用

❹ 精神保健対策のあゆみ

　　わが国の精神障害者への社会的支援は，江戸時代まで，主に寺社などの慈善事業として行われてきたが，1874（明治7）年に医制が発布され，翌年，京都癲狂院（南禅寺境内）が公立精神病院として初めて整備された。また1900（明治33）年に，保護に関する最初の法律として精神病者監護法が施行されたが，収容施設の整備は進まず，精神病者の保護治療のための施設整備が課題となった。

　　1919（大正8）年には精神病院法が制定され，公的責任として，精神病院を設置する考え方が示された。第二次世界大戦後，欧米の精神衛生に関する知見が導入され，適切な医療，保護の確保およびその発生予防のため1950（昭和25）年精神衛生法が制定され，都道府県に精神病院の設置の義務づけ，私宅監置の廃止，また精神衛生鑑定医制度，精神衛生相談所が規定された。

　　その後，障害の発生予防から治療，社会復帰まで一貫した施策の推進が求められるなか，精神障害者による米国駐日大使刺傷事件など不十分な在宅医療体制が社会問題化し，1965（昭和40）年に精神衛生法が改定された。この改定では地域精神衛生活動の整備を図るため，保健所を精神保健行政の第一線機関と

して位置づけ，その技術指導援助機関として精神衛生センターの設置，在宅の精神障害者の医療を確保するための通院医療公費負担制度などが規定された。

その後，精神病床は飛躍的に整備され，また医療技術の進歩とともに措置入院患者数は1970（昭和45）年の7万7000人をピークに減少した。しかし，宇都宮病院事件などの不祥事が起こり，これを契機に人権擁護や適切な医療の確保をさらに推進するため，1987（昭和62）年に精神保健法が制定され，任意入院制度，通信・面会など権利の確保，精神保健指定医制度，精神医療審査会制度，応急入院制度，授産施設などが規定された。

さらに社会情勢の変化や精神医療の進歩により，通院医療や退院後のケアを充実させ，精神障害者の自立と社会経済活動への参加促進を図るため，大幅な改正が1995（平成7）年に行われ，法律名も「精神保健及び精神障害者福祉に関する法律」と改められた（略称：精神保健福祉法）。本法は2013（平成25）年に一部改正された。また，精神障害者の社会復帰を推進する人材を養成・確保する観点から，1997（平成9）年に「精神保健福祉士法」が制定され，精神保健福祉士が国家資格化された。

1999（平成11）年の精神保健福祉法改正では，精神医療審査会の機能の強化や移送制度の創設，保護者の自傷他害防止監督義務の廃止，2002（平成14）年度には市町村を実施主体とするホームヘルプサービス他の在宅福祉サービスの法定化などが規定された。

2005（平成17）年には障害者自立支援法が成立し障害の種別（身体障害，知的障害，精神障害）にかかわらず障害福祉サービスを利用できるようになるとともに，身近な市町村が責任をもって一元的にサービスを提供する枠組みが規定された。

2010（平成22）年には「障害者制度改革の推進のための基本的な方向について」が閣議決定され，①退院支援・地域生活支援の体制整備，保護者制度を含めた強制入院体制の見直し，③人員体制の充実に対する具体策を検討することとされた。

⑤ 精神障害者の医療

精神障害者の保健福祉施策の概要を図14-4に示したが，特に患者の人権確保の面から配慮がなされている。医療に関して法に定められた入院の方法には，任意入院，措置入院，緊急措置入院，医療保護入院，応急入院がある（表14-3）。

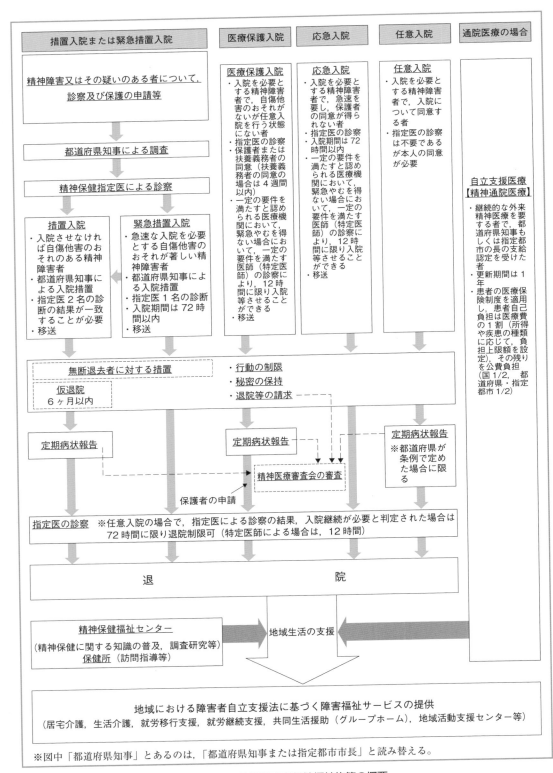

図14-4 精神障害者保健福祉施策の概要

厚生労働省編：平成22年版 厚生労働白書，2010

表 14-3　精神障害者の入院形態

	入院条件	備　考	権限
任意入院 （第 20 条）	・患者本人の同意 ・書面による意思の確認	・本人の申し出があれば退院可能 ・精神保健指定医の診察の結果，入院継続の必要性を認めた場合は 72 時間に限り退院制限可能[1]	精神病院管理者
医療保護入院 （第 33 条）	・1 人の精神保健指定医の診察 ・本人の同意が得られない状態 ・家族等の同意	・入院・退院後 10 日以内に知事に届出 ・退院には精神保健指定医の診察は不要	
応急入院 （第 33 条の 7）	・1 人の精神保健指定医の診察 ・本人の同意が得られない状態 ・医療および保護の依頼があるが家族等の同意が得られない	・入院期間は 72 時間以内[2] 　➡その後適切な入院形態に変更か退院 ・入院後ただちに知事に届出 ・退院後 10 日以内に知事に届出 ・知事指定の精神科病院に限り入院可能	
措置入院 （第 29 条）	・2 人以上の精神保健指定医の診察 ・自傷他害のおそれあり	・自傷他害のおそれがないと認めた場合，精神保健指定医の診察を経て，ただちに退院させなければならない[3] ・国立，都道府県立精神科病院または指定病院に限る	都道府県知事
緊急措置入院 （第 29 条の 2）	・1 人の精神保健指定医の診察 ・自傷他害のおそれが著しい ・急速を要する	・入院期間は 72 時間以内 ・指定医が 1 人しか確保できず，時間的な余裕のない場合に暫定的に適用される	

[1] 任意入院：精神保健指定医でない医師による診察の場合，12 時間に限り退院制限が可能。
[2] 医療保護入院・応急入院：指定医でない医師による診察の場合，入院期間は 12 時間以内に限られる。
[3] 他の入院形態（任意入院や医療保護入院）に変更して入院継続させることができる。
※平成 26 年 4 月より，保護者に関する規定が削除され，家族等（配偶者，親権者，扶養義務者，後見人または保佐人）のうちのいずれかの者の同意が医療保護入院の要件となった。
医療情報科学研究所編：サブノート保健医療論・公衆衛生学 2015，メディックメディア，2015 より引用改変

ⓐ　入院の形態

 1　本人の自発的入院

○任意入院：精神障害者本人の同意により入院する形態であり，入院形態の中でケースが最も多い。2023（令和 3）年 6 月末の入院患者数は 12 万 9,139 人（全精神障害者入院の 49.1％）である（表 14-4）。

 2　本人の非自発的入院

①措置入院：2 人の精神保健指定医（規定をみたす医師を厚生労働大臣が指定）が診察した結果，その者が精神障害者であり，入院させなければその精神障害のために自分自身を傷つけ，または他人に害を及ぼすおそれ（自傷他害）のあることに一致した場合，知事が入院させる制度である。2023（令和 3）年 6 月末の入院患者数は 1,541 人（0.6％）で，ほぼ横ばいである。

②緊急措置入院：精神障害者の疑いのある者で，自傷他害のおそれが著しいと認められ，急を要する場合に，1 人の精神保健指定医の診察により，知事

表 14-4 入院形態別入院患者の推移

(単位 人, ( ) 内%) 各年 6 月末現在

	平成 29 年 (2017)	30 ('18)	令和元 ('19)	2 ('20)	3 ('21)
総 数	284,172 (100.0)	280,815 (100.0)	272,096 (100.0)	269,476 (100.0)	263,007 (100.0)
措 置 入 院	1,621 (0.6)	1,530 (0.5)	1,585 (0.6)	1,494 (0.6)	1,541 (0.6)
医療保護入院	130,360 (45.9)	130,066 (46.3)	127,429 (46.8)	130,232 (48.3)	130,940 (49.8)
任 意 入 院	150,722 (53.0)	147,436 (52.5)	141,818 (52.1)	136,502 (50.7)	129,139 (49.1)
そ の 他	829 (0.3)	828 (0.3)	860 (0.3)	852 (0.3)	901 (0.3)

資料 厚生労働科学研究「精神保健福祉資料」
※平成 29 年より総数に不明が含まれるため, 合計数は一致しない
※ ( ) は構成割合である
厚生労働統計協会編：国民衛生の動向, 2023/2024

の職権で入院させる。入院の限度は 72 時間である。

③医療保護入院：精神保健指定医の診察の結果, 精神障害者と診断され, 入院の必要があると認められた者で, 患者本人の同意がなくても, 家族の同意があれば, 精神病院の管理者が入院させることができる。2023 (令和 3) 年 6 月末の入院患者数は 13 万 940 人 (49.1％) であった。

④応急入院：急を要し, 家族の同意を得ることができない場合に指定医の診察の結果, 精神障害のため入院が必要と認められた場合の入院形態である。入院の限度は 72 時間である。

 3 通院医療

向精神薬や医療リハビリの進歩により, 社会生活を送りながら治療する方が社会復帰が早いことなどから, 通院医療の比重が大きくなった。2005 (平成 17) 年成立の障害者自立支援法により通院医療には 90％の公費負担の制度があるが, 所得や疾病の程度により上限がある。

ⓑ 医療施設内での人権

自傷他害のおそれによる措置入院, 精神障害者と診断されての医療保護入院などの入院患者が治療において, 人権が不当に制限されていないか事後の検討がなされる。各都道府県に設置された医療審査会が措置入院, 医療保護入院の適否, 定期の病状報告, 入院患者の処置改善, 入院患者の退院などの審査を行う。

精神病院に入院中の患者の待遇について，信書（手紙など）の発信・受信の制限禁止，行政機関の職員などと電話すること・面会することの制限禁止・患者の隔離（12 時間以上）・身体的拘束に関しては指定医の判断が必要，などにより，入院患者の人権が擁護されている。

ⓒ 都道府県立病院または指定病院

精神保健福祉法では，精神障害者の医療と保護を行うため，都道府県は精神病院を設置しなければならないとされている。都道府県が設置できないときは，他の者が設置した精神病院または一般病院の精神病室を，設置者の同意を得て，都道府県が設置する精神病院に代わる施設（指定病院）として指定している。

⑥　地域精神保健活動

保健所は地域における精神保健福祉活動の第一線機関であり，精神保健福祉センターは，保健所の行う活動を，都道府県レベルで技術面から指導・援助する専門機関である。精神障害者保健福祉施策の概要は図 14-4 の下部を参照。

ⓐ 保健所の精神保健活動

精神保健福祉法では，保健所の保健師・精神保健福祉相談員・医師による精神障害者の訪問および指導を定めている。また精神保健福祉センター，市町村，医療機関，社会復帰施設などの関係諸機関との連携や精神障害者の早期発見および社会復帰の促進，地域住民の心の健康に関する活動を行う，精神保健活動の第一線機関である。

保健所の主な精神保健福祉業務には，
①管内の精神保健福祉に関する実態把握
②精神保健福祉相談
③訪問指導
④患者家族会などの活動に対する助言や支援
⑤研修・普及啓発と協力組織の育成
⑥関係諸機関との連携活動
⑦医療・保護に関する事務
などがある。

ⓑ 精神保健福祉センター

精神保健福祉センターはすべての都道府県，政令指定都市に設置され，専門技術職員が配置されている。これは都道府県における精神保健に関する総合的技術センターの性格をもつもので，精神保健および精神障害者の福祉に関する知識の普及を図り，精神保健福祉に関する調査研究を行う。現在，都道府県，政令指定都市に 69 カ所設置されている。

精神保健福祉センターの主な業務は，

①保健所および精神保健関係諸機関に対する技術指導・技術援助

②同機関の職員に対する教育研修

③精神保健に関する普及啓発

④調査研究

⑤精神保健相談

⑥協力組織の育成

⑦精神医療審査会の事務

⑧自立支援医療（精神通院公費）および精神障害者保健福祉手帳の判定

などである。

ⓒ 市町村の精神保健活動

これまでの精神保健福祉行政は，都道府県および保健所を中心に行われてきたが，入院医療中心の施策から，社会復帰や福祉施策にその幅が広がるにつれて，身近な市町村の役割が大きくなってきた。1999（平成 11）年の精神保健福祉法の改正以降，市町村もまた，障害者総合支援法による福祉サービスの相談指導，精神障害者保健福祉手帳の窓口になるなど，精神障害者に対する保健福祉に大きな役割を果たしている。

主な業務は，

①企画調整

②普及啓発

③相談指導

④社会復帰および自立と社会参加への支援（精神障害者保健福祉手帳関係業務など）

⑤入院および自立支援医療費（精神通院医療）関係事務

⑥ケース記録の整理および秘密の保持

d 精神科デイ・ケア

　精神科の外来において，医師の管理下で作業療法士や看護師などが行う治療行為である。集団精神療法指導，レクリエーション活動，創作活動，生活指導，作業指導，療養指導などからなる。

　これらの指導は精神科外来以外でも実施されている。精神科デイ・ケア事業を行う医療機関のない地域では保健所で行われる。多くの精神保健福祉センターでも，精神障害者の社会復帰を促進するために行っている。

　また日中は就労などを行い，夜間に医療施設などで，同様なケアを受けるナイト・ケアもある。

e 精神障害者保健福祉手帳制度

　この手帳は，精神障害者の社会復帰を促進し，その自立と社会参加の促進を図ることを目的とする。1〜3級の3等級に区分される。手帳保有者に対して通院医療費の公費負担，各種税制の優遇措置，生活保護の障害者加算，公共交通機関の運賃割引，各施設の利用割引など順次優遇措置がとられている。

⑦ 精神障害者社会施設・居宅生活支援事業

　社会生活を経験する前の発病や，入院の長期化，再発による度重なる社会生活の中断・失敗などにより，多くの精神障害者は社会参加や就労をするうえで，リハビリテーションや援助を必要とする。このため個々のニーズに合った援助を行い，精神障害者の社会復帰を促進するための施設が社会復帰施設である。

　精神障害者へのサービスは従来，精神保健福祉法に基づき行われていたが，現在は障害者総合支援法の施行により，身体障害・知的障害と一元化されたサービス体系に移行している。

　その主な内容は，

①介護給付

・居宅介護（ホームヘルプサービス）：食事の準備などの家事援助，身体の清潔の保持などの身体介護，日常生活に関する相談・援助を行う。

・短期入所（ショートステイ）：介護者の病気などの理由により，一時的に介護を受けられないときに短期間（原則7日間）入所できる。

②訓練などの給付

- 自立訓練（機能訓練・生活訓練）：自立した日常生活・社会生活ができるように身体機能・生活能力の向上のための訓練を行う。
- 就労移行支援：一般企業等への就労を希望する者に一定期間，就労に必要な知識・能力の向上のための訓練を行う。
- 就労継続支援（雇用型・非雇用型）：一般企業等での就労が困難な者に，働く場を提供するとともに知識・能力の向上のために必要な訓練を行う。
- 共同生活援助（グループホーム）：アパート等で共同生活を営む。世話人が配置され，食事の世話，服薬指導などの助言を行う。

③地域生活支援事業

- 地域活動支援センター：創作的活動・生産活動の機会の提供，社会との交流などを行う施設
- 福祉ホーム：住居を必要としている者に，低額で，居室等を提供するとともに，日常生活に必要な援助を行う。

⑧ ライフステージ各期の精神保健

ⓐ 乳幼児期の精神保健

　　出生後から就学時までは，人格の基礎がつくられる時期であり，身体および精神発達の速度が一生の間で最も速く，環境の影響を受けやすい。この時期は乳幼児と両親（特に母親）が良好な関係を確立し，知能・言語・情緒・性格などのあらゆる面で健全に発達することが重要である。特に重要なのは，子どもの社会心理的な側面である。この時期の療育環境の失敗は，自閉症児や言語発達遅滞，児童虐待，母性拒否などの今日的な問題へとつながる恐れがあり，これらの原因・予防やケアを考える際にも，親と子どもの協同性に関する視点が課題となっている。

　　幼児期には精神発達遅滞や小児自閉症などの徴候が明瞭になる。また，著しい家庭環境の変化や災害，病気などによって，いったんは確立したセルフケアの習慣の退行現象や抜け毛や爪かみなどの神経症習癖が起こることもある。

ⓑ 学童期の精神保健

　　学童期は，それまでの家族中心の生活から学校における集団生活を学ぶ時期

となる。学校生活を通じて，集団における一定の役割を身につけ，集団の一員としての精神発達が期待される。

　しかし，家庭から学校へと拡大される環境への適応に関する体験教育不足や，知育偏重，学歴偏重の進行によって，子どものもつ発達の可能性を引き出せないままに子どもの不全感や劣等感を増長させ，学業不振，不登校，チックなどの問題を生じさせることがある。不登校（登校拒否），いじめ，自殺など家庭と学校の教育のあり方は今日の大きな社会問題である。また前述の発達障害にも留意する必要がある。

　また，学童期の後期にあたる小学校5～6年頃は第二次性徴の現れ始める時期であるが，精神疾患など精神的な問題が始まることもある。

ⓒ 思春期・青年期の精神保健

　思春期は人間の一生で，生物的にも心理的にも社会的にも，最も変化の著しい時期である。身体的には第二次性徴を経験し，社会的にはこれまで親に保護されてきた状態から，自立して生きていくことを要求される時期でもある。

　この時期の精神の健康問題には，自殺，非行，神経症，不登校，摂食障害などがある。不登校は学童期と並んで好発し，また，特に思春期の女子に好発する疾患として，神経性食思不振症が挙げられる。これは，肥満や成熟することに対する恐怖などから極端なダイエットを行い，極端なやせと無月経を伴う疾患である。青年期は，統合失調症，神経症，躁うつ病などの初発期でもある。

ⓓ 成人期の精神保健

　成人期は，心身の機能が完成し，安定し，社会的には一定の地位や基盤を確立している時期ではあるが，同時に職場のみならず家庭においても責任のある役割を保つことが要求される。また同時に，身体の諸器官の退行現象が表われ，いわゆる老化の始まる時期である。

　精神の健康問題には，アルコール依存症，心身症，初老期うつ病などの精神障害の問題，ならびに疲労，無気力，能力低下などの適応障害や離職や職場の配置換えなど環境の変化による人間関係の葛藤から，「燃えつき症候群」といわれる極端な心的疲労におちいりやすい。

　女性では，閉経に伴う心身の変化による影響もあるから注意を要する。特に，子どもが独立した後に，空虚感や無気力感に襲われることも少なくなく，「空の巣症候群」と呼ばれるような状態におちいることがある。また長年の夫婦の関係

が悪化して，いわゆる熟年離婚に至る状況が近年増加してきている。

ⓔ 老年期の精神保健

　老年期は，身体的および精神的な面の老化現象が顕著になる時期である。すなわち，知的能力・学習能力などの低下と，身体的能力の衰えなどさまざまな形の喪失に伴って起こる情動の変調（柔軟性を欠き，自発的統制が乏しくなるなど）および心気傾向を主体とした自己身体への強い関心がみられることである。

　また，職場からの引退，配偶者との死別などの環境の変化によって，不安感・抑うつ感・孤独感にさいなまれやすい時期である。精神の健康問題では，老人性うつ病および認知症が挙げられる。特に認知症は，問題行動などの特有な症状のため介護に困難をきたすことが多い。2015（平成27）年「認知症施策推進総合戦略～認知症高齢者等にやさしい地域づくりに向けて～」新オレンジプランが策定された。

　新オレンジプランは，認知症の人とその家族などの関係者から幅広く意見を聴取しながら策定したものであり，以下の7つの柱を掲げている。

①認知症への理解を深めるための普及・啓発の推進
②認知症の容態に応じた適時・適切な医療や介護の提供
③若年性認知症施策の強化
④認知症の人の介護者への支援
⑤認知症の人を含む高齢者にやさしい地域づくりの推進
⑥認知症の予防法や診断法，治療法，リハビリテーションモデル，介護モデルなどの研究開発とその成果の普及の推進
⑦認知症の人やその家族の視点の重視

⑨ 障害者の保健

ⓐ 障害の概念

　障害者基本法では「障害者とは，身体障害，知的障害又は精神障害があるため，継続的に日常生活または社会生活に相当な制限を受ける者」と定義している。

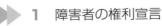 1 障害者の権利宣言

　1975（昭和50）年，世界人権宣言では「すべての人間は，生まれながらにして自由であり，尊厳と権利において平等である」とされている。この宣言では，

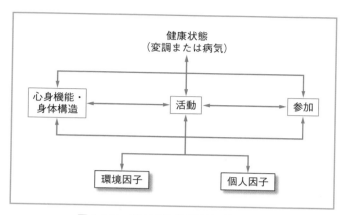

図 14-5　ICF の構成要素間の相互作用
https://www.mhlw.go.jp/houdou/2002/08/h0805-1.html より引用

障害者が自立生活に向かう援助を受ける権利，リハビリテーションを受ける権利，就職をする権利など，障害者の受けるべき権利が挙げられている。

▶ 2　障害の分類（国際生活機能分類）

WHO が 2001 年に採択した国際的な障害に関する分類である<u>国際生活機能分類</u>（International Classification of Functioning, Disability, and Health；ICF）では，図 14-5 に示すように，障害を生活機能に問題が生じた状態，すなわち生活機能障害としてとらえている。ここでいう生活機能とは，「心身機能・構造」「活動」「参加」のすべてを含む言葉であり，「生きること」そのものを意味する。つまり，障害とは「生きることの困難さ」を表わすと考えられる。

①心身機能・身体構造：身体の構造と機能，および精神のはたらきをいう。

②活動：日々の生活のなかで行っている具体的な行動を意味し，「活動できる能力」と「実際に行っている活動」の両方が含まれる。

③参加：自分の意思でさまざまな選択を行い，家族や友人，社会とかかわることをいう。

ICF は，生活機能に影響を与える因子として，健康状態，環境因子，個人因子の 3 つを挙げている。健康状態とは，健康の変調や病気である。環境因子とは，道路や交通，補助具（杖など）の物理的環境のほかに，家族や友人，周囲の理解やサポートなどの人的環境，政策や制度，公的サービス，社会の障害に対する意識などの社会的環境が含まれる。個人因子とは，性別や年齢，職業，生活歴，価値観，問題への対処方法などが含まれる。

ⓑ 障害児・者対策のあゆみ

 1　支援費制度

　障害者に関する施策は，2003（平成15）年度に導入された支援費制度の施行によって大きく転換した。それまで障害児・者の施設入所や在宅福祉サービス利用は行政による措置制度で行われていたが，支援費制度の導入により，障害児・者自身が市町村（障害児の施設入所は都道府県）に申請して支給決定を受ければ，自ら選択した福祉サービス事業者との契約によりサービスを利用する仕組みとなった。

　しかし，支援費制度は精神障害者が対象外であったことや，全国共通のサービス利用手続きが規定されていないこと，脆弱な財政基盤などの問題が指摘され，それらの課題を解決するために2005（平成17）年に障害者自立支援法が成立し，2006（平成18）年に施行された。

 2　障害者自立支援法

　障害者自立支援法の重要点として，障害種別（身体・知的・精神）にかかわらない利用者本位のサービス体系，サービス提供主体の市町村への一元化，支給決定手続きの明確化，障害者への就労支援の強化，安定的な財源の確保が挙げられる。

　具体的には，①障害福祉サービスと地域生活支援事業の区分の創設，②障害者医療費にかかる公費負担制度の自立支援医療への一元化，③全国共通の障害程度区分の創設，④国が費用の2分の1を負担する仕組みや利用者がサービス量に応じて定率負担（応益負担）する仕組みへの見直し，⑤補装具の現物支給から補装具費の支給への変更などである。

　2010（平成22）年には，障害保健福祉施策を見直すまでの間の措置として障害者自立支援法等の一部改正が行われ，①利用者負担について負担能力に応じた負担を原則とすること，②発達障害者が同法の障害者の範囲に含まれることの明文化などが規定された。

 3　障害者総合支援法

　2012（平成24）年に「地域社会における共生の実現に向けて新たな障害保健福祉施策を講ずるための関係法律の整備に関する法律」が成立し，障害者自立支援法の名称が「障害者の日常生活及び社会生活を総合的に支援するための法律」（障害者総合支援法）に変更され，①障害者の対象として難病等を追加すること，②障害程度区分を障害支援区分に改めること，③重度訪問介護や地域移行支援

の対象拡大などが行われた。

　2016（平成28）年の障害者総合支援法の一部改正では，①自立生活援助・就労定着支援の創設，②重度訪問介護について医療機関への入院時も一定の支援を可能とすることなどが行われた。

　2022（令和4）年の一部改正では，①就労アセスメントの手法を活用した「就労選択支援」の創設，②基幹相談支援センターおよび地域生活支援拠点等の整備の努力義務化などが行われた。

ⓒ 障害者総合支援法のサービスの体系

　障害者総合支援法のサービスは，障害者福祉サービス（介護給付・訓練等給付），自立支援医療，補装具，相談支援から成る自立支援給付と，市町村の創意工夫により利用者の状況に応じて実施できる地域生活支援事業に大別される。このほか，児童福祉法に基づく障害児への相談・通所・入所・相談支援の強化が図られている。

1　障害福祉サービス（介護給付）

①居宅介護

自宅で入浴，排せつ，食事の介護等を行う。

②重度訪問介護

重度の肢体不自由者または重度の知的障害や精神障害により行動上著しい困難を有し，常に介護を要する者に自宅で入浴，排せつ，食事の介護，外出時の移動支援，入院時の支援等を総合的に行う。

③同行援護

視覚障害により移動に著しい困難を有する者が外出する際に，必要な援助を行う。

④行動援護

自己判断能力が制限されている者が行動する際に，危険を回避するために必要な支援，外出支援を行う。

⑤療養介護

医療と常時介護を要する者に，医療機関で機能訓練，療養上の管理，看護，介護，日常生活上の世話を行う。

⑥生活介護

常に介護を必要とする者に，昼間において入浴，排せつ，食事の介護等を行うとともに，創作的活動または生産活動の機会を提供する。

⑦短期入所（ショートステイ）

自宅で介護を行う者が病気等の際に，短期間，夜間も含めた施設で入浴，排せつ，食事の介護等を行う。

⑧重度障害者等包括支援

介護の必要性が著しく高い者に，居宅介護等複数のサービスを包括的に行う。

⑨施設入所支援

施設に入所する者に，夜間や休日において入浴，排せつ，食事の介護等を行う。

▶▶ **2 障害福祉サービス（訓練等給付）**

①自立訓練（機能訓練）

自立した日常生活または社会生活ができるよう，身体機能の維持・向上のために必要な訓練を行う。

②自立訓練（生活訓練）

自立した日常生活または社会生活ができるよう，生活能力の維持・向上のために必要な支援・訓練を行う。

③就労移行支援

一般企業等への就労を希望する者に，就労に必要な能力等の向上のために必要な訓練を行う。

④就労継続支援A型（雇用型）

一般企業等での就労が困難な者に，雇用契約等に基づき就労の機会を提供するとともに，能力等の向上のために必要な訓練を行う。

⑤就労継続支援B型（非雇用型）

一般企業等での就労が困難な者に，就労の機会を提供するとともに，能力等の向上のために必要な訓練を行う。

⑥就労定着支援

一般就労に移行した者に，就労に伴う生活面の課題に対応するための支援を行う。

⑦自立生活援助

一人暮らしに必要な理解力や生活力を補うため，定期的な居宅訪問や随時の対応により日常生活における課題を把握し，必要な支援を行う。

⑧共同生活援助（グループホーム）

夜間や休日において，共同生活を行う住居で相談，入浴，排せつ，食事の介護等を行う。

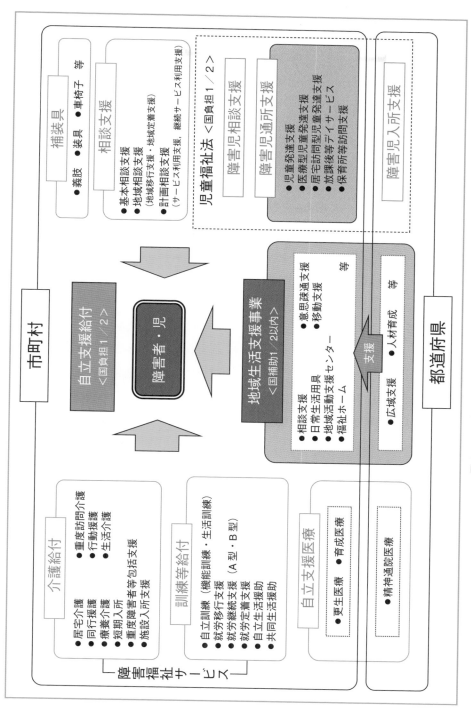

図 14-6　障害者総合支援法における給付・事業

厚生労働省：社会保障審議会（障害者部会）資料
https://www.mhlw.go.jp/stf/shingi/shingi-hosho_126730.html より引用

▶▶ 3　自立支援医療

　自立支援医療制度は，心身の障害を除去・軽減するための医療について，医療費の自己負担額を軽減する公費負担医療制度であり，以下の医療が対象となっている。

　①更生医療：身体障害者の日常生活能力または職業能力の回復や向上のために，障害の軽減などを目的として行う治療。

　②育成医療：身体に障害のある児童に対するその身体障害を除去・軽減する治療。

　③精神通院医療：精神障害者の心身の障害を除去・軽減する通院での治療。

　従来は，それぞれ身体障害者福祉法，児童福祉法，精神保健福祉法により規定されていたが，2006（平成 18）年の障害者自立支援法施行に伴い，同法（2013（平成 25）年から障害者総合支援法）に基づく自立支援医療制度として一元化した。

▶▶ 4　補装具費の支給

　補装具は，義肢や装具，補聴器，車椅子などの身体の欠損または損なわれた身体機能を補完・代替する用具で，市町村に申請し，補装具費支給決定書の交付を受けた障害者等は，補装具の購入，借受け，修理に要した費用について，負担能力に応じた補装具費の支給を受けることができる。

▶▶ 5　相談支援

①計画相談支援

　障害福祉サービス等の利用計画の作成にあたり，相談や作成などの支援が必要と認められる場合に，障害者の自立した生活を支え，障害者の抱える課題の解決や適切なサービス利用に向けて，ケアマネジメントによりきめ細かく支援する。なお，障害児に対しては児童福祉法により障害児相談支援事業が実施されている。

②地域移行支援

　障害者が入所施設や精神科病院から退所・退院するにあたり，住居の確保など地域における生活に移行するための支援を行う。

③地域定着支援

　障害者であって入所施設や精神科病院から退所・退院した者，家族との同居から一人暮らしに移行した者，地域生活が不安定な者などに対し，地域生活を継続していくための支援を行う。

表14-5　障害の種類別身体障害児数の推移

（単位　千人）

	総　　数	視覚障害	聴覚・言語障害	肢体不自由	内部障害	不　　詳	（再掲）重複障害
平成 3 年（'91）	81	4	11	49	18	－	6
8 （'96）	82	6	16	41	18	－	4
13 （'01）	82	5	15	48	14	－	6
18 （'06）	93	5	17	50	21	－	15
23 （'11）	73	5	12	42	10	4	9
28 （'16）	68	5	5	36	15	6	23

資料　厚生労働省「身体障害児・者実態調査」（平成18年以前），「平成23年生活のしづらさなどに関する調査」（平成23年以降）
※推計のため，千人未満を四捨五入しているため，必ずしも総数と一致しない。
厚生労働統計協会編：国民衛生の動向，2023/2024

 6　地域生活支援事業

地域生活支援事業は，事業の実施主体である市町村等が地域の特性や利用者の状況に応じて柔軟に実施することにより，効果的・効率的に行われる事業として，障害者総合支援法に位置づけられている。

ⓓ 障害児・者の状況

厚生労働省では，在宅の障害児・者等の生活実態とニーズを把握するため，2006（平成18）年まで実施していた身体障害児・者実態調査と知的障害児（者）基礎調査を拡大・統合して，2011（平成23）年から「生活のしづらさなどに関する調査」を実施している。

 1　身体障害児の状況

2016（平成28）年の調査によると，わが国における在宅の身体障害児（18歳未満）数は6.8万人と推計されている。障害の種類別では肢体不自由が3.6万人（52.9%）で最も多く，内部障害がそれに続いている，2011（平成23）年の調査と比較すると，在宅の身体障害児数は約5千人減少している（表14-5）。

2　身体障害者の状況

2016（平成28）年調査によると，在宅の身体障害者（18歳以上）数は421.9万人と推計され，前回調査（2011（平成23）年）と比較すると11.3%増加している。

障害の種類別では肢体不自由が189.5万人（44.9%）で最も多く，次いで内部障害，聴覚・言語障害，視覚障害となっている。年齢階級別の構成割合を前回調査と比較すると，70歳以上の割合が58.5%から60.1%に増加している。

3　知的障害児・者の状況

　全国の在宅の知的障害児・者は 96.2 万人と推計され，これに施設入所児・者 12 万人を加えると，わが国の知的障害児・者の総数は 108.2 万人と推計される。

　在宅の知的障害児・者を年齢別にみると，18 歳未満の知的障害児が 21.4 万人，18 歳以上の知的障害者が 72.9 万人となっている。

● 文献 ●
1）春日　斉編：専門基礎講座　よくわかる関係法規，金原出版，2017
2）厚生労働統計協会編：国民の福祉と介護の動向，2023/2024
　　厚生労働統計協会編：国民衛生の動向，2023/2024

演習課題

　以下の文において（　　）内に適当な語句または数字を入れよ。
1. 精神疾患の受療率は年齢の上昇とともに（　　　　　　）している。
2. わが国における精神障害のうち最も多い精神病は（　　　　　　）である。
3. 地域精神保健福祉活動は，（　　　　　　）や（　　　　　　）を中心に行われている。
4. 地域の精神保健の向上を図るため，各都道府県ごとに（　　　　　　）センターが設けられている。
5. 精神保健福祉法による入院形態のうち，本人の自発的入院を（　　　　　）入院という。
6. （　　　　　　）入院とは，2 人の精神保健指定医が，その患者の診察により，自傷他害のあることに一致した場合，（　　　）が入院させる制度である。
7. （　　　　　　　）入院とは，精神障害者の疑いのある者で，自傷他害のおそれが著しいと認められ，急を要する場合に，1 人の精神保健指定医の診察により，（　　　　　）の職権で入院させる形態である。入院の限度は（　　　　）時間である。
8. （　　　　　　　）入院とは，精神保健指定医の診察の結果，精神障害者と診断され，入院の必要があると認められた者で，（　　　　　　　）の同意があれば，精神病院の管理者が入院させることができるものである。
9. （　　　　　　　）入院とは，急を要し，保護者の同意を得ることができない場合に指定医の診察の結果，精神障害のため入院が必要と認められた場合の入院形態であり，入院の限度は（　　　　）時間である。
10. 精神保健福祉法による入院形態のうち，最も患者数が多い入院形態は（　　　　　）入院である。

第15章

産業保健

❶ 産業保健の定義と目的

　世界保健機関（WHO）と国際労働機関（ILO）は1950年，合同委員会で「労働衛生の目標」を採択した。その内容は「あらゆる職業に従事する人びとの肉体的精神的および社会的福祉を最高度に増進し，かつこれを維持させること。作業条件に基づく疾病を防止すること。健康に不利な諸条件から雇用労働者を保護すること。作業者の生理的心理的特性に対応する作業環境にその作業者を配置すること」である。

　これを要約すると，産業保健（労働衛生）の目的は，ただ単に業務起因性の健康障害を予防することだけではなく，働く人びとの健康と労働の調和を図り，肉体的精神的および社会的福祉を最高度に増進かつ維持させることであるとされている。

❷ 労働災害と事故

　労働災害による被災者数は，交通災害に匹敵し，その社会的・経済的影響は極めて大きい。わが国の全産業における死傷者数と死亡者数の年次推移を図15-1に示す。死傷者数と死亡者数はともに年々減少してきているが，2022（令和4）年の休業4日以上の死傷者数は震災関係者数を除くと13万2,355人，死亡者数は774人に及ぶ。業務と疾病の間に因果関係がある場合は「業務上疾病」として取り扱われ，2021（令和3）年は28,071人であり，内訳をみると「負傷に起因する疾病」が24.0％を占め，そのうち「災害性腰痛」が20.8％を占めている。なお，2021（令和3）年は新型コロナウイルス感染症の罹患によるもの（19,332人）を含むため，前年より数値が大幅に変動している。（図15-2）。

　事故の原因を労働者の不注意や過失に求めることがしばしばみられるが，労働者は故意に不注意や過失をおかすわけではない。常に精神を緊張させ，注意力を高めていることは生理的に不可能である。労働災害を防止するために不注

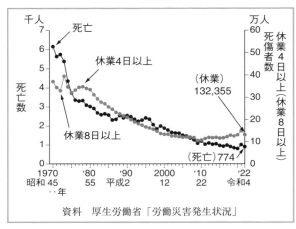

図15-1　全産業における死傷者数の推移
厚生労働統計協会編：国民衛生の動向，2023/2024

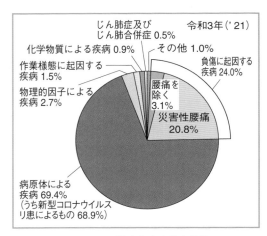

図15-2　業務上疾病発生状況
厚生労働統計協会編：国民衛生の動向，2023/2024

　意や錯覚の生理学的，心理学的研究も行われ，機械や設備を人の生理や心理に合わせてつくり，不注意や錯覚が生じても労働災害にならない工夫がなされてきた。労働者の側では，密度の高い労働や長時間労働による疲労，単調労働・深夜労働による注意力の低下なども事故の誘因となり，高温多湿，不適切な照明，騒音，有害ガスなどの環境条件も労働災害につながる。また，病気，過労，睡眠不足，過度の飲酒，家庭内の精神負担なども重要な労働災害の誘因となる。

　労働災害はこれらの要因がいくつか重なって生じることが多く，防止のためにはこれらの原因や誘因をできるだけ排除することが必要である。

③ 産業看護

ⓐ 産業看護の定義

　日本産業衛生学会産業看護部会では，産業看護を以下のように定義している。「産業看護とは，あらゆる職業に従事する人びとに対して，産業保健の目的，すなわち，職業に起因する健康障害を防止すること，健康と労働の調和を図ること，健康の保持・増進を図ることを達成するために，看護の理念に基づいて，組織的に行う，集団および個人に対する健康支援活動である」。

　ここでいう「看護の理念」とは，「あらゆる人びとに対して，その健康レベルに応じて，健康的にかつ自主的に生きていくことを支援することである。相手を全人的にとらえ，その自助力に働きかけ，気持ちや生きがいを尊重し，対象と

の人間関係を通じて，生活適応への支援活動をすることを特徴とする」である。

ⓑ 産業看護職の役割

産業看護職（産業の場で働く保健師・看護師の総称）の役割は，労働衛生専門職（産業医，保健師，看護師，衛生管理者，作業環境測定士など）のみならず，労使を含むあらゆる部門からなる学際的な労働衛生チームの一員として，すべての産業看護の職務を通じて次の支援活動を行うことである。

第1の役割は，あらゆる職業に従事する人びとが本来もっている生活適応能力を高めるための支援活動を通じて，産業の場で，健康障害の予防とポジティブヘルスの推進を図り，生涯を通して総合的な健康レベルを向上させることである。また，第2の役割は，対象のQOL（Quality of Life）の向上に貢献することが挙げられる。

④ 労働衛生管理の展開

労働衛生管理には，健康管理，作業環境管理，作業管理があり，労働衛生の三管理といわれる。さらに，労働衛生教育，総括管理を加えた五管理を進めている企業も多くある。図15-3に労働衛生管理の対象と予防措置の関連を示す。

ⓐ 健康管理

健康管理の目的は，働く人びとの健康と職場環境および作業との関連を把握することにより健康障害を未然に防ぎ，さらに快適な状態で仕事ができるようにするとともに，生活全般にわたる健康支援活動を通じて，健康の保持・増進を図ることである。

 1 健康診断

健康管理の中心となる健康診断には，全労働者を対象に実施する一般健康診断と，有害因子を取り扱う作業者を対象に実施する特殊健康診断などがある。事業所における健康診断を表15-1に示す。

一般健康診断の定期健康診断は1年に1回，次の項目について医師による健康診断を行わなければならない。

①既往歴および業務歴の調査

②自覚症状および他覚症状の有無の検査

③身長，体重，視力および聴力の検査

		使用から影響までの経路	管理の内容	管理の目的	指　標	判断基準
労働衛生管理	作業環境管理	有害物使用量　↓　発　生　量　↓　気　中　濃　度	代替　使用形態，条件　生産行程の変更　設備，装置の負荷	発生の抑制	環境気中濃度	管理濃度
			遠隔操作，自動化，密閉	隔　離		
			局所排気　全体換気　建物の構造	除　去		
	作業管理	↓　曝　露　濃　度　体　内　侵　入　量　↓　反　応　の　程　度	作業場所　作業方法　作業姿勢　曝露時間　呼吸保護具　教育	侵入の抑制	曝露濃度	曝露限界
	健康管理	↓　健　康　影　響	生活指導　休養　治療　適正配置	障害の予防	生物学的指標　健康診断結果	生物学的曝露指標（BEI）

図 15-3　労働衛生管理の対象と予防措置の関連
厚生労働統計協会編：国民衛生の動向，2023/2024

表 15-1　事業所における健康診断

1．法令に基づく健康診断 【一般健康診断】 　①雇入れ時，配置換え時 　②定期健康診断 　③結核健康診断 　④給食従業員の検便 　⑤海外派遣労働者の健康診断 　⑥特定業務従事者の健康診断 【特殊健康診断】 　①塵肺　　　　　②高圧作業 　③電離放射線　　④鉛 　⑤四アルキル鉛　⑥有機溶剤 　⑦特定化学物質	【行政指導に基づく健康診断】 　①紫外線，赤外線　②騒音 　③マンガン，黄リン，有機リン 　④振動工具　　　　⑤キーパンチ作業 　⑥VDT 作業，など 【臨時の健康診断（必要のあるときに労働基準局長が指示）】 2．人事，福利上実施される健康診断 　①生活習慣病検診　②人間ドック 　③定年時など

④胸部エックス線検査および喀痰検査

⑤血圧の測定

⑥貧血検査

⑦肝機能検査

⑧血中脂質検査

⑨血糖検査

⑩尿検査

⑪心電図検査

検診結果は，以下のように分類される。

①異常なし：従来どおり勤務可能。

②要観察：検査結果の一部に業務とかかわりの疑いがある異常がみられるため，次回の検診まで様子を観察する。

③再検査：検査結果に理解しにくい異常値が得られたため，その検査のみ再度検査する。

④要治療：職業の起因ではない疾病にかかっていると思われるので，その疾病の治療を指示する。

⑤職業病（中毒）：職業に起因する疾病。

▶ 2　産業看護職の具体的な実務

産業看護職の具体的な実務としては以下のようなものがある。

①健康に関する調査・研究・評価および情報の収集・提供

②健康診断の実施計画の参画と健康診断の実施および事後措置

③健康相談・保健指導の体制整備および実施・評価

④健康づくりの企画への参画および実施・協力など

⑤メンタルヘルス対策の指導・協力およびシステム確立への参画

⑥疾病に関する情報・提供ならびに要管理者の把握・支援など

⑦救急処置の体制の確立と実施

⑧中高年齢者対策の立案への提言・協力および職務との適応性のための援助

⑨年少者・妊産婦に対する業務ならびに安全衛生対策立案への提言

⑩身体障害者職務と適応性向上のための援助など

▶ 3　過労死

近年，過労死が増えており，社会問題になっている。過労死の直接的原因となる脳血管疾患や虚血性心疾患などの発症が，長時間労働と関連性が強いことは，医学的に解明されている。そのため，労働安全衛生法の改正により，事業者は，長時間にわたる労働を行い，疲労が蓄積した労働者に対し，医師による面接指導を受けさせることが義務化された。

　医師による面接指導の対象となるのは，時間外・休日労働が１カ月当たり100時間を超え，疲労の蓄積が認められる労働者である。面接指導では，医師は労働

者の勤務状況・疲労の蓄積状況などを把握し，その結果に基づきアドバイスを行い，またメンタルヘルス面についてのケアも行う。面接指導後，事業者は医師から必要な措置について意見聴取を行い，その結果を踏まえ，必要であれば労働者の就業場所の変更，作業の転換，労働時間の短縮，深夜残業の回数の減少，衛生委員会への報告などの事後措置を実施しなければならない。

▶▶ 4　メンタルヘルス

　近年の急激な産業構造の変化により，仕事や業務にストレスを感じている労働者の割合が高くなってきている。また，労働者の自殺者，とりわけ勤務問題が原因となるものは約2,000人という高い範囲で推移しており，社会問題として関心が高まっている。このような背景から，厚生労働省は，「労働者の心の健康の保持増進のための指針」（メンタルヘルス指針，平成18年3月策定）に基づく職場のメンタルヘルス対策を推進している。2014（平成26）年には労働安全衛生法が改正され，常時50人以上の労働者を使用する事業者に対し，ストレスチェックを行うことが義務づけられた。

　メンタルヘルス指針には大きく分けて以下の7つの要素がある。

　①職場のメンタルヘルスケアへの取り組みの表明：メンタルヘルスケアは職場全体で取り組む必要があることから，事業場全体に積極的にメンタルヘルスケアの推進を表明することが重要である。

　②衛生委員会等による調査審議：職場の実態に沿ったメンタルヘルスケアを行うために，「心の健康づくり」の策定，実施体制の整備や方法，個人情報保護等の規定を決めるにあたって，衛生委員会等で十分な調査審議を行うことが重要である。

　③「心の健康づくり計画」の策定：事業者が職場の実態を把握し，働く人たちの意見を取り入れながら「心の健康づくり計画」を策定し，メンタルヘルスケアを中長期的・継続的に行う。

　④4つのケアの継続的・計画的実施：「セルフケア」「ラインによるケア」「事業場内産業保健スタッフ等によるケア」「事業場外資源によるケア」の4つのケアを継続的・計画的に実施するよう取り組む。具体的例を表15-2に示す。

　⑤職場復帰における支援：メンタルヘルス不調で休業した労働者が円滑に職場復帰・継続就業するための職場復帰支援プログラムを策定し，組織的・継続的に休業者への支援をする。

　⑥個人情報保護への配慮：職場のメンタルヘルスケアに取り組むなかで，労

表 15-2　4つのケア

①セルフケア：労働者による	・事業場外資源との連携
・ストレスやメンタルヘルスへの理解	・労働者への教育・研修
・ストレスへの気づき	・相談体制の整備
・ストレスへの対処	・職場復帰における支援
・自発的な相談	・メンタルヘルス推進担当者の選任
②ラインによるケア：管理監督者による	④事業場外資源によるケア
・職場環境等の把握と改善	・メンタルヘルスケア支援サービスの活用
・個別の相談対応	・メンタルヘルスケアの専門知識や情報の提供
・職場復帰における支援	・ネットワークの形成
③事業場内産業保健スタッフ等によるケア：産業医，人事労務，衛生管理者等による	
・メンタルヘルスケアの企画立案	
・個人の健康情報の取り扱い	
・ラインによるケアへの支援	

働者の個人情報の保護に配慮し，個人情報保護法を遵守し，健康管理に関する情報を適切に取り扱う。

⑦小規模事業所のメンタルヘルス対策：小規模事業場でのメンタルヘルスケアは実施可能なところから取り組み，地域産業保健センター等の事業場外資源を活用していくことが有効である。

上記の4つのケアを継続的・計画的に実施するためには，以下の4つの取り組みを積極的に推進すると効果的である。

①教育研修や情報提供　→　メンタルヘルス研修

②職場環境等の実態把握と改善　→　ストレスチェックや職場環境チェック

③メンタル不調者への気づきと対応　→　相談窓口

④職場復帰支援　→　職場復帰支援サービス

ⓑ 作業環境管理

作業環境管理とは，作業職場における有害因子による労働者の健康障害を防止するために，作業職場の環境調査を行い，その結果をもとに，気中有害物の濃度管理，発生源の把握，局所排気装置の性能，曝露の予防などや快適な作業環境の維持を図っていくことである。

作業環境測定については，労働衛生安全法，作業環境測定法により測定すべき作業所と測定項目，その基準値が定められている。表 15-3 に作業環境測定を行うべき作業場と測定項目を示す。

表15-3 作業環境測定を行うべき作業場と測定項目

（労働安全衛生法施行令　第20条）

作業場		測定項目	測定回数
酸素欠乏危険場所		①空気中の酸素濃度 ②硫化水素濃度	作業開始前ごと
暑熱・寒冷・多湿作業場		①気温　②湿度　③輻射熱	半月以内 ごとに1回
坑内	28℃を超える	気温	
	通気設備がある	通気量	
	CO_2が停滞する	CO_2	1カ月以内 ごとに1回
放射線業務作業場		①外部放射線による線量率 ②空気中の放射性物質濃度	
中央管理方式の空調の ある事務所		①CO　②CO_2　③室温 ④外気温　⑤相対湿度	2カ月以内 ごとに1回
騒音作業場（屋内）		等価騒音レベル	6カ月以内 ごとに1回
粉じん作業場（屋内）		①粉じん ②遊離けい酸含有率	
特定化学物質取扱作業場		第1類または第2類物質の 空気中濃度	
有機溶剤取扱作業場		当該有機溶剤の濃度	
ダイオキシン作業場		空気中のダイオキシン類 濃度と含有率	6カ月以内ごとに 1回と作業開始前
鉛取扱作業場（屋内）		空気中の鉛濃度	1年以内ごとに1回
石綿作業場		空気中の石綿濃度	6カ月以内ごとに1回

▶▶ 1　管理濃度と許容濃度

　管理濃度とは，行政指導により作業環境濃度そのものを評価するもので，作業者の曝露限界を示すものではない。

　一方，許容濃度とは作業者が有害化学物質に曝露するとき，曝露濃度がこの値以下であれば，ほとんどの作業者に健康障害がみられない濃度である。

　物理エネルギーの場合では，許容基準という。許容濃度には，以下の3つの概念がある。

①時間荷重平均値：単位時間ごとの濃度を合算した値を集計に用いた時間で割った値であり，1日8時間，1週40時間の正常作業で有害化学物質に繰り返し曝露されたとしても，ほとんどの作業者に健康障害を招くことがないと考えられる気中濃度をいう。

②短時間曝露限界値：15分間以内の曝露で，曝露の間隔が1時間以上，1日4回以下，しかも毎日の曝露が時間荷重平均濃度以下であれば，作業者に作用（刺激，慢性または不可逆的な組織変化，災害・負傷の誘発，持久力の障害，作業能率の低下などを招くような麻酔作用）を及ぼすことがないと考え

表15-4　化学物質とその生体モニタリング物質

化学物質	生体試料	測定物質
カドミウム	尿	カドミウム，β_2-ミクログロブリン
水銀	尿	水銀
ヒ素	尿・毛髪	ヒ素
キシレン	尿	メチル馬尿酸
N,N-ジメチルホルムアミド	尿	N-メチルホルムアミド
スチレン	尿	マンデル酸
トリクロロエチレン	尿	トリクロロ酢酸
二硫化炭素	尿	2-チオシアゾリジン-4-カルボキシル酸
n-ヘキサン	尿	2,5-ヘキサジオン
トルエン	尿	馬尿酸

られる気中有害化学物質の濃度限界値である。

③最大許容濃度（天井値）：瞬間的でも超えてはならない気中有害化学物質濃度の値をいう。

 2　生物学的モニタリング

　毛髪，爪などの生体試料中の当該有害化学物質またはその代謝物質の量を測定，あるいは当該物質による特異的な影響を検査することにより，その個人の当該物質による曝露量，生体内取り込み量または生体の受けた影響を推定することができる。そのため作業環境中の曝露濃度の評価や健康管理における曝露量の評価に利用される。表15-4に主な化学物質とその生体モニタリング物質を示す。

 3　産業看護職の具体的な実務

　作業環境測定において実際に測定を行うのは，作業環境測定士である。産業看護職が産業現場で実際に行う作業環境管理は，以下のような項目である。

①化学物質・生物学的因子の調査・情報収集・対策などへの協力

②物理的因子の調査・情報収集・対策などへの協力

③温湿度・騒音・照明などや，休憩室・食堂など各施設の対策などへの助言

④作業環境測定への協力と事後措置策定への提言

⑤作業環境の改善への協力

⑥施設・設備等のメンテナンスへの協力

⑦禁煙対策の参画

c 作業管理

作業管理は，作業方法の改善や労働時間・作業内容の適正化を図ることにより労働負担を軽減し，働く人びとに対する労働の悪影響を少なくするとともに，働きやすい条件をつくり出すことを目的とする。

▶▶ 1 作業方法の改善

作業方法の点検および改善への参画，作業分析結果の評価への協力，作業時間の分析・評価への協力，作業指針・作業標準等の作成への提言などを行う。

▶▶ 2 労働負荷対策

日常の産業看護活動や疲労調査，ストレスに関する調査などから，疲労が著しい作業およびストレスが著しい職務を把握し，適正な作業条件の設定に参画する。

▶▶ 3 保護具

保護具の導入および整備計画作成や保護具の選定・整備・点検に参画するとともに，保護具の正しい使用について指導，援助する。さらに，保護具をつけての作業は負担が大きいので，作業環境や作業方法を改善し，保護具のいらない職場をつくるための計画へも参加する。

現在用いられている保護具の種類には①防塵マスク，②防毒マスク，③不浸透性保護衣，④保護眼鏡，⑤遮光保護具，⑥防音保護具などがある。

d 総括管理

産業看護職の総括管理に関する具体的な実務には以下のようなものがある。

①産業看護管理：産業看護職がその機能を最大限に発揮できるようにするために，労働衛生チームのなかでの役割の明確化，産業看護業務遂行のためのシステムづくりや連絡調整，産業看護職の人材確保と育成，産業看護業務遂行のための能力と技術の開発，産業看護業務計画の作成，産業看護活動の評価などを行う。

②コーディネート：衛生管理活動の円滑な推進を図るために，産業医との相談結果に基づいて，産業看護職以外の労働衛生専門職（衛生管理者，作業環境測定士など）間およびラインとスタッフとの連絡調整を図る。また，地域医療機関，企業外労働衛生機関，労働衛生コンサルタントなどとの協力関係の維持に努める。さらに関係行政機関に対する窓口としての役割を果たす。

③衛生管理業務の企画立案：限られた資源（人，物，時間，予算）を活用し，衛生管理の効果を高めるために，産業看護職は，年間衛生管理業務計画作成や衛生管理業務に関する中長期計画の策定に参画する。

④衛生管理体制の整備：産業看護職は，職場における意見・要望を把握し，衛生管理体制の整備にそれらを的確に反映させる。また，衛生委員会への参加および衛生委員会活性化への協力，衛生管理体制に関するニーズ調査や衛生管理のためのマンパワーに関するニーズ調査への協力，マンパワーの確保・養成計画への協力を行う。また衛生管理体制の改善計画にも参画する。

⑤各種規程の整備とその運用：衛生管理体制を整備するために，安全衛生規定などの各種規定の作成に参画し，その運用に協力する。

⑥衛生管理の総合評価：産業看護職が主体的に関わった衛生管理活動の効果を把握し，それをもとに総合評価に参画する。

⑦安全管理部門との連携：人の不安全行動についての情報を収集・整理し，ヒューマンエラー対策に協力する。また，安全管理に関する中長期計画検討や重要施策の策定への協力も行う。

⑧適正配置：労働と健康の調和を図るため，健康の面からの適正配置にかかわる調査を実施し，また，日常の業務を通して得られた健康情報をもとにして，適正配置に協力する。

⑨情報・資料整理：労働衛生に関する情報や資料の収集・管理を行い，企業内の求めに応じてこれらの情報と資料を提供する。また，労働衛生情報処理システムの設計にも協力する。

⑩予算管理：コストベネフィット（費用対便益）の分析に協力し，衛生管理にかかわる予算案策定に参画する。

⑪広　報：衛生管理施策についての広報計画策定への参画，広報活動の実施およびその評価への協力を行う。

労働衛生教育

▶▶ 1　労働衛生教育のカリキュラム

労働衛生管理が適切かつ効果的に行われるためには，三管理（健康管理，作業管理，作業環境管理）について正しい理解と動機づけが大切であり，これらを遂行するために不可欠なものである。そのためには以下のような内容をカリキュラムに組み込む必要がある。

①教育の目標を掲げ，目的意識を高めさせる。

②教育内容はわかりやすく，かつ理論的に組み立てられたもの

③内容はニュース性が高く，かつ斬新で，興味を抱かせるもの

④教育効果がわかりやすいもの

⑤教育側，受講側の双方が納得できる方法で行う。

▶▶ **2 産業看護職の衛生教育に関する具体的な実務**

①労働衛生教育の計画策定への参画および実施

②セミナーなどの開催を経営者・管理者などに働きかける。

③集団生活・危険予知訓練の実施・協力

④教育効果の評価

ⓕ トータル・ヘルス・プロモーションプラン（THP）

トータル・ヘルス・プロモーションプラン（THP）は「健康保持増進対策」の略称である。わが国の人口構成が高齢化に向かうなかで，労働力人口に占める高年齢労働者の割合も増加しており，企業においても，労働者が健康でその能力を十分に発揮できる職場環境を形成することが重要な課題となってきた。また，近年の技術革新の進展，就業形態の多様化のなか，仕事に関する強い不安，悩み，ストレスがあると訴える労働者の割合は年々増加している。このような社会背景のもとで，厚生労働省では，労働者の心身両面にわたる健康保持増進措置の積極的な推進を図っている。

THP は，図 15-4 に示すように健康測定（検診項目：問診，診察，医学的検査，生活状況調査，運動機能検査，運動指標の作成）の結果に基づいて，専門的な研修を受講した健康づくりスタッフとともに心身両面からの健康指導（運動指導，心理相談，栄養指導，保健指導など）を行うものである。

ⓖ ワーク・ライフ・バランス

労働は，賃金を得るための生活の糧であり，個々の暮らしを支える重要なものである。しかし近年は仕事のために他の私生活の多くを犠牲にしてしまう仕事中毒（ワーカホリック）状態となり，心身に疲労を溜め込み，うつ病に代表される精神疾患を患ったり，過労死や自殺に至ったり，家庭を顧みる時間がなくなることで家庭崩壊に陥るなどの悲劇を生む事例が多く見受けられるようになった。

仕事をしなければ収入が得られず，経済的に困窮する原因となる。逆に時間の大半を仕事に費やす長時間労働では心身の健康を害するほか，家庭のみなら

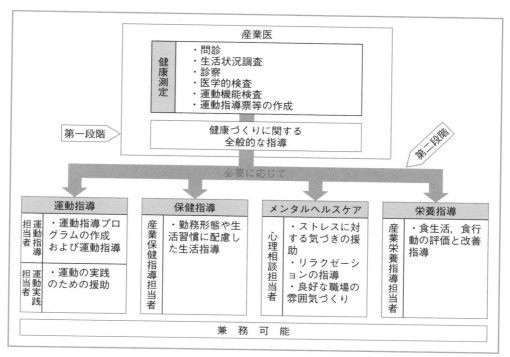

図 15-4 THP の健康づくりスタッフとその役割

ず地域との調和を乱す原因ともなってしまうことがある。これらを両立するには、仕事と（その他の）生活のバランスを取ることが必要である。仕事と生活のアンバランスが原因で引き起こされる問題を解決しようと、「ワーク・ライフ・バランス（仕事と生活の調和）」が叫ばれるようになった。

ⓗ 働き方改革

2018（平成 30）年に働き方改革関連法が成立し、2019（平成 31）年 4 月 1 日より施行されている。これは働く人びとが個々の事情に応じた多様で柔軟な働き方を自分で選択できるようにするための改革であり、働き過ぎを防ぎながら、ワーク・ライフ・バランスを図るためのものである。

主なポイントは、

①国は、働き方改革を推進するための基本方針を定める。

②長時間労働の是正（時間外労働の上限を設定）

③産業医・産業保健機能の強化

④雇用形態にかかわらない公正な待遇の確保

である。

ⓘ テレワーク

2020年に入り新型コロナウイルス感染症の影響により外出自粛要請がなされた。新型コロナウイルスの感染拡大防止のために,テレワークの導入を取り入れる事業所も増加した。テレワークとは「情報通信技術（Information and Communication Technology；ICT）を活用した時間や場所を有効に活用できる柔軟な働き方」のことであり,tele（離れて）とwork（仕事）を組み合わせた造語である。本拠地のオフィスから離れた場所でICTを利用して仕事をすることであり,外出自粛要請に伴い,自宅等で仕事をすることが推進されるようになった事業所も多数ある。企業にとってのメリットは,交通費による支出が伴わない,働き方改革における労働時間の短縮等のメリットがあるが,物づくりや研究など設備が伴わない職種においては実現不可能な場合もある。また,自宅で作業をする場合,休日出勤等勤務時間の管理が難しいこと,ICT利用による通信費・光熱費等の負担は誰が行うのか,家庭内不和が生じる,など問題は多々存在する。しかし過重労働が抑制できるなどのメリットもあるために,今後厚生労働省としては推進していく方向で検討されている。

⑤ 労働衛生行政

ⓐ 労働衛生行政の組織

労働衛生行政は厚生労働省が所管しており,省内では労働基準局（3部12課9室）が労働基準行政を所管している。労働衛生に直接関係の深い部局として,労働者災害補償保険法による労働災害の認定業務関係は労災補償部補償課が,労働時間・賃金関係は労働条件政策課が,一般的な労働衛生に関する業務は安全衛生部がそれぞれ所管している。

労働基準行政の第一線の実務は,国の直轄機関として各都道府県にある労働局（47局）および第一線機関の労働基準監督署（321署＋4支署）で行われている。労働衛生行政は,すべて国の行政機関によって一元的に行われ,地方自治体には任せていないのが特徴である。

労働衛生に関する法規

▶▶ 1 労働基準法

　労働時間，休憩，休日，年少労働者・女性労働者の保護，療養，休業，障害の保障など労働条件の最低基準などを定めたものである。その主な内容は，

①労働条件の原則：労働条件は，労働者が人たるに値する生活を営むための必要を充たすべきものでなければならない。

②労働時間：使用者は，労働者に，休憩時間を除き1週間について40時間を超えて，労働させてはならない。②使用者は，労働者に，休憩時間を除き1日について8時間を超えて労働させてはならない。

③休憩：使用者は，労働時間が6時間を超える場合においては少なくとも45分，8時間を超える場合においては少なくとも1時間の休憩を労働時間の途中に与えなければならない。

④産前・産後：使用者は，6週間（多胎妊娠の場合にあっては，14週間）以内に出産する予定の女性が休業を請求した場合においては，その者を就業させてはならない。

②使用者は，産後8週間を経過しない女性を就業させてはならない（ただし，産後6週間経過後に女性が請求した場合で，医師が支障ないと認めた業務に就かせることは差し支えない）。

⑤育児時間：生後満1年に達しない生児を育てる女性は，休憩時間のほか，1日2回各々少なくとも30分，その生児を育てるための時間を請求することができる。

　などである。

▶▶ 2 労働安全衛生法

　労働安全衛生法は，労働基準法が労働条件の最低基準の確保にとどまっていたのに対し，さらに進んで業務内容の変化に即応した健康障害防止対策の展開と，より快適な職場環境の形成を目指すことを目的として制定された。そしてこの法律では，労働基準法と相まって施行，運営されるべきことが明記され，労働災害の防止のための危害防止基準の確立，責任体制の明確化および自主的活動の措置を講ずるなど，災害防止に関する総合的計画的対策を推進することによって，職場における労働者の安全と健康を確保し，快適な作業環境の形成を目指している。

　この法律は，①労働災害防止計画，②労働衛生管理体制，③危険あるいは健康

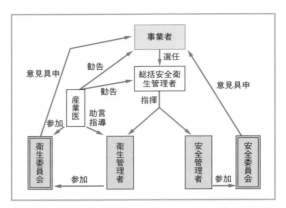

**図 15-5　労働安全衛生法に基づく標準的な安全衛生
管理体制（例）**
厚生労働統計協会編：国民衛生の動向，2021/2022

障害防止措置，④機械などおよび有害物質の規制，⑤就業にあたっての措置，⑥
健康管理，⑦免許など，⑧安全衛生改善計画，⑨監督などからなっている。

　この法律の主な内容には，以下のものがある。

①機械・設備・原材料などの物に関する措置

　有害物の製造などの禁止，有害物の製造許可，有害物の名称表示，新規有害物
質の有害性調査，有害作業場などの作業環境測定など。法改正に伴い規則の対
象外にある化学物質管理の見直し，労働災害を繰り返す企業に対し改善計画作
成指示，勧告，公表を行う制度の創設。

②労働者に関する措置

　安全衛生教育，健康診断，健康管理手帳の公布など。法改正に伴いストレス
チェック制度の創設，受動喫煙防止の措置の努力業務化。

③安全衛生管理に関して

　その体制の確立，総括安全衛生管理者，安全管理者，産業医，作業主任者など
の選任，衛生委員会などの設置。

　労働安全衛生法では，各事業所に安全衛生管理体制を整備することとされて
おり，常時50人以上の労働者を使用する事業者は産業医および衛生管理者を選
任し，衛生委員会を設けて毎月1回以上開催しなければならないとしている。
この衛生委員会は半数の委員が労働者の代表でなければならないとされ，また，
産業医が委員として加わることが必要である。労働安全衛生法に基づく安全管
理体制の例を図 15-5 に示す。

▶ 3　労働者災害補償保険法

　労働者の業務上傷病については，労働基準法の規定により使用者がその補償

を行うべきこととされている。この補償を確実に実行させるため，国が保険者，事業所を被保険者として厚生労働省労働基準局がその事務を行っている保険である。保険料は全額使用者負担である。給付に療養，休業，障害，遺族の各補償給付，葬祭料，傷病年金給付などがある。

▶▶ 4 育児・介護休業法

正式な名称は，「育児休業，介護休業等育児又は家族介護を行う労働者の福祉に関する法律」である。この法律の基本理念は，育児または家族の介護について，家族の一員としての役割を円滑に果たすことを目的としたものである。

①育児休業：育児休業の申し出ができるのは，1歳未満の児を養育する期間の男女労働者。休業ができる期間は，子が出生した日から満1歳に達するまでである。なお父母ともに育児休業を取得する場合は1歳2カ月まで，また事由によっては1歳6カ月に達するまで，育児休業を申し出ることができる。2017（平成28）年10月より，1歳6カ月の時点でも保育所に入れないなどの事情がある場合は，再申請により2歳まで育児休業を延長できるようになった。

事業主は，労働者から育児休業申し出があったときには，これを拒むことはできない。また，育児休業申し出をしたこと，あるいは育児休業をしたことを理由として労働者を解雇することはできない。

②介護休業：介護休業の申し出ができるのは，要介護状態になった対象家族を介護する男女労働者である。この場合，要介護状態とは，負傷，疾病または身体上もしくは精神上の障害により，2週間以上にわたって常時介護を必要とする状態をいう。

介護休業ができる期間は，通算して延べ93日までである。事業主は介護休業の申し出があったときには，育児休業と同様に，これを拒むことも，解雇することもできない。

▶▶ 5 男女雇用機会均等法

正式には，「雇用の分野における男女の均等な機会及び待遇の確保等に関する法律」である。この法律の基本理念は，労働者が性別によって差別されることなく，また，女性労働者にあっては母性を尊重されつつ充実した職業生活を営むことができるようにすることである。

労働者の就業に関して事業主の行うべき措置として，

①事業主は，職場で行われる性的な言動（セクシャルハラスメント）により労働者が不利益を受けないように必要な配慮をしなければならない。

②事業主は，女性労働者が母子保健法の規定による保健指導または健康診査

を受けるために必要な時間を確保できるようにしなければならない。

としている。

▶▶ 6　次世代育成支援対策推進法

次世代育成支援対策推進法とは，厚生労働省が認定した従業員子育て支援事業をいう。平成 15 年 7 月に「次世代育成支援対策推進法」が公布され，301 名以上の労働者を雇用する事業主は，次世代を担う子どもたちが健やかに生まれ育成されるために，事業者としても取り組みを行い，その具体案を明記した「一般事業主行動計画」を厚生労働省へ届け出ることが義務づけられた。

平成 23 年 4 月 1 日からは，101 人以上の労働者を雇用する事業主は，「一般事業主行動計画」を策定し，届け出ることが義務化されている。また雇用する労働者が 100 人以下の事業主には努力義務とされている。

「一般事業主行動計画」の届出を行った事業者は「くるみん」ロゴマークの使用が認められる（図 15-6）。このロゴマークはあかちゃんが包まれている「おくるみ」と会社ぐるみ・職場ぐるみで育成に取り組み育んでいこう，という意味が込められている。

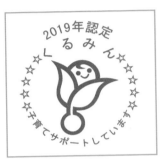

図 15-6　くるみんマーク

⑥　職業性疾患

ⓐ　熱中症

高温環境で労働を続けると，体温調節機能が障害され，循環機能が低下し水分および塩分代謝が失調する。さらには中枢神経障害，発汗作用の停止，体温上昇に至ると生命の危険すらありうる。熱中症には急性型，慢性型があり，急性のものは通常以下の 3 つに分類されている。

①熱射症（日射病，うつ熱症）：体温調節異常による高熱が原因で中枢神経が麻痺したもので，全身的発汗停止，中枢神経系障害，体温上昇を特徴とする。頭痛，めまい，悪心などの前駆症状に続いて，錯乱，突然の虚脱，昏睡などをきたす。重症では，しばしば死亡することもある。治療は，氷水や氷のうなどで体熱の放散を促進し，できるだけすみやかに体温を下げる。

②熱虚脱：循環器系が正常機能を失ったための脱水状態と考えられ，脈拍が微細頻数で血圧低下，頭痛，めまい，悪心などの後，意識混濁，昏睡状態に

なることもある。体温上昇はみられない。治療は強心剤の投与など一般循環器障害の虚脱と同様な処置が行われる。

③熱痙攣症：筋労作に伴う発汗による水分，塩分欠乏によると考えられ，筋肉が痛みを伴ってけいれんし，卒倒する。体温の上昇はみられない。治療は軽症時には食塩水を経口的に摂取させる。重症時には生理的食塩水を静注する。

このほかに，慢性のうつ熱状態と考えられる慢性熱中症（熱衰弱）がある。この疾患は高温環境で働く労働者などに慢性の暑熱性障害として起きるものである。夏季の影響が加わった場合には夏バテと呼ばれる。食欲不振，下痢，不眠，全身倦怠感など種々の症状がみられる。

これらに対して日本産業衛生学会は，作業の強さに応じた許容温度条件を勧告している。

ⓑ 振動障害

削岩機，道路工事などに使用されるチッピングハンマー，森林の伐採などに使用されるチェーンソーなど周波数 25〜200 Hz 振幅 100 μm 以上の振動が，作業のため強く筋肉を緊張している手に長期間にわたって伝わると，数カ月から数年（作業間隔，姿勢，体質などによって変化する）で手の血管運動神経の障害から血行が不十分となり，握力低下，関節の腫脹と変形，疼痛，筋萎縮などがみられる。これを局所振動障害（local vibration disorder）という。

チェーンソーでは，作業を続けるとやがて白ろう病と呼ばれる症状になる。これは指の血行障害に伴って神経細胞が障害された結果，感覚障害，特に温冷覚異常がみられるもので，重症例では，熱湯に指を入れても感じなくなったり，ときに関節や骨の変形もみられる。

前兆として，作業後に手指，前腕のしびれ，痛み，冷感，こわばりなどがみられ（これをレイノー現象と呼び，振動や寒冷で誘発される末梢循環障害である），作業時間を制限することにより，予防あるいは症状の進行阻止が行われている。

全身振動障害は，交感神経緊張による血圧上昇，呼吸数の増加，胃腸障害，脊椎の変形，内臓下垂などが問題となる。トラック，バス，タクシーや農作業・土木作業用の特殊自動車の運転作業によって発生する。これらの振動障害の予防と対策は，発生源の振動の除去，軽減，伝播防止が基本である。また定期健康診断によって早期発見を図り，異常所見を認めた者には，早期治療および適正な作業管理を実施する。

ⓒ 職業性難聴

　労働により発生した難聴を総称して職業性難聴という。職業性難聴には，長時間繰り返し騒音の暴露を受けることによる騒音性難聴，爆発のような強烈な音響によって引き起こされる災害性難聴(急性音響性外傷)，減圧症による難聴，化学物質中毒による難聴が含まれる。

　これらのなかでも騒音性難聴が最も多い。騒音性難聴は，強い騒音に長期間曝露されると，内耳の蝸牛にあるコルチ器有毛細胞が回復不能の破壊を受け，不可逆的な難聴（感音性難聴）になる。この難聴は，騒音が 70 dB（デシベル）以上でその周波数の主成分が高い音域にあるような職域（製缶，金属研磨，鍛冶などの業務）で発症がみられる。一般に音圧レベル（dB）が高いほど，また曝露時間が長いほど，さらに周波数が高いほど発生しやすいといわれる。

　騒音性難聴の初期症状では，患者の日常会話の音域 0.5〜2 kHz には聴力低下がみられないので気がつかない。しかし 4 kHz 付近を中心として，まず聴力損失が起こる（これを C5dip と呼ぶことがある）。したがってオージオメータによる純音聴力検査で，騒音性難聴の特徴的所見を見いだすことができる。一度聴力低下が起こると，治療によっても回復することはほとんどない。

　予防と対策は，騒音発生源となっている装置の改良，遮蔽，工法の改善などの発生源対策，耳栓，耳おおいなどの保護具の使用，作業方法の改善などである。

ⓓ 塵 肺

　塵肺とは「粉塵を吸入することによって肺に生じた線維増殖性変化を主体とする疾患」である（じん肺法）。塵肺に関する健康管理を体系化するためのじん肺法は，労働安全衛生法〔1972（昭和47）年〕が制定される前の 1960（昭和35）年にすでに施行されており，この災害が炭坑，金属鉱山労働者に古くから存在したことを示している。しかし 1980（昭和55）年以降，塵肺症および塵肺合併症は徐々に減少している。業種として鉱業，製造業で有所見率が高かった。

　塵肺の種類を起因物質によって珪肺（遊離珪酸による），石綿肺，滑石肺，珪藻土肺（珪酸化合物による），溶接工肺（鉄化合物による），炭鉱夫肺（炭素による），アルミニウム肺などに分類する。いずれも合併症を伴うことが多く，肺結核，結核性胸膜炎，続発性気管支炎，続発性気管支拡張症，続発性気胸の 5 疾病はじん肺法により療養義務が定められている。

　塵肺健康管理のための健康診断では，①直接撮影の胸部エックス線写真，②

肺機能検査および胸部臨床検査, ③結核精密検査などが定められている。また, その結果に基づいた塵肺管理区分の決定と区分に応じた健康管理措置が定められている。たとえば, 管理区分4では療養, 管理区分3では作業転換の義務が定められている。

①珪肺：岩石は大部分, 遊離珪酸（SiO_2）と珪酸塩であり, 石英は遊離珪酸の結晶である。これらの粉塵により, 肺間質およびリンパ節に強い線維化が生じ, 肺胞内には珪肺結節がつくられる。これが塊状結節となり, 空洞化が起こり, 肺門部リンパ節には石灰沈着がみられる。結核を合併すると治療抵抗性が強い。遊離珪酸を多く含む粉塵では急進珪肺となり, 曝露1～2年で症状が表われ, 10年以内に死亡することが多い。

②石綿肺：石綿は珪酸のマグネシウムまたは鉄塩で線維状結晶をつくっている。この5～100 μm の大きな粉塵を吸入すると, 細気管支炎と気管支拡張の病変を起こす。喀痰や肺組織に石綿小体が検出される。石綿肺には肺がんを合併しやすい。ヘビースモーカーの石綿作業者は, 非喫煙者に比べて肺がんのリスクは90倍といわれている。

空気中の大量の石綿（アスベスト）が人体に有害であることはすでに1964（昭和39）年の時点で公表されている。アスベストの製造物責任を世界で最初に追及されたのはアメリカのマンビル社であり, 1973（昭和48）年に製造者責任が認定されると, 類似の訴訟が多発し, 1985（昭和60）年までに3万件に達した。このような情勢のなかで世界的にアスベストの使用が削減・禁止される方向にある。

日本では1975（昭和50）年9月に吹き付けアスベストの使用が禁止され, 2004（平成16）年までに, 石綿を1%以上含む製品の出荷が原則禁止された。大気汚染防止法では, 特定粉じんとして工場・事業場からの排出発生が規制され, 廃棄物処理法では, 飛散性の石綿の廃棄物は, 一般の産業廃棄物よりも厳重な管理が必要となる特別管理産業廃棄物に指定されている。なお, 2005（平成17）年には, 関係労働者の健康障害防止・対策の充実を図るため, 石綿障害予防規則が施行された。

ⓔ VDT 作業による障害

VDT（visual display terminal）による健康障害とは, コンピュータのディスプレイなど表示機器を使用した作業（VDT作業ともいう）を長時間続けることにより, 眼や体, 心に支障をきたす病気のことである。

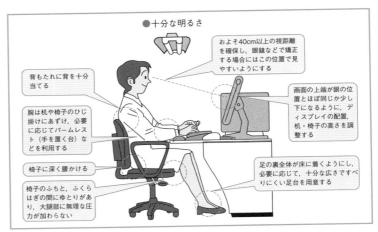

図 15-7　VDT 作業に適した作業環境
宮尾　克：疲れをためないパソコン作業．https://nagoya.repo.nii.ac.jp/?action＝
repository_action_common_download&item_id＝7051&item_no＝1&attribute_id
＝17&file_no＝1 より引用改変

　眼の症状として，長時間表示装置を凝視していることにより眼が疲れる，眼がチカチカする，熱い感じがする，ものがぼやけてみえる，ものが少しピンク色にみえる，などの訴えがある。頸肩腕，腰背部の疲れは，長時間同じ姿勢で，キーボードを速い速度で打つことにより生じるものである。精神神経などの疲労としては，不安感，いらいら，集中力の低下，やる気を失うといった症状が表われ，重症の場合には心身症，神経症，うつ状態などが出現することがある。

　予防策としては環境管理，作業管理，健康管理を総合して行うことが重要である。特に作業管理は，1連続作業時間が1時間を超えないこと，作業の合間に10〜15分の作業休止時間を設けること，適正な姿勢ができるように椅子，机，台を調整することが重要である（図 15-7）。

f 頸肩腕症候群

　乳幼児を扱う保育士やレジスター取り扱い者，コンピュータのキーボード作業者，タイピスト，手話通訳者などに，筋肉の局所性疲労，頸肩上腕などの痛み，こり，だるさ，手指の痛み，冷え，ふるえ，しびれなどがみられる。予防として作業量の軽減，作業姿勢の矯正などが行われる。

g 腰 痛 症

　腰痛症は労働基準法により，災害性腰痛と非災害性腰痛の区別がある。腰痛症は業務上疾病のなかでは最も多く，災害性腰痛は負傷に起因する疾病の約2

割（令和3年）である。また非災害性腰痛は災害性腰痛の3％程度の件数で減少傾向にある。

災害性腰痛とは，以下のようなものをいう。

①一般的なけがによる腰痛

②重量物運搬中に転んだり，持ち上げるときにぎっくり腰を起こした腰痛

③腰痛の既往症や椎間板ヘルニアなどの基礎疾患のある者で，業務中の災害により腰痛が再発する場合など

ⓗ 有機溶剤中毒

有機溶剤は非水溶性物質（油脂，ゴムなど）を溶解する有機化合物の総称で，400種以上が，塗料，接着剤，インク，金属の洗浄剤，ドライクリーニング用溶剤などとして幅広く使用されている。

有機溶剤の特徴は，揮発性が高いこと，脂溶性であること，引火性が高いことである。常温では液体であるが，揮発性が高いため室温で容易に気化し，呼吸器から吸入され急性中毒を起こしやすい。脂溶性であるので，皮膚からも吸収されやすく，接触による皮膚吸収中毒を起こしやすい。また脂質に富む脳に侵入し，中枢神経系障害を起こしやすい。さらに引火性が高いため，爆発，火災事故を起こしやすい。中毒を起こすと，皮膚や粘膜の刺激症状，頭痛，食欲不振などの共通症状を示す。

ベンゼンの高濃度ガスを長期間吸入すると造血器障害を起こす。また二硫化炭素は神経障害を，四塩化炭素やクロロホルムは肝臓・腎臓の障害を，ノルマルヘキサンは末梢神経障害を起こす。

①ベンゼン中毒：ベンゼン5％以上を含むゴム糊は，製造，輸入，譲渡，使用，すべてが労働安全衛生法で禁止されている。体内で酸化されてフェノールになるが，その中間体が発がんに関係する。低濃度曝露の標的臓器は造血幹細胞で，再生不良性貧血や急性骨髄性白血病を発症する。初期症状では赤血球，白血球，血小板の数の減少，ヘモグロビン低下などがある。日本産業衛生学会の空気中許容濃度は10 ppmである。

②トルエン中毒：ラッカー，シンナー，接着剤などに含まれており，シンナー遊びで知られている。体内吸収トルエンの80％は尿中に馬尿酸の形で排出されるが，中枢神経系の抑制作用をもち，600 ppmの曝露で多幸感，頭痛，めまい，悪心，心悸亢進のほか，常習で脳波異常を起こす。日本産業衛生学会の許容濃度は50 ppmである。

表 15-5 有機溶剤と中毒症状

有機溶剤	中毒症状
アルコール類	軽度の麻酔性と粘膜刺激
メチルアルコール	視神経障害
酢酸エステル類	軽度の麻酔性と粘膜刺激，皮膚吸収大
エーテル類	強い麻酔性，粘膜刺激
塩化炭化水素類	軽度の麻酔性と粘膜刺激，肝・腎障害
ケトン類	麻酔性と粘膜刺激
芳香族炭化水素類	麻酔性
ベンゼン	血液毒
トルエン	嗜好性大

表 15-6 職業がんに関連する主な物質と発がん部位

物　　質	発がん部位
ベンジジン，β-ナフチルアミン	尿路系腫瘍
クロム酸塩，重クロム酸塩製造工程	肺，上気道がん
石綿	肺がん，悪性中皮腫
コークス，発生炉ガスの製造工程	肺がん
ヒ素，無機ヒ素化合物製造工程	皮膚がん
その他，放射線，ベンゼン，塩化ビニルなど	

主な有機溶剤と中毒症状を表 15-5 に示す。

ⓘ 職業がん

特定の職業で特定の因子への曝露により起こるがんを職業がんと呼ぶ。

世界で初めての職業がん報告は，英国の煙突掃除夫の陰嚢がんがすすに原因があることを示したポットの報告（1775 年）である。これに関連して，実験動物に世界で最初に人工的がんをつくって，がん研究に突破口を開いたのは山極・市川の両博士で（1914 年），ウサギの耳にコールタールを繰り返し長期間塗りつけると皮膚がんができることを示した。

職業がんとしてはその後，クレオソート油やヒ素による皮膚がん，ウラニウム鉱夫の肺がん，アニリン染料工業労働者の膀胱がん，紫外線，エックス線，放射性物質による皮膚，血液，骨などのがんが判明している。職業がんの原因については発がん物質がよくわかっていないものがあり，労働基準法の認定でも物質を指定したものと製造工程を指定したものがある（表 15-6）。

労働安全衛生法では特定の業務に一定期間以上従事した労働者に対し，離職後の健康管理を可能にするため，健康管理手帳を本人の申請に基づき交付している。また，発がんの危険度の高い特別管理物質取り扱い者の健康診断結果の

保存期間は 30 年とされている。職業がんの予防については，発がん性の明らかな物質の製造，輸入，使用を禁止すること，実験動物で発がん性が認められている一部の物質の製造を許可制とすることなどが行われている。

● 文献 ●
1) 厚生労働統計協会編：国民衛生の動向，2021/2022，2022/2023
2) 労働政策研究・研修機構編：労働関係法規集 2013 年版，労働政策研究・研修機構出版，2013
3) 三浦豊彦 他編：現代労働衛生ハンドブック，労働科学研究所出版部，2000
4) 日本産業衛生学会資料委員会編：日本産業衛生学会産業看護講座，2000
5) 平山朝子，河野啓子，宮地文子編：公衆衛生看護学大系　第 6 巻　産業保健指導論，日本看護協会出版会，2005
6) 厚生労働省：テレワーク総合ポータルサイト，https://telework.mhlw.go.jp/（最終アクセス日：2021 年 11 月 11 日）

演習課題

以下の文において（　　　）内に適当な語句または数字を入れよ。
1. 労働衛生の三管理とは，（　　　），（　　　），（　　　）である。
2. 作業者が有害化学物質に曝露するとき，曝露濃度がこの値以下であれば，ほとんどの作業者に健康障害がみられない濃度を（　　　）という。
3. 毛髪，爪などの生体試料中の当該有害化学物質またはその代謝物質の量を測定し，その個人の当該物質による曝露量，生体内取り込み量または生体の受けた影響を推定することを（　　　）という。
4. 産業保健の分野で，健康測定の結果に基づいて，専門的な研修を受講した健康づくりスタッフとともに心身両面からの健康指導を行うシステムを（　　　）という。
5. 労働基準行政の第一線の実務は，国の直轄機関として各都道府県に設置されている（　　　）および（　　　）で行われている。
6. 労働衛生に関する主な法律として（　　　）法，（　　　）法，（　　　）法がある。
7. 高温環境で労働を続けると，体温調節機能が障害され，循環機能が弱って水分，塩分代謝が失調する。さらには中枢神経障害，発汗作用の停止，体温上昇に至ると生命の危険すらありうる。これを（　　　）症という。
8. 削岩機やチェーンソーの取り扱い者にみられる振動障害は，（　　　）現象や手指のしびれ・冷感・疼痛，骨や関節の変化などである。
9. 局所の振動障害として，削岩機や鋲打ち機などの使用者にレイノー現象を前兆とする（　　　）病がみられる。
10. 労働により発生した難聴を総称して（　　　）難聴という。

11. 職業性難聴においては，聴力図（オージオグラム）で（　　　　）Hz のところに聴力損失の切れ込みがみられるのが特有の所見である。

12. VDT（visual display terminals）作業による健康障害には（　　　　）障害，（　　　　）疲労，精神的ストレスなどがある。

13. 一酸化炭素中毒は血中の（　　　　　　）が一酸化炭素と結合するために起こる。

14. 有機溶剤中毒における有機溶剤のおもな侵入門戸は（　　　　），（　　　　）である。

15. 乳幼児を扱う保育士やレジスタ取り扱い者，コンピュータのキーボード作業者，タイピスト，手話通訳者などに多くみられる職業病で，筋肉の局所性疲労，上腕のこり，だるさ，手指の痛み，冷え，ふるえ，しびれなどがみられる職業病を（　　　　　　）症候群という。

第16章

国 際 保 健

① 国際保健の意義

　日本は，急速な経済成長をなしとげ，それに伴い国際的地位は著しく向上し，その国際社会における責務として，世界の発展に貢献することが期待されている。保健・衛生行政の分野は今や国際的視野に立って取り組むべき課題が増加している。そのような背景のもとで，各国・各機関と協調し合い，国際的な責務を担うことが，国際社会における日本の信頼を培い，存在感を高めることになる。また，このことは，国際平和に依拠し，資源・食糧を海外に依存する日本にとって，国民の生活を守り，自国にとって好ましい国際的環境を構築するなど，国民の利益の増進に貢献している。

② 開発途上国の健康問題

ⓐ 世界における著しい健康の不平等

　国連児童基金（UNICEF）の「世界子供白書」によれば，表16-1に示すように，世界各国の乳児死亡率は70以上から5以下まで大きくばらついていて，それぞれの国における健康水準には著しい差がある。すなわち，14人生まれて1年以内に1人死ぬ国もあれば，200人生まれて1人しか死なない国もある。さらに各国の経済状態（1人当たりGNI）との関係でみると，一般的には経済状態によって健康水準が決定されるようにみえるが，経済状態が良くなくても比較的高い健康水準の国もあれば，経済状態が良くても健康水準が低い国もある。このことから各国の国内における貧富の差や保健サービスの格差の影響が窺える。

　これら少ないコストで成果を挙げている国や地域の分析を的確に行えば，効果的・効率的保健政策を提言することができる。たとえば，現在結核制圧の世界戦略として用いられているDOTS（directly observed treatment, short-course）（p210参照）というパッケージプログラムは，経済的に制限のある開発途上国に

表16-1 主な国の乳幼児死亡率

国・地域	1人あたりのGNI（2022年, 米ドル）	乳児死亡率（1歳未満）1990	乳児死亡率（1歳未満）2021	総人口（千人）	国・地域	1人あたりのGNI（2022年, 米ドル）	乳児死亡率（1歳未満）1990	乳児死亡率（1歳未満）2021	総人口（千人）
日本	42,440	5	2	124,613	マレーシア	11,830	14	6	33,574
アフガニスタン	380	120	43	40,099	メキシコ	10,820	37	11	126,705
アルジェリア	3,920	41	19	44,178	モンゴル	4,260	77	13	3,348
アンゴラ	1,880	131	47	34,504	ネパール	1,340	98	23	30,035
オーストラリア	60,840	8	3	25,921	オランダ	60,230	7	4	17,502
バングラデシュ	2,820	100	23	169,356	ニュージーランド	49,090	9	4	5,130
ボリビア	3,490	85	20	12,079	ナイジェリア	2,160	126	71	213,401
ブラジル	8,140	53	13	214,326	ノルウェー	95,520	7	2	5,403
ブルガリア	13,350	15	5	6,886	パプアニューギニア	2,700	64	34	9,949
カンボジア	1,690	85	21	16,589	ペルー	6,740	57	11	33,715
カナダ	52,960	7	4	38,155	フィリピン	3,950	41	20	113,880
中国	12,850	42	5	1,425,893	韓国	36,190	14	2	51,830
コロンビア	6,500	29	11	51,517	ロシア連邦	12,750	18	4	145,103
コンゴ民主共和国	610	118	62	95,894	ルワンダ	930	93	30	13,462
クロアチア	19,600	11	4	4,060	サウジアラビア	27,680	36	6	35,950
デンマーク	73,520	7	3	5,854	シンガポール	67,200	6	2	5,941
エジプト	4,100	63	16	109,262	南アフリカ	6,780	45	26	59,392
フランス	45,290	7	3	64,531	スペイン	32,090	7	3	47,487
ドイツ	54,030	7	3	83,409	スウェーデン	63,500	6	2	10,467
ガーナ	2,380	80	33	32,833	スイス	95,490	7	3	8,691
ギリシャ	21,810	9	3	10,445	タイ	7,230	31	7	71,601
ギニア	1,190	139	64	13,532	ウクライナ	4,260	17	7	43,531
インド	2,390	88	25	1,407,564	英国	49,240	8	4	67,281
インドネシア	4,580	62	19	273,753	タンザニア	1,200	108	34	63,588
イタリア	38,200	8	2	59,240	米国	76,770	9	5	336,998
カザフスタン	9,620	44	9	19,196	ベネズエラ	13,010	25	21	28,200
ケニア	2,170	63	28	53,006	ベトナム	4,010	37	16	97,468
ラオス	2,310	111	34	7,425	ザンビア	1,240	110	40	19,473

※アフガニスタンの1人あたりのGNIは2021年のもの。
世界子供白書2023，世界銀行データより作成

おける成功例の分析から生まれたのである。

ⓑ 健康問題の質と量の違い

世界人口の8割強は開発途上国であり，2割弱が先進工業国と推定されるが，人口の絶対数のみでなく，年齢分布の違いや健康問題の内容も著しく異なっている。途上国では，14歳以下の子どもの占める割合は25%程度であり，健康問題で

は感染症や栄養失調の危険が高い。先進国では子どもの人口は 16%（2020 年）で，健康問題は感染症よりも事故や精神発育障害の割合が高い。先進国・途上国の比較には年齢分布の違いも大きい。たとえば，日本においては，2021 年にようやく結核の罹患率が 10 万人当たり 9.2 となり低蔓延国となったが，患者の 70% 以上が 65 歳以上である。一方，途上国では 10 万人当たり 500 近い国もあり，そのほとんどが若年・壮年者に起こっている。HIV に罹患し免疫機能の低下した患者への重複感染も，これらの国々では問題である。近年，多剤耐性結核の問題も注目されている。

　また先進国，途上国ともに，都市と農村，あるいは富裕層と貧困層の健康格差が著しく，それらを考慮に入れた分析が必要である。途上国では農村部から都市部への人口流入が大きく，都市部においても劣悪な環境で生活する貧しい人びとの健康悪化が懸念されている。

　健康の分析手法として，WHO が最近注目しているものに，SDH（social determinants of health：健康の社会的決定要因）がある。

ⓒ 開発途上国の抱える健康問題

　開発途上国の抱える健康問題に「二重の負荷：double burden」がある。すなわち，従来からの感染症や寄生虫症といった伝統的な疾患群と，癌や心臓病などの慢性疾患との両方を同時に抱えているのである。

　先進諸国ではこうした健康問題を一つずつ解決してくることができた。多くは子どもを襲う急性感染症，次に結核のような慢性感染症，そのうえで人口の高齢化が始まり，慢性疾患が問題の焦点となってきている。そうした「感染症から慢性疾患へ」という解決すべき問題の変化は「疫学転換：epidemiological shift」と呼ばれている。しかし途上国では，感染症の解決が済まないうちに慢性疾患罹患者が増加してくるという事態を迎えている。

　一方，社会の中での弱者としての子ども，女性，高齢者の健康問題はいっそう深刻化しつつある。たとえば，5 歳以下の子どもの死亡原因は，下痢症，呼吸器感染症，麻疹，破傷風など，すでに医療としては確立された簡単な予防接種や簡単な治療（経口補液法 ORS）で解決できるにもかかわらず，これらにより多くの子どもたちが死亡している。これは医療技術が未熟なためではなく，医療を必要としている子どもたちや人びとのところにまで医療そのものが届かないことに原因があることを認識すべきである。

　2019 年より世界を席巻した COVID-19 などによるパンデミックが生じた場合の，ワクチンや治療薬の供給についても意を注ぐべきである。

❸ 国際保健協力の仕組み

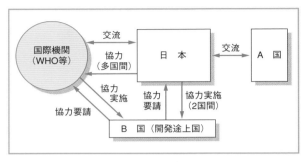

図16-1　国際協力の仕組み
厚生労働統計協会編：国民衛生の動向，2023/2024

　国際協力（広義）は，行政上の調整・技術・情報の交換，人的交流などを行って自国の向上を図ることを目的とする「国際交流」と，発展途上国に対して自国の人的・物的・技術的資源を提供することにより当該国の向上を図ることを目的とする「国際協力（狭義）」に大別される。さらに，それぞれ多国間交流（協力）と2国間交流（協力）に分けられる。通常前者は，国際機関を介して行い，後者は特定の相手国との間で行う（図16-1）。国際協力を経済協力（発展途上国で不足する資本や技術力などを提供し，その開発に協力する）の側面から分類したものが図16-2である。

　わが国は，一貫して政府開発援助（ODA）の拡大に努力してきたが，支出総額で，2001年に第1位の座を米国にゆずり，2021年は世界第3位（176億ドル）である。

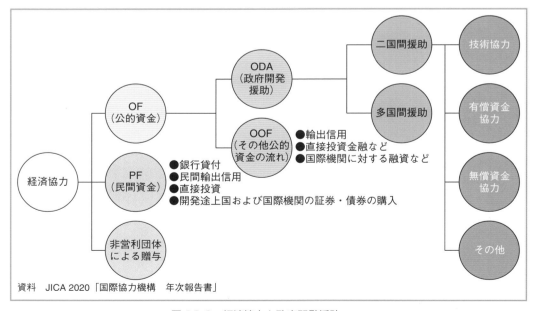

図16-2　経済協力と政府開発援助
厚生労働統計協会編：国民衛生の動向，2023/2024

ⓐ 無償資金協力

返済義務を課すことなく発展途上国に資本を供与する援助形態であり，一般無償援助，水産無償，緊急無償，文化無償，食糧援助などに分類される。保健医療協力は一般無償援助の中に含まれ，この資金により，病院，養護学校，水道などの施設建設や医療資機材の整備を行っている。

ⓑ 有償資金協力

発展途上国における社会開発事業などに必要な資金を国際協力銀行（Japan Bank for International Cooperation）を通して貸し付けるものである。保健医療分野では医療施設拡充事業や上水道整備事業などを行っている。

ⓒ 技術協力

▶▶ 1 政府ベースの国際保健医療協力

主として，1974 年に設立された国際協力機構（Japan International Cooperation Agency；JICA）によって実施されている。保健医療に関する主な業務としては，発展途上国からの研修生の受け入れ，専門家の派遣，機材供与の 3 つの形態の協力が行われている。1982 年からは国際救急医療チーム（JMTDR）が組織され，医師・看護師などを迅速に派遣し被災地住民の医療救護を行っている。国際緊急援助体制を整備するために 1987 年に国際緊急援助隊の派遣に対する法律が公布された。

▶▶ 2 民間ベースにおける国際保健医療協力

わが国が経済成長をとげ，国際社会での責務を担うことが求められるようになった 1960 年代前半より始まった。当初は，日本キリスト教海外医療協力金やアジア救ライ協会のみであったが，1970 年以降，国際看護交流協会をはじめ，多くの非政府組織（Non-Governmental Organization；NGO）が加わっている。NGO の活動は政府の行う開発援助に比べ，住民に密着した草の根レベルでの活動を展開しやすいなどの利点があり，近年特に注目を集めている。

④ 主な国際機関

ⓐ 世界保健機関（World Health Organization；WHO）（図 16-3）

　　1948 年 4 月に発足した国際連合（United Nations；UN）の専門機関である。わが国は 1951 年に加盟し，2023 年 3 月現在，加盟国（Member States）は 194 カ国である。事務局は本部事務局（ジュネーブ）と 6 つの地域事務局からなり，わが国は西太平洋地域（事務局マニラ）の構成員である（図 16-4）。

　　WHO は発足にあたり，1946 年の国際保健会議で採択された世界保健機関憲章に基づき，感染症対策，疫学・統計サービス（ICD など），医薬品供給，各種技術協力，研究開発，災害時の緊急対策など広範な活動を行っている。そのなかで重要な活動を以下に挙げる。

国際疾病分類の第 11 回改訂版（ICD-11）
　2018 年 6 月に ICD-11 が公表された。

▶ 1　プライマリ・ヘルス・ケア（Primary Health Care；PHC）

　　WHO の主な活動として，1978 年以来，「2000 年までにすべての人びとに健康を（Health For All by the year 2000；HFA）」という目標（アルマ・アタ宣言）を掲げて活動してきており，その根幹にはプライマリ・ヘルスケアがある。PHC の基本的活動として，①健康教育，②環境衛生，③コミュニティに住んでいるヘルスワーカーの採用，④母子保健，⑤風土病対策，⑥一般疾患への対策，⑦必須医薬品，⑧栄養の改善が提案され，その後包括的 PHC として人びとの生活の改善といった，社会開発の枠組みの中で健康の改善を行うというアプローチが提案された。

▶ 2　ヘルスプロモーション

　　しかしながら，2000 年を経て，いまだ地球上のすべての人びとが健康な生活を営んでいるとはいいがたい。1986 年にはヘルスプロモーションの概念「自らの健康を決定付ける要因を，自らよりよくコントロールできるようにしていくこと」と提議し（1986 年オタワ憲章，2005 年バンコク憲章），①健康的な政策づくり，②健康を支援する環境づくり，③地域活動の強化，④個人の技術の開発，⑤ヘルス・サービスの方向転換を戦略として示した。さらに 2010 年には「すべての政策で健康を考慮する（Health in All Policies）」という声明が発出された（アデレード宣言）。

▶ 3　予防接種拡大計画

　　また，1974 年より予防接種拡大計画（Expanded Programme on Immunization；

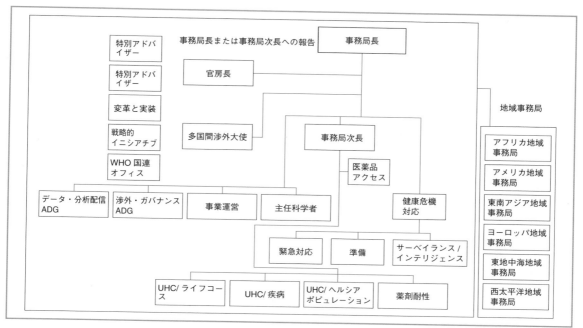

図 16-3　WHO 事務局体制（2023 年 5 月）
厚生労働統計協会編：国民衛生の動向，2023/2024

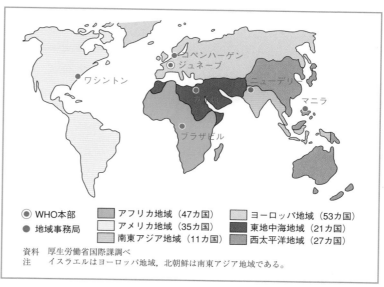

図 16-4　WHO 地域割りと地域事務局（2023 年 5 月）
厚生労働統計協会編：国民衛生の動向，2023/2024

EPI）が開始され，ジフテリア，百日咳，破傷風，麻疹，ポリオ，結核の6疾患を対象とした予防接種を強力に推進し，これら6疾患による死亡を克服するために，すべての小児に予防接種を行うことを目標に掲げている。これらに加え，B型肝炎ワクチン，インフルエンザb型菌ワクチンの接種も広まっている。

4 エイズ対策特別計画

さらに，世界的規模でのエイズ蔓延を防止するためWHOは「エイズ対策特別計画」を策定し，加盟各国の自発的拠出による対策事業を開始した。1988年よりこの計画は「世界エイズ対策プログラム（GPA）」と名称を変更した。さらに，1994年，エイズ関連事業を行っている国連関係機関のエイズ組織を併合し，国連エイズ合同計画（UNAIDS）へと発展させ，1996年1月よりエイズに関する政策立案・研究・人材養成などの技術支援，普及啓発を目的とした事業が開始された。

5 たばこ対策

1999年のWHO総会において「たばこ規制枠組条約」の政府間交渉会議の設立が決定され，2003年採決された。2005年2月27日に発効した。

6 改正国際保健規則

国際的な健康危機管理の要請を受けて，2005年5月のWHO総会において，国際的な公衆衛生へ影響を与える事象（Public Health Emergency of International Concern；PHEIC）の国際的伝播を最大限防止することを目的として，国際保健規則（International Health Regulation；IHR）の改正が行われ，2007年6月15日より発効している。

b 国際労働機関（International Labour Organization；ILO）

1919年に国際連盟の自治機構として設立され，1946年に最初の国連専門機関となった。本部はジュネーブにあり，わが国は1919年の設立と同時に加盟していたが1938年に脱退し，1951年に再び加盟した。ILOは労働条件の改善を図ること，技術協力活動を推進することなどを目標とし，労働災害の防止，労働者の健康保護に関する事項を勧告したり，労働安全衛生にかかわる情報サービスなどの活動を行っている。

c 国連児童基金（United Nation Children's Fund；UNICEF）

1946年に国連国際児童緊急基金としてヨーロッパの児童に食糧，医薬品，医療を供給する目的で発足し，1953年にその任務を拡大して発展途上国の児童に

世界エイズ対策プログラム
具体的内容としては性行為感染の防止，輸血・血液製剤・注射・臓器移植を介した感染防止，垂直感染防止，感染者への治療行為（現在はARV治療の実践を進めている）を介した感染防止，個人・集団・社会における感染機会の減少からなる6項目の事業が進められている。

対し長期的援助を行うことを目的とした国連児童基金と改称した。最近はアフリカの飢餓に対する救援活動に力を入れている。

ⓓ 世界銀行（World Bank；WB）

世界銀行は，1944年，ブレトンウッズ協定により，IMF（国際通貨基金）とともに設立が決定され，1946年に業務を開始した。また，1947年には国連の専門機関となった。当初は，加盟国における戦後復興のための長期資金の供与を目的としたが，欧州諸国の経済復興が進むにつれ，現在は特に発展途上国に対する援助機関としての役割が大きくなってきている。

世界銀行グループは，国際復興開発銀行（IBRD），国際開発協会（IDA），国際金融公社（IFC）など5つの機関から構成されており，発展途上国の経済発展と，それによる世界経済の安定を目的に，加盟国や民間企業などに長期的な資金融資を行っている。

ⓔ 国連ミレニアム開発目標（MDGs）と持続可能な開発目標（SDGs）

2000年，ニューヨークの国連本部で開催された国連ミレニアム・サミットで取りまとめられた「ミレニアム開発目標（Millennium Development Goals：MDGs）」は国際社会の支援を必要とする課題に対して2015年までに達成するという期限付きの目標を8つ掲げてきた。

これらの目標については，改善はみられたが，MDGsの残された課題（例：保健，男女間不平等）や新たに顕在化した課題（例：環境，格差拡大）に対応すべく，2016年から2030年までの17の目標を設定し，それらを具体化した169のターゲットが設定された（Sustainable Development Goals；SDGs）。

この開発目標は，「誰一人として置き去りにしない」という誓いのもと，2015年に新たに設定された。

持続可能な開発目標（SDGs）

目標1：あらゆる場所のあらゆる形態の貧困を終わらせる。

目標2：飢餓を終わらせ，食料安全保障および栄養改善を実現し，持続可能な農業を促進する。

目標3：あらゆる年齢のすべての人びとの健康的な生活を確保し，福祉を促進する。（日本が国際保健政策として掲げてきた　目標3.8『UHC（Universal Health Coverage）達成と持続』が含まれる。）

目標4：すべての人びとへの包摂的かつ公正な質の高い教育を提供し，生涯学

17の目標を示すアイコン

習の機会を促進する。

目標5：ジェンダー平等を達成し，すべての女性および女児の能力強化を行う。

目標6：すべての人びとの水と衛生の利用可能性と持続可能な管理を確保する。

目標7：すべての人びとの，安価かつ信頼できる持続可能な近代的エネルギーへのアクセスを確保する。

目標8：包摂的かつ持続可能な経済成長およびすべての人びとの完全かつ生産的な雇用と働きがいのある人間らしい雇用（ディーセント・ワーク）を促進する。

目標9：強靱（レジリエント）なインフラ構築，包摂的かつ持続可能な産業化の促進およびイノベーションの推進を図る。

目標10：各国内および各国間の不平等を是正する。

目標11：包摂的で安全かつ強靱（レジリエント）で持続可能な都市および人間居住を実現する。

目標12：持続可能な生産消費形態を確保する。

目標13：気候変動およびその影響を軽減するための緊急対策を講じる。

目標14：持続可能な開発のために海洋・海洋資源を保全し，持続可能な形で利用する。

目標15：陸域生態系の保護，回復，持続可能な利用の推進，持続可能な森林の経営，砂漠化への対処，ならびに土地の劣化の阻止・回復および生物多様性の損失を阻止する。

目標16：持続可能な開発のための平和で包摂的な社会を促進し，すべての人びとに司法へのアクセスを提供し，あらゆるレベルにおいて効果的で説明責任のある包摂的な制度を構築する。

目標17：持続可能な開発のための実施手段を強化し，グローバル・パートナーシップを活性化する。

⑤ 国際保健の今後の課題

　国際保健の現代的課題は，保健医療にとどまらない，国際的な政治・経済・開発・環境・教育・福祉・人権といったさまざまな広がりの中に置かれている。

　国際保健医療は，社会正義や人道主義の立場に立って，世界の健康の格差や不平等を是正するために行われるべきであり，自国の安全確保や経済・外交上の利益が第一義的な目的にされるべきでない。また，共生の理念に立ち，閉じた

系である地球（バックミンスター・フラー：宇宙船地球号 Spaceship Earth, 1963）の環境・資源保全，国際平和（地球共同体づくり）が究極の目的とされるべきであろう。

近年，Planetary Health という「人間の健康と地球の健康のバランスを目指す，われわれの意識変容，行動変容を促す」新しい概念が提唱されている。

● 文献 ●

1) 厚生労働統計協会編：国民衛生の動向，2023/2024
2) 日本国際保健医療学会編：国際保健医療学 第3版，杏林書院，2013
3) 国際連合広報センター
   http://www.unic.or.jp/activities/economic_social_development/（最終アクセス日：2024年1月9日）
4) 世界銀行
   https://data.worldbank.org/indicator/NY.GNP.PCAP.CD（最終アクセス日：2024年1月9日）

演習課題

以下の文において（　　　）内に適当な語句または数字を入れよ。

1. 世界保健機関（　　　）には2023年5月現在194カ国が加盟しており，本部は（　　　）に設置されている。
2. WHOは世界を（　）地域に分け，日本は（　　）地域に属している。
3. WHOが取り組んでいるEPIとは（　　　）計画のことである。
4. わが国の二国間国際保健医療協力を主に担当しているのは（　　）である。
5. 公的機関以外に民間の（　　）も保健医療協力の重要な役割を担っている。
6. 2015年にニューヨークで，2030年までの目標として（　　　）（SDGs）が設定された。

各章末の演習課題解答

●第1章
1. 肉体，精神，社会
2. 健康で文化的
3. プライマリ・ヘルス・ケア（または PHC）
4. アルマ・アタ
5. 健康の保持・増進，寿命の延長，疾病の予防
6. ホメオスタシス（または生体の恒常性）
7. 一（次予防）
8. 二（次予防）
9. 一（次予防）
10. 三（次予防）
11. 三（次予防）

●第2章
1. 静態，5（年）
2. 1億2,495万（人）
3. 出生，死亡，婚姻，離婚，死産（順不同）
4. 年少，生産年齢，老年
5. 老年人口（÷）生産年齢人口（×100）
6. 老年人口（÷）年少人口（×100）
7. （人口）1000（人当たり）
8. 6.3，減少
9. 減少
10. 年齢別出生数
11. 合計特殊出生率
12. 総死亡数（÷）人口（×）1000
13. 年齢調整，昭和60
14. 国際疾病分類，10（回）（令和5年1月現在）
15. 悪性新生物，心疾患，老衰，脳血管疾患，肺炎
16. 健康問題（または病苦）
17. 転倒・転落・墜落
18. 12（週）
19. 定常，生存
20. 0（歳）
21. 81.47（歳），87.57（歳）
22. 健康（寿命）
23. 3（年）
24. 3（年）

●第3章
1. 地域保健（法）
2. 468カ所（令和5年4月1日現在）
3. 2,419カ所（令和5年4月1日現在）
4. 三次
5. 都道府県知事，医療（法）
6. 二（次医療圏），三（次医療圏）
7. 6（年）
8. 保健師
9. 基準（病床数）
10. 市町村

●第4章
1. 病因，環境，宿主
2. しない
3. 順に，真陽性者，真陽性者，偽陰性者
4. 順に，真陰性者，偽陽性者，真陰性者
5. 高（い）
6. 低（い）
7. 相対危険度
8. 順に，要因あり群の疾病発生率，要因なし群の疾病発生率
9. 順に，要因あり群の疾病発生率，要因なし群の疾病発生率
10. 前（向き研究）
11. 後（向き研究）
12. 交絡または撹乱（因子）
13. 介入（研究）
14. 二重盲検（法）
15. コホート（研究）
16. コホート（研究）
17. 関係の普遍性，関係の強度，関係の特異性，時間的関係，関係の整合性

●第5章
1. 28日または1カ月
2. 42（日）
3. 乳児死亡数（÷）出生数（×1000）
4. （満）22（週），（生後）1（週未満）
5. 低い
6. 低い
7. 先天奇形・変形および染色体異常，悪性新生物，自殺
8. 交通事故
9. 12万6,174（件）
10. 市町村
11. 市町村長または特別区長
12. 母子健康（手帳）
13. 2（冊）
14. 受けられる
15. マス・スクリーニング
16. クレチン（症）
17. 市町村
18. 2,500（g），保護者（が），市町村
19. 健やか親子21

●第6章
1. 幼稚園児，児童，生徒，学生，教職員
2. 文部科学（省）
3. 保健教育，保健管理
4. 学校保健安全（法）
5. 市町村教育（委員会）
6. 学校長
7. 学校の設置者
8. 増加，体力
9. 学校給食（法）
10. 学校保健安全（法）

●第7章
1. 順に，心疾患，老衰
2. （約）46.2（%），生活習慣（病）
3. 40（～）89（歳）
4. 食生活
5. 胃（がん）・子宮（がんは減少傾向），乳（がんは増加傾向）
6. 減少（傾向）
7. 脂質異常症，高血圧，糖尿病，喫煙，肥満
8. 26（～）55（年），（第）4（位）
9. 食塩（摂取量）
10. 欧米諸国
11. 高（い）
12. 外部環境（要因），遺伝（要因），生活習慣（要因）：順不同
13. 食生活，運動，喫煙，飲酒，休養：順不同
14. 内臓脂肪，脂質異常症，高血圧，耐糖能異常：順不同
15. がん対策基本（法）
16. （第）四（次国民健康づくり対策）

●第8章
1. 後期高齢者医療広域連合
2. 医療保険者
3. 29.0（%）
4. アルツハイマー，脳血管，レビー小体，前頭側頭
5. 65（歳以上），6（カ月以上），脳卒中後遺症
6. 順に，市町村，65（歳以上の者），40（歳以上）65（歳未満）
7. 順に，2（段階），5（段階）

●第9章
1. 順に，感染源，感染経路，感受性宿主
2. 感染経路
3. 直接接触感染
4. 順に，先天性または自然（免疫），後天性または獲得（免疫）
5. 感染症発生動向調査（事業）
6. 検疫，検疫（法）
7. 生（ワクチン）
8. 人畜共通（感染症）
9. （A類として）順不同：ジフテリア，百日咳，破傷風，日本脳炎，風しん，ポリオ（急性灰白髄炎），麻しん，結核，ヒブ感染症，小児の肺炎球菌感染症，ヒトパピローマウイルス感染症，B型肝炎，水痘，ロタウイルス（B類として）インフルエンザ，高齢者の肺炎球菌感染症
10. 生（ワクチン）
11. 3（類感染症）

●第10章
1. 病原微生物性，自然毒，化学性
2. 細菌性，ウイルス
3. エンテロトキシン
4. カンピロバクター
5. 高（く），冬（季）
6. テトロドトキシン
7. 食品衛生（法）
8. JAS規格（制度），品質表示基準（制度）
9. 100（ベクレル/kg）

●第11章
1. 食事摂取基準
2. 健康増進（法），1（回）
3. 体格指数，18.5（～）24.9
4. フレイル，低栄養
5. 特定保健用（食品），栄養機能（食品），機能性表示（食品）
6. 脚気
7. 壊血病

8. くる病
9. 2021 年〜2025 年
10. イカ，タコなど

●第 12 章
1. 17〜23（℃），50〜60（％）
2. 気温，湿度，気流，輻射熱
3. 気温，湿度，気流
4. 気温，湿度
5. 順に，水俣，新潟水俣，有機水銀またはメチル水銀
6. 順に，イタイイタイ(病)，カドミウム
7. 騒音，振動
8. 順に，オゾンホール，オゾン，紫外線
9. 呼吸器（障害）
10. 98.1（％）
11. ミルス・ラインケ（現象）
12. 沈殿，濾過
13. 急速濾過（法）
14. 塩素
15. 80.1（％）
16. 活性汚泥（法）
17. DO
18. 内分泌撹乱物質（問題）

●第 13 章
1. 所得保障，医療保障（保健医療保障），社会福祉（社会福祉サービス）
2. 年金保険，医療保険，雇用保険，労働者災害補償保険，介護保険
3. 国民年金
4. 雇用保険
5. 国民皆保険
6. 25（条）
7. 生活扶助，教育扶助，住宅扶助，医療扶助，出産扶助，生業扶助，葬祭扶助，介護扶助
8. （満）18（歳）

●第 14 章
1. 増加

2. 統合失調症
3. 保健所，精神保健福祉センター
4. 精神保健福祉(センター)
5. 任意（入院）
6. 措置（入院），知事
7. 緊急措置（入院），知事，72（時間）
8. 医療保護（入院），保護者
9. 応急（入院），72（時間）
10. 任意

●第 15 章
1. 健康管理，作業管理，作業環境管理
2. 許容濃度
3. 生物学的モニタリング
4. トータル・ヘルス・プロモーションプラン
5. 労働局，労働基準監督署
6. 労働基準（法），労働安全衛生（法），労働者災害補償保険（法）
7. 熱中（症）

8. レイノー（現象）
9. 白ろう（病）
10. 職業性（難聴）
11. 4,000（Hz）
12. 頸肩腕（障害），眼精（疲労）
13. ヘモグロビン
14. 呼吸器，皮膚
15. 頸肩腕（症候群）

●第 16 章
1. WHO（World Health Organization），ジュネーブ
2. 6（地域），西太平洋（地域）
3. 予防接種拡大（計画）（EPI；Expanded Programme on Immunization）
4. JICA（国際協力機構）
5. NGO（Non-Governmental Organization：民間国際保健協力団体）
6. 持続可能な開発目標

付　録

看護師国家試験既出問題

Q　組合せで正しいのはどれか。
1．WHO 憲章――――健康の定義
2．アルマ・アタ宣言―医学研究の倫理
3．ヘルシンキ宣言――ヘルスプロモーション
4．オタワ憲章――――プライマリヘルスケア
.............................（第 99 回・2010）正解　1

Q　アルマ・アタ宣言で提唱されたプライマリヘルスケアについて正しいのはどれか。
1．健康は人々の権利と提唱された。
2．保健活動は国家主導で行うとされた。
3．活動分野に環境保健は含まれない。
4．活動分野に障害者に対する経済的支援が含まれる。
.............................（第 103 回・2014）正解　1

Q　ヘルスプロモーションが提唱されたのはどれか。
1．ヘルシンキ宣言
2．患者の権利章典
3．世界保健憲章
4．オタワ憲章
.............................（第 103 回・2014）正解　4

Q　一次予防はどれか。
1．腹痛があるので市販薬を飲む。
2．下痢が続くので医療機関を受診する。
3．喘息があるので主治医の指示で禁煙する。
4．エレベーターを使わず階段を使うようにする。
.............................（第 103 回・2014）正解　4

Q　地域精神保健活動における二次予防はどれか。
1．精神科病院で統合失調症患者に作業療法を行う。
2．精神疾患患者に再燃を予防するための教育を行う。
3．地域の住民を対象にストレスマネジメントの講演会を行う。
4．会社の健康診断でうつ傾向があると判定された人に面接を行う。
.............................（第 105 回・2016）正解　4

Q　疾病や障害に対する二次予防はどれか。
1．早期治療
2．予防接種
3．生活習慣の改善
4．リハビリテーション
.............................（第 108 回・2019）正解　1

Q　アルコール依存症 alcohol dependence syndrome の一次予防はどれか。2 つ選べ。
1．年齢確認による入手経路の制限
2．スクリーニングテストの実施
3．精神科デイケアへの参加
4．小学生への健康教育
5．患者会への参加
.............................（第 109 回・2020）正解　1, 4

Q　生活習慣病の三次予防はどれか。
1．健康診断
2．早期治療
3．体力づくり
4．社会復帰のためのリハビリテーション
.............................（第 111 回・2022）正解　4

Q　日本の人口静態統計のもとになる調査はどれか。
1．患者調査
2．国勢調査
3．国民生活基礎調査
4．国民健康・栄養調査
.............................（第 110 回・2021）正解　2

Q　平成 30 年（2018 年）の日本の総人口に最も近いのはどれか。
1．1 億人
2．1 億 600 万人
3．1 億 2,600 万人
4．1 億 4,600 万人
.............................（第 110 回・2021）正解　3

Q　労働力調査による労働力人口の令和元年（2019 年）平均に最も近いのはどれか。
1．4,800 万人
2．5,800 万人
3．6,800 万人
4．7,800 万人
.............................（第 111 回・2022）正解　3

Ｑ　平成 30 年（2018 年）の日本の出生数に最も近い
のはどれか。
1．60 万人
2．90 万人
3．120 万人
4．150 万人

　　　　　　　　　　　　　　（第 110 回・2021）　正解　　2

Ｑ　日本の世帯構造の平成元（1989）年から 25 年間
の変化で正しいのはどれか。
1．単独世帯数は増加している。
2．平均世帯人数は増加している。
3．ひとり親と未婚の子のみの世帯数は 2 倍になっ
ている。
4．65 歳以上の者のいる夫婦のみの世帯数は 2 倍に
なっている。

　　　　　　　　　　　　　　（第 105 回・2016）　正解　　1

Ｑ　令和 2 年度（2020 年度）の家族に関する調査で正
しいのはどれか。
1．人口動態調査では合計特殊出生率が 1.54 であ
る。
2．労働力調査では共働き世帯が専業主婦世帯より
少ない。
3．人口動態調査では結婚後 5 年未満の離婚が約半
数である。
4．雇用均等基本調査では男性の育児休業取得率が
12.65％である。

　　　　　　　　　　　　　　（第 112 回・2023）　正解　　4

Ｑ　日本の最近 10 年の成人を取り巻く社会状況で正
しいのはどれか。
1．生産年齢人口の占める割合の増加
2．単独世帯の占める割合の増加
3．非正規雇用者の比率の低下
4．平均初婚年齢の低下

　　　　　　　　　　　　　　（第 104 回・2015）　正解　　2

Ｑ　平成 30 年度（2018 年度）の高齢者の住宅と生活
環境に関する調査で、高齢者がいる世帯で賃貸住
宅に住んでいる世帯の割合が最も多いのはどれか。
1．単身世帯
2．三世代世帯
3．夫婦のみの世帯
4．単身の子どもと同居世帯

　　　　　　　　　　　　　　（第 112 回・2023）　正解　　1

Ｑ　15 歳から 49 歳までの女性の年齢別出生率の総和
はどれか。
1．総再生産率
2．純再生産率
3．出生率
4．合計特殊出生率

　　　　　　　　　　　　　　（第 103 回・2014）　正解　　4

Ｑ　日本の令和元年（2019 年）の死亡数に近いのはど
れか。
1．98 万人
2．118 万人
3．138 万人
4．158 万人

　　　　　　　　　　　　　　（第 111 回・2022）　正解　　3

Ｑ　令和 2 年（2020 年）の人口動態統計における妻の
平均初婚年齢はどれか。
1．19.4 歳
2．24.4 歳
3．29.4 歳
4．34.4 歳

　　　　　　　　　　　　　　（第 112 回・2023）　正解　　3

Ｑ　世界保健機関〈WHO〉が平成 12 年（2000 年）に
提唱した「健康上の問題で日常生活が制限される
ことなく生活できる期間」はどれか。
1．健康寿命
2．健康余命
3．平均寿命
4．平均余命

　　　　　　　　　　　　　　（第 111 回・2022）　正解　　1

Ｑ　令和元年（2019 年）の国民生活基礎調査で次の世
帯構造のうち最も少ないのはどれか。
1．単独世帯
2．三世代世帯
3．夫婦のみの世帯
4．夫婦と未婚の子のみの世帯

　　　　　　　　　　　　　　（第 111 回・2022）　正解　　2

Ｑ　令和元年（2019 年）の国民生活基礎調査における
高齢者の健康状態で正しいのはどれか。
1．75 歳以上の通院率は約 9 割である。
2．65 歳以上の半数以上が有訴者である。
3．65 歳以上の外来受療率は年齢が上がるほど高
くなる。
4．65 歳以上の自覚症状で男女とも最も多いのは
腰痛である。

　　　　　　　　　　　　　　（第 112 回・2023）　正解　　4

Q 令和元年（2019年）の国民生活基礎調査における女性の有訴者の自覚症状で最も多いのはどれか。
1．頭痛
2．肩こり
3．体がだるい
4．目のかすみ

··················（第112回・2023）**正解 2**

Q 健康に関する指標の記述で正しいのはどれか。
1．罹患率が高い疾患は有病率が高くなる。
2．推計患者数には助産所を利用した者を含む。
3．受療率は人口10万人に対する推計患者数である。
4．平均在院日数は調査時点で入院している者の在院日数の平均である。

··················（第112回・2023）**正解 3**

Q 平均寿命は〔 〕歳の平均余命である。
1．0
2．5
3．10
4．20

··················（第103回・2014）**正解 1**

Q 日本の平成30年（2018年）の健康に関する指標の記述で正しいのはどれか。
1．女性の死因の第3位は老衰である。
2．男性の死因の第3位は肺炎 pneumonia である
3．女性の平均寿命は89年を超えている。
4．男性の平均寿命は83年を超えている。

··················（第111回・2022）**正解 1**

Q 令和元年（2019年）の0歳男児の平均余命はどれか。
1．78.4年
2．81.4年
3．84.4年
4．87.4年

··················（第112回・2023）**正解 2**

Q 日本の主要死因別にみた死亡率の推移を図に示す。

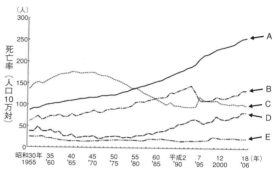

悪性新生物（malignant neoplasm）の推移はどれか。
1．A
2．B
3．C
4．D
5．E

··················（第101回・2012）**正解 1**

Q ハイリスクアプローチについて正しいのはどれか。
1．費用対効果が高い。
2．成果が恒久的である。
3．一次予防を目的とする。
4．集団全体の健康状態の向上に貢献する

··················（第107回・2018）**正解 1**

Q 健康寿命の説明で適切なのはどれか。
1．生活習慣病の予防は健康寿命を伸ばす。
2．2013年の健康寿命は2011年よりも短い。
3．2013年の健康寿命は女性より男性のほうが長い。
4．平均寿命と健康寿命の差は健康上の問題なく日常生活ができる期間である。

··················（第108回・2019）**正解 1**

Q 市町村保健センターの業務はどれか。
1．専門的で広域的な健康課題への対応
2．地域住民に密着した健康相談
3．看護師免許申請の受理
4．病気の治療

··················（第100回・2011）**正解 2**

Q 地域保健法に規定されている市町村保健センターの業務はどれか。
1．病気の治療
2．住民の健康診査
3．看護師免許申請の受理
4．専門的で広域的な健康課題への対応

··················（第112回・2023）**正解 2**

Ⓠ　医療計画について正しいのはどれか。
　1．基準病床数を定める。
　2．5年ごとに見直しを行う。
　3．特定機能病院の基準を定める。
　4．一次，二次および三次医療圏を設定する。
　　　　　　　　　　　　　　　　　　（第112回・2023）正解　1

Ⓠ　疫学的因果関係があると判断できるのはどれか。
　1．要因と疾病の関係が生物学的研究で得られた事実と異なる。
　2．特定の要因と疾病の関係に特異的な関連が存在する。
　3．要因と疾病の関係でオッズ比が1である。
　4．要因と疾病の関係が散発的である。
　　　　　　　　　　　　　　　　　　（第108回・2019）正解　2

Ⓠ　スクリーニング検査で特異度を高くした場合に正しいのはどれか。
　1．偽陽性率は高くなる。
　2．偽陽性率は低くなる。
　3．偽陰性率は高くなる。
　4．偽陰性率は低くなる。
　　　　　　　　　　　　　　　　　　（第97回・2008）正解　2

Ⓠ　日本の人口動態統計における妊産婦死亡について正しいのはどれか。
　1．出生10万対で示す。
　2．出産後1年までの女性の死亡をいう。
　3．平成28年（2016年）の妊産婦死亡率は，10.1である。
　4．間接産科的死亡に比べて，直接産科的死亡による死因が多い。
　　　　　　　　　　　　　　　　　　（第110回・2021）正解　4

Ⓠ　母子保健法に規定されているのはどれか。
　1．母子健康包括支援センター
　2．乳児家庭全戸訪問事業
　3．助産施設
　4．特定妊婦
　　　　　　　　　　　　　　　　　　（第112回・2023）正解　1

Ⓠ　平成30年（2018年）の学校保健統計調査における学童期の異常被患率で最も高いのはどれか。
　1．高血圧
　2．摂食障害
　3．心電図異常
　4．むし歯（う歯）
　　　　　　　　　　　　　　　　　　（第110回・2021）正解　4

Ⓠ　健康日本21でたばこ対策として取り組んでいる目標はどれか。
　1．禁煙外来受診者の増加
　2．公共の場での分煙の徹底
　3．育児中の母親の喫煙の減少
　4．喫煙が及ぼす社会的影響についての知識の普及
　　　　　　　　　　　　　　　　　　（第102回・2013）正解　2

Ⓠ　がん対策基本法の基本的施策はどれか。
　1．がん予防の推進
　2．がん治療の無償化
　3．特定地域への医療設備の集中
　4．医療者の意向を優先した治療方法の決定
　　　　　　　　　　　　　　　　　　（第100回・2011）正解　1

Ⓠ　生活習慣病の一次予防はどれか。
　1．早期治療
　2．検診の受診
　3．適切な食生活
　4．社会復帰を目指したリハビリテーション
　　　　　　　　　　　　　　　　　　（第104回・2015）正解　3

Ⓠ　メタボリックシンドロームの診断に必須の診断基準項目はどれか。
　1．腹　囲
　2．脂　質
　3．血　圧
　4．血　糖
　　　　　　　　　　　　　　　　　　（第103回・2014）正解　1

Ⓠ　21世紀における第二次国民健康づくり運動〈健康日本21（第二次）〉では，（　　）分野53項目の目標が設定された。（　　）に入る数値はどれか。
　1．4
　2．5
　3．6
　4．7
　　　　　　　　　　　　　　　　　　（第111回・2022）正解　2

Ⓠ　健康日本21（第二次）における1日の塩分摂取量の目標値で正しいのはどれか。
　1．6.0g
　2．8.0g
　3．10.0g
　4．12.0g
　　　　　　　　　　　　　　　　　　（第112回・2023）正解　2

Q　運動習慣が身体機能にもたらす効果はどれか。
1．肺活量の減少
2．耐糖能の低下
3．免疫力の向上
4．中性脂肪の増加
　　　　　　　　　　　　　（第 109 回・2020）　正解　3

Q　平成 29 年（2017 年）の国民健康・栄養調査において，男性で運動習慣のある割合が最も多いのはどれか。
1．20〜29 歳
2．40〜49 歳
3．60〜69 歳
4．70 歳以上
　　　　　　　　　　　　　（第 110 回・2021）　正解　4

Q　後期高齢者医療制度の被保険者は，区域内に住居を有する（　　）歳以上の者，および 65 歳以上（　　）歳未満であって，政令で定める程度の障害の状態にあるとして後期高齢者医療広域連合の認定を受けた者 である。（　　）に入るのはどれか。
1．70
2．75
3．80
4．85
　　　　　　　　　　　　　（第 111 回・2022）　正解　2

Q　介護保険法で第 1 号被保険者と規定されているのはどれか。
1．45 歳以上
2．55 歳以上
3．65 歳以上
4．75 歳以上
　　　　　　　　　　　　　（第 106 回・2017）　正解　3

Q　介護保険法における要支援および要介護認定の状態区分の数はどれか。
1．4
2．5
3．6
4．7
　　　　　　　　　　　　　（第 112 回・2023 年）　正解　4

Q　医療保険はどれか。
1．介護保険
2．雇用保険
3．国民健康保険
4．厚生年金保険
　　　　　　　　　　　　　（第 100 回・2011）　正解　3

Q　社会保険と根拠となる法律の組合せで正しいのはどれか。
1．医療保険 ――――――― 健康保険法
2．年金保険 ――――――― 老人福祉法
3．雇用保険 ――――――― 雇用の分野における男女の均等な機会及び待遇の確保等に関する法律
4．労働者災害補償保険 - 労働基準法
　　　　　　　　　　　　　（第 102 回・2013）　正解　1

Q　社会保険制度と根拠法令の組み合わせで正しいのはどれか。
1．医療保険 ―― 健康保険法
2．介護保険 ―― 高齢者虐待の防止，高齢者の養護者に対する支援等に関する法律〈高齢者虐待防止法〉
3．雇用保険 ―― 社会福祉法
4．年金保険 ―― 生活困窮者自立支援法
　　　　　　　　　　　　　（第 112 回・2023）　正解　1

Q　介護老人保健施設はどれか。
1．医業を行い，20 名以上の患者が入院できる施設
2．医業を行い，患者が入院できるための設備が無い施設
3．要介護者が入所し，必要な医療や日常生活の援助を受ける施設
4．認知症の要介護者が共同生活をしながら，日常生活の援助を受ける施設
　　　　　　　　　　　　　（第 100 回・2011）　正解　3

Q　介護保険制度における保険者はどれか。
1．市町村及び特別区
2．都道府県
3．保健所
4．国
　　　　　　　　　　　　　（第 108 回・2019）　正解　1

Q　平成 18（2006）年の介護保険法改正で，地域住民の保健医療の向上および福祉の増進を支援することを目的として市町村に設置されたのはどれか。
1．保健所
2．市町村保健センター
3．地域包括支援センター
4．訪問看護ステーション
　　　　　　　　　　　　　（第 108 回・2019）　正解　3

Q　介護保険の第2号被保険者は，（　　　）歳以上65歳未満の医療保険加入者である。
（　　　）に入る数字はどれか。
1．30
2．40
3．50
4．60
..............................（第109回・2020）正解　2

Q　介護保険の給付はどれか？
1．年金給付
2．予防給付
3．求職者給付
4．教育訓練給付
..............................（第105回・2016）正解　2

Q　介護保険の第1号被保険者で正しいのはどれか。
1．介護保険料は全国同額である。
2．介護保険被保険者証が交付される。
3．40歳以上65歳未満の医療保険加入者である。
4．介護保険給付の利用者負担は一律3割である。
..............................（第108回・2019）正解　2

Q　介護保険制度における地域密着型サービスはどれか。
1．介護老人保健施設
2．介護老人福祉施設
3．通所リハビリテーション
4．認知症対応型共同生活介護〈認知症高齢者グループホーム〉
..............................（第108回・2019）正解　4

Q　介護保険における被保険者の要支援状態に関する保険給付はどれか。
1．医療給付
2．介護給付
3．年金給付
4．予防給付
..............................（第111回・2022）正解　4

Q　シックハウス症候群 sick house syndrome に関係する物質はどれか。
1．アスベスト
2．ダイオキシン類
3．放射性セシウム
4．ホルムアルデヒド
..............................（第111回・2022）正解　4

Q　健康問題と主な原因となる環境要因の組合せで正しいのはどれか。
1．熱中症　————　低湿度
2．水俣病　————　カドミウム
3．中皮腫　————　アスベスト
4．白ろう病　————　騒　音
..............................（第103回・2014）正解　3

Q　地球温暖化をもたらす温室効果ガスはどれか。
1．酸　素
2．水　素
3．窒　素
4．二酸化炭素
..............................（第105回・2016）正解　4

Q　光化学オキシダントで正しいのはどれか。
1．都市部の夜間照明と関係がある。
2．二酸化炭素が主体である。
3．消化器への影響が強い。
4．注意報が発令される。
..............................（第100回・2011）正解　4

Q　環境要因と健康への影響の組合せで正しいのはどれか。
1．高　温　————　難　聴
2．ヒ　素　————　イタイイタイ病
3．オゾンホール　————　赤外線障害
4．光化学オキシダント　—　粘膜刺激
..............................（第104回・2015）正解　4

Q　大気汚染に関する環境基準が定められている物質はどれか。
1．二酸化炭素
2．一酸化窒素
3．フッ化水素
4．微小粒子状物質
..............................（第104回・2015）正解　4

Q　感染症と保健所への届出期間の組合せで正しいのはどれか。
1．結核 tuberculosis　————　診断後7日以内
2．梅毒 syphilis　————　診断後直ちに
3．E型肝炎 hepatitis E　————　診断後直ちに
4．腸管出血性大腸菌感染症 enterohemorrhagic E.coli infection　—　診断後7日以内
5．後天性免疫不全症候群〈AIDS〉acquired immunodeficiency syndrome　——　診断後直ちに
..............................（第107回・2018）正解　3

Q　感染症の予防及び感染症の患者に対する医療に関する法律〈感染症法〉において，結核が分類されるのはどれか。
1．一類
2．二類
3．三類
4．四類
5．五類
……………………………………（第111回・2022）正解　2

Q　感染症の予防及び感染症の患者に対する医療に関する法律〈感染症法〉において，重症急性呼吸器症候群〈SARS〉Severe Acute Respiratory Syndrome の分類はどれか。
1．一類感染症
2．二類感染症
3．三類感染症
4．四類感染症
……………………………………（第110回・2021）正解　2

Q　感染症と感染経路の組合せで正しいのはどれか。
1．結核 tuberculosis ――――― 接触感染
2．麻疹 measles ――――――― 空気感染
3．マラリア malaria ――――― 飛沫感染
4．インフルエンザ influenza ― 経口感染
……………………………………（第110回・2021）正解　2

Q　空気感染するのはどれか。
1．結核菌
2．腸管出血性大腸菌
3．ヒト免疫不全ウイルス〈HIV〉
4．メチシリン耐性黄色ブドウ球菌〈MRSA〉
……………………………………（第100回・2011）正解　1

Q　感染症の潜伏期間で最も長いのはどれか。
1．インフルエンザ
2．結　核
3．ノロウイルス性胃腸炎
4．流行性耳下腺炎
……………………………………（第108回・2019）正解　2

Q　食中毒の原因となるのはどれか。
1．セラチア
2．カンジダ
3．サルモネラ
4．クラミジア
……………………………………（第104回・2015）正解　3

Q　日本において国民皆保険制度が適用されているのはどれか。
1．医療保険
2．介護保険
3．火災保険
4．生命保険
……………………………………（第102回・2013）正解　1

Q　日本の医療保険制度について正しいのはどれか。
1．健康診断は医療保険が適用される。
2．75歳以上の者は医療費の自己負担はない。
3．医療保険適用者の約3割が国民健康保険に加入している。
4．健康保険の種類によって1つのサービスに対する診療報酬の点数が異なる。
……………………………………（第107回・2018）正解　3

Q　日本の医療提供施設について正しいのはどれか。
1．病院数は1995年から増加傾向である。
2．2013年の人口対病床数は先進国の中で最も多い。
3．介護老人保健施設数は2000年から減少傾向である。
4．精神科の平均在院日数は1990年から先進国で最短である。
……………………………………（第107回・2018）正解　2

Q　日本の社会保障給付費のこれまでの動向はどれか。
1．増加傾向
2．変化なし
3．減少傾向
4．増減の繰り返し
……………………………………（第100回・2011）正解　1

Q　国民健康保険の保険者はどれか。2つ選べ。
1．国
2．市町村
3．都道府県
4．共済組合
5．国民健康保険組合
……………………………………（第100回・2011）正解　2，5

Q　日本において国民皆保険制度となっているのはどれか。
1．医療保険
2．介護保険
3．雇用保険
4．労災保険
……………………………………（第109回・2020）正解　1

Ⓠ　ビタミン B₁ の欠乏で生じるのはどれか。
　1．夜盲症
　2．壊血病
　3．くる病
　4．脚　気
　　　　　　　　　　　　────（第 100 回・2011）　正解　4

Ⓠ　精神保健福祉センターの役割はどれか。
　1．精神障害者の更生保護
　2．精神障害児の緊急一時保護
　3．精神障害者への障害年金の給付
　4．市町村への精神保健業務の技術指導
　　　　　　　　　　　　────（第 100 回・2011）　正解　4

Ⓠ　2 人以上の精神保健指定医による診察結果の一致
　が要件となる入院形態はどれか。
　1．応急入院
　2．措置入院
　3．医療保護入院
　4．緊急措置入院
　　　　　　　　　　　　────（第 106 回・2017）　正解　2

Ⓠ　精神保健における一次予防はどれか。
　1．職場でうつ病 depression 患者を早期発見する。
　2．自殺企図者に精神科医療機関への受療を促す。
　3．統合失調症 schizophrenia 患者の社会参加のた
　　めの支援を行う。
　4．ストレスとその対処法に関する知識の啓発活
　　動を行う。
　　　　　　　　　　　　────（第 111 回・2022）　正解　4

Ⓠ　ネグレクトを受けている児の一時保護を決定す
　るのはどれか。
　1．家庭裁判所長
　2．児童相談所長
　3．保健所長
　4．警察署長
　5．市町村長
　　　　　　　　　　　　────（第 108 回・2019）　正解　2

Ⓠ　日本の公的医療保険制度に含まれるのはどれか。
　2 つ選べ。
　1．年金保険
　2．雇用保険
　3．船員保険
　4．組合管掌健康保険
　5．労働者災害補償保険
　　　　　　　　　　　　────（第 108 回・2019）　正解　3, 4

Ⓠ　光化学オキシダントの原因物質はどれか。
　1．ヒ　素
　2．フロン
　3．窒素酸化物
　4．ホルムアルデヒド
　　　　　　　　　　　　────（第 106 回・2017）　正解　3

Ⓠ　労働衛生の「3 管理」とは，作業環境管理と作業
　管理と（　　）である。（　　）に入るのはどれ
　か。
　1．健康管理
　2．総括管理
　3．労務管理
　4．出退勤管理
　　　　　　　　　　　　────（第 111 回・2022）　正解　1

Ⓠ　労働安全衛生法に規定されているのはどれか。
　1．失業手当の給付
　2．労働者に対する健康診断の実施
　3．労働者に対する労働条件の明示
　4．雇用の分野における男女の均等な機会と待遇の
　　確保
　　　　　　　　　　　　────（第 108 回・2019）　正解　2

Ⓠ　トータル・ヘルスプロモーション・プラン〈THP〉
　で実施されるのはどれか。
　1．がん検診
　2．健康測定
　3．一般健康診断
　4．特定健康診査
　　　　　　　　　　　　────（第 108 回・2019）　正解　2

Ⓠ　作業と健康障害の組合せで正しいのはどれか。
　1．VDT 作業 ──────── 栄養機能障害
　2．有機溶剤を扱う作業 ──── 呼吸機能障害
　3．電離放射線を扱う作業 ── 造血機能障害
　4．石綿〈アスベスト〉を扱う作業 ─ 排尿機能障害
　　　　　　　　　　　　────（第 108 回・2019）　正解　3

Ⓠ　チェーンソーの使用によって生じるのはどれか。
　1．じん肺　pneumoconiosis
　2．視力低下
　3．心筋梗塞　myocardial infarction
　4．肘関節の拘縮
　5．Raynaud〈レイノー〉現象
　　　　　　　　　　　　────（第 106 回・2017）　正解　5

Ⓠ　じん肺に関係する物質はどれか。
1．フロン
2．アスベスト
3．ダイオキシン類
4．ホルムアルデヒド
⋯⋯⋯⋯⋯⋯⋯⋯（第109回・2020）**正解**　2

Ⓠ　職業性疾病のうち情報機器〈VDT〉作業による健康障害はどれか。
1．じん肺
2．視力障害
3．振動障害
4．皮膚障害
⋯⋯⋯⋯⋯⋯⋯⋯（第111回・2022）**正解**　2

Ⓠ　国際機関と事業内容の組合せで正しいのは,どれか。
1．国連難民高等弁務官
　事務所〈UNHCR〉————有償資金協力
2．国連教育科学文化機関
　〈UNESCO〉————児童の健康改善
3．世界保健機関〈WHO〉———感染症対策
4．国際労働機関〈ILO〉———平和維持活動
⋯⋯⋯⋯⋯⋯⋯⋯（第105回・2016）**正解**　3

Ⓠ　2国間の国際保健医療協力を行うのはどれか。
1．国際協力機構〈JICA〉
2．国際看護師協会〈ICN〉
3．国連開発計画〈UNDP〉
4．国連食糧農業機関〈FAO〉
⋯⋯⋯⋯⋯⋯⋯⋯（第105回・2016）**正解**　1

Ⓠ　国際保健に関する機関について正しいのはどれか。
1．国際協力機構〈JICA〉は国境なき医師団の派遣を行う。
2．国連開発計画〈UNDP〉は労働者の健康保護の勧告を行う。
3．世界保健機関〈WHO〉は国際疾病分類〈ICD〉を定めている。
4．赤十字国際委員会〈ICRC〉は国際連合〈UN〉の機関の1つである。
⋯⋯⋯⋯⋯⋯⋯⋯（第106回・2017）**正解**　3

Ⓠ　国際機関と事業内容の組合せで正しいのはどれか。
1．国際労働機関〈ILO〉————難民の帰還支援
2．世界保健機関〈WHO〉————保健分野における研究の促進
3．国連人口基金〈UNFPA〉——平和維持活動
4．国連世界食糧計画〈WFP〉—二国間の国際保健医療協力
⋯⋯⋯⋯⋯⋯⋯⋯（第110回・2021）**正解**　2

Ⓠ　日本の政府開発援助〈ODA〉の実施機関はどれか。
1．世界保健機関〈WHO〉
2．国際協力機構〈JICA〉
3．国連開発計画〈UNDP〉
4．赤十字国際委員会〈ICRC〉
⋯⋯⋯⋯⋯⋯⋯⋯（第111回・2022）**正解**　2

索　引

よくわかる専門基礎講座 公衆衛生 第15版

2008 年 3 月 20 日	第 1 版	発 行
2010 年 4 月 20 日	第 2 版	発 行
2012 年 3 月 30 日	第 3 版	発 行
2013 年 2 月 20 日	第 4 版	発 行
2014 年 2 月 20 日	第 5 版	発 行
2015 年 3 月 5 日	第 6 版	発 行
2016 年 2 月 15 日	第 7 版	発 行
2017 年 2 月 15 日	第 8 版	発 行
2018 年 2 月 20 日	第 9 版	発 行
2019 年 2 月 20 日	第 10 版	発 行
2020 年 2 月 10 日	第 11 版	発 行
2021 年 3 月 10 日	第 12 版	発 行
2022 年 2 月 20 日	第 13 版	発 行
2023 年 2 月 20 日	第 14 版	発 行
2024 年 2 月 20 日	第15版第1刷発行	

編 者　松木　秀明　ⓒ 2008, 2024
まつき　ひであき

発行者　福村　直樹

発行所　金原出版株式会社

〒113-0034 東京都文京区湯島 2-31-14

電話　編集　（03）3811-7162
　　　営業　（03）3811-7184
FAX　　　（03）3813-0288
振替口座　00120-4-151494　　　　　　検印省略
http://www.kanehara-shuppan.co.jp/　　Printed in Japan

ISBN 978-4-307-70246-1　　　印刷・製本／三報社印刷㈱

WEB アンケートにご協力ください

読者アンケート（所要時間約 3 分）にご協力いただいた方の中から
抽選で毎月 10 名の方に図書カード 1,000 円分を贈呈いたします。

アンケート回答はこちらから ➡
https://forms.gle/U6Pa7JzJGfrvaDof8

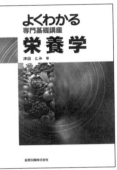
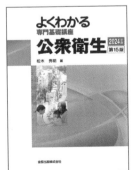